64道熱穀漿＋蔬果汁＋常備菜，滿足孩子的成長需求

君君老師5分鐘
全營養蔬穀飲食法

適用2歲以上

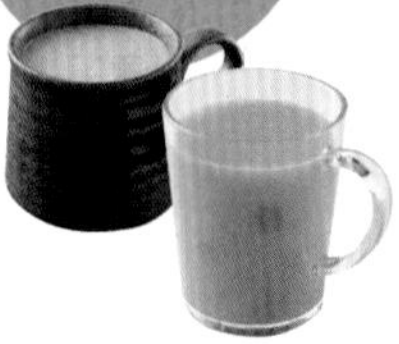

郭素君（君君老師）植化素養生專家 ◎著
謝立康 ◎監修

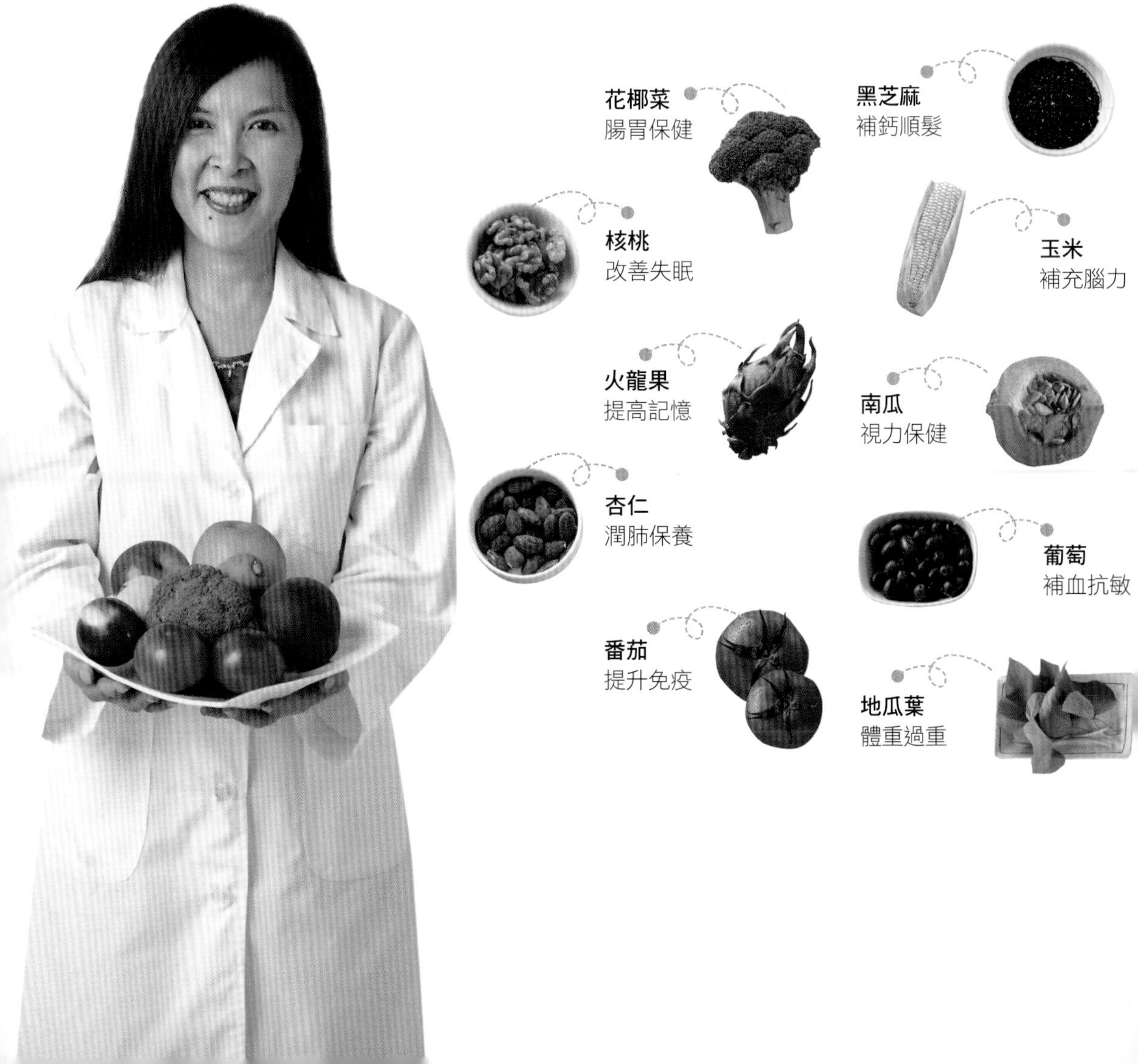

目錄

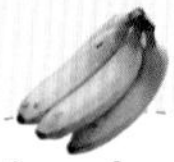

chapter 1

讓孩子吃對食物

幫孩子排除毒素，調整體質

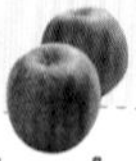

chapter 2

別小看這些超級好食物

認識種子與穀物蔬果的營養價值

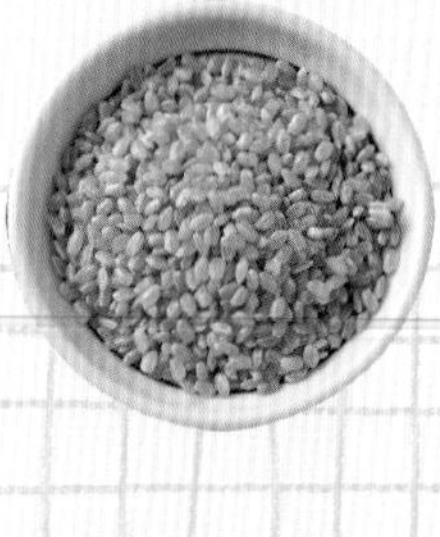

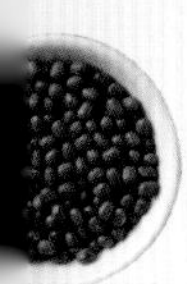

CONTENTS

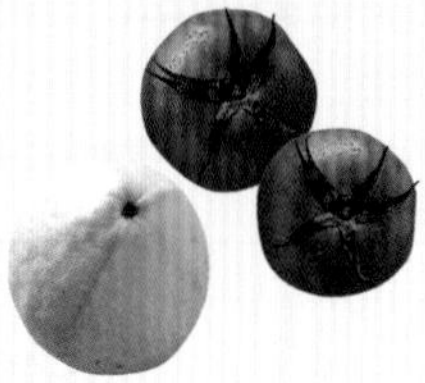

chapter 3 幫助孩子喝出健康食療力

64道排毒穀漿＋蔬果飲＋家常菜

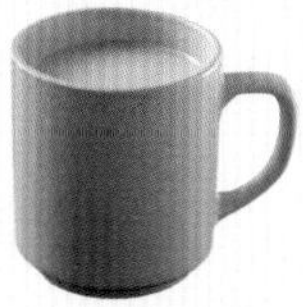

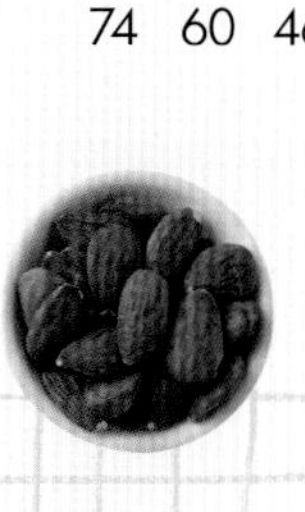

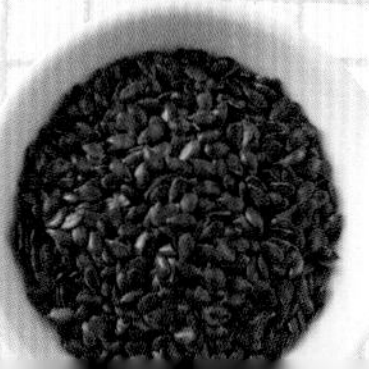

目錄

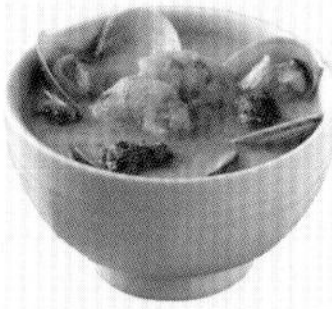

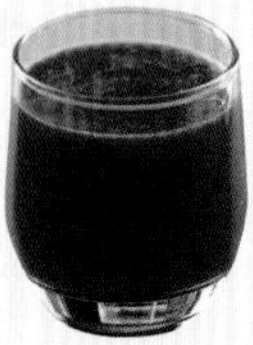

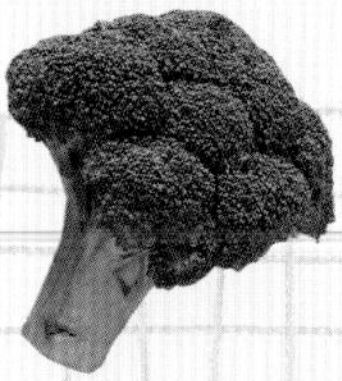

CONTENTS

chapter 4

爸媽DIY最關心的疑惑解答

調理機．種子全穀漿．蔬果汁Q&A

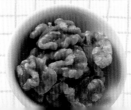

目錄

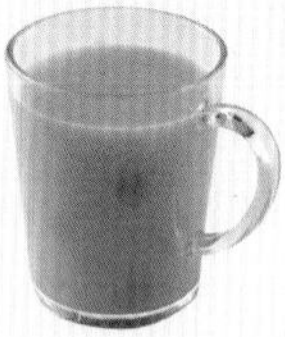

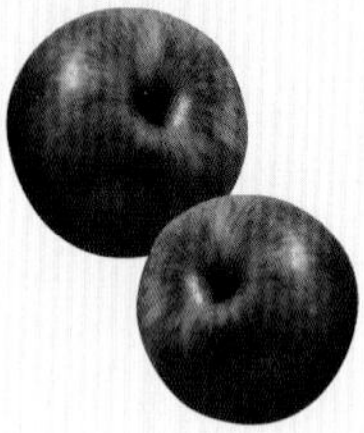

【蔬果汁】

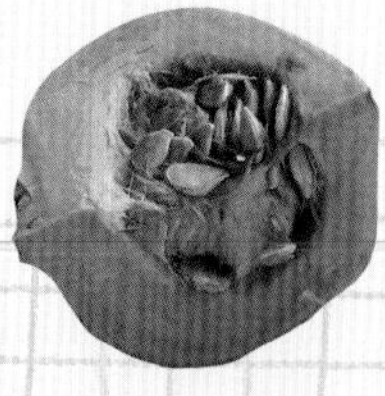

推薦序

協助父母製作美味、營養的植化素食品

文／林松洲
台北醫學大學醫學系名譽教授

我在台北醫學大學醫學系服務了快五十年，早已退休獲聘為名譽教授，退休以後的生活更加忙碌，幾乎全年無休的奔波於全台灣各地教授自然療法的重要性，恭喜兩位博士著作再出版。

兩位博士是我的得意門生，因為理論與實務並重深受各界的好評，並且幫助很多人找回健康，使我充滿欣慰。更令我感動的是他們在珠海投資二萬平方米的自然醫學基地落實自然醫學，同時和世界知名的營養學泰斗斯全德博士著有《別讓不懂營養學的醫生害了你》同台演講，這是身為老師的我最大的驕傲；同時我看到君君老師持續在電視媒體做十年的專業養生節目，錄製了一千七百道對症植化素食譜更是彌足珍貴。

現在兩位博士的影響力從大人普及到小孩，真的非常棒，可以幫助國家未來的主人翁，在現在食安危機之下能夠協助父母親輕鬆的製作美味可口又營養的植化素食品，實在是不可多得的一本書，期待讀者好好的閱讀把《君君老師5分鐘全營養蔬穀飲食法》當成工具書，認真執行一定可以幫助小朋友健康快樂的成長，讓小孩贏在起跑點。

第七超級營養素：植化素

文／王康裕
自然派藥師、台北醫學大學、吉胃福適創辦人、中華大學健康促進藥物諮詢顧問

最近以植化素為主題，推廣美日正在流行的防彈飲食（意義為毫無缺點的防身飲食），頗受粉絲們的按讚，感謝出版社，推薦給我君君老師以植化素飲食幫助兒童健康成長的這本書，高興之餘，藉此表達了我對植化素飲食的讚賞。

植化素是植物所含的五顏六色，香味、辣味及苦澀的成分，原本為植物為了保護自己不受紫外線，昆蟲等外來的攻擊而存在的一種化學成分，最近幾年因為它對於人體的重要性廣受專家學者肯定，因此被升級為五大營養素之外的第七超級營養素（第六為纖維）。

植化素對人體的好處很廣泛，可以從解毒、排毒的角度切入，像最近我朋友從德國旅遊歸來，送給我一包植化素粉末，包裝上的大標題就寫著「detox-phytochemical」意即解毒排毒植化素，我手頭一本日文的植化素食譜，封面就標示「植化素抗氧化提高免疫力」。本書的對象以小孩子為主角，在外食普遍的台灣社會，大人們經常帶著孩子們依賴家庭附近的早餐店及便利商店，外食的垢病如油、沾醬、食材的品質，以及過度高溫的燒烤油炸料理，添加物使用太多、口味太重等，不知不覺對正在發育中的小孩，身心會有負面的影響，如食慾不振、經常感冒、過敏、體重過重等小孩們容易遭受的毛病，感謝這本書的適

推薦序

時問世，讀者可藉由本書的穀漿及植化素料理，應該可以防止及改善上述台灣的小孩子們易患的毛病。

君君老師的養生食譜考慮很細膩周到，食材的搭配更是速配，我品嚐過她親手料理的植化素蔬果汁及有機三寶穀漿，不但美味可口，喝完之後更可以感受到自然療癒的養生效果，讓我體會到日本癌症食療大師，濟陽高穗的名言：生命是食物一口一口重疊起來的活體，以前在她店裡享受完之後，在家怎麼模仿，味道都不像，現在有這本書，才恍然大悟，不僅是食材的選擇及搭配要正確，還要用對三匹馬力的智慧型調理機，才可以萃取到植化素及穀物的精華。

本書的受惠對象雖然是小孩，可是細讀模擬之後，會發現其實是老少咸宜。書的第二章節，有針對各種症狀及需求，分門別類相應的植化素，讀者可以很容易的找到自己需要的食材及食用方法，最近我不時跌倒，髖骨附近有多處嚴重的瘀傷、疼痛、發炎，我對照了書裡提到抗發炎及讓肌膚恢復彈性的的食材，選擇了富含茄紅素及胡蘿蔔素的番茄、紅西瓜、胡蘿蔔、南瓜等，享用了兩個星期，雖然沒有服用醫生所開的止疼抗發炎藥，傷口卻恢復得很快，抽血檢查的報告，凝血情況，一切都正常。

目前我開始以本書為範本，規劃我的感食樂齡烹調課程，將如法炮製書中的若干章節，有跟作者報備，不必擔心智慧財產權的問題，我的粉絲們有口福了。

簡易的作法，讓兒童獲得充足的營養補給

文／林素貞
中山醫療社團法人中山醫院營養組組長、營養師

認識君君老師不是透過電視節目，而是經由大學的學弟介紹，他說：學姐我帶你認識一位很厲害的自然醫學老師，她在電視上開教學節目已經很多年，非常有名，還引進一個新的概念「植化素」，在當時那個時間點「植化素」在營養界是一個新的名詞，後來才發現它是自然食物裡面就有的。

君君老師真的是走在知識的尖端，幾年前就把植化素這個概念引進並且實際教導民眾如何獲得這些營養素。我本身是一個素食者同時也是一個執業二十四年的營養師，在過去的養成教育上，營養師學習食物的營養成份，大部份是巨量營養素，例如醣類、蛋白質、脂肪、微生素及礦物質。隨著科學的進步，逐漸發現一些分子更細小，甚至一些有顏色的植物化合物，也就是這本書中所提到的「植化素」，對人體健康的保護作用。

認識君君老師之後，剛好我接到健康服務中心的邀約對社區民眾衛教，雖然合作多年，但一直是透過知識來傳遞訊息，很少有機會將實際的營養概念變成可以執行操作，甚至是可以帶著走的健康技能，相當可惜。因此，後來我將君君老師電視所使用的三匹馬力智慧

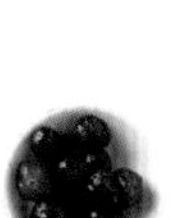

型調理機，製作三十秒蔬果汁及五分鐘種子穀漿，應用在社區民眾的營養教學。這對當時的我來說，也是一大突破，在過去不論是在醫院從事病人的營養教育或者社區的營養教學，都以知識傳達為主，很少再將這些知識轉變成實際操作的技能，讓民眾可以真的在家身體力行，所以一般民眾常認為營養師「說」得一口好菜。

因為需要教學，所以我就在家先試做，發現其實不難，尤其早上起床先打豆漿，黃豆免浸泡，五分鐘完成一杯全營養熱豆漿，過去需要先泡黃豆還要濾掉很多很可貴的纖維，這違背營養教育吃全食物的概念。

非常榮幸接到君君老師邀請替她的新書寫推薦序，看完書二天後，還跟君君老師交換一些心得，跟他提到雖然是育兒通系列，但是內容對與素食者、長者甚至需要仰賴灌食的民眾都是很好的製作參考。我跟君君老師分享，自己參與居家照護民眾的訪視，建議照顧者可以自行製作蔬果汁或穀漿給灌食的家人以取代部分管灌營養品，願意製作的民眾，他的家人在我第二次訪視時，精神變好、眼神變清亮。自然食物隱含的營養素，還有很多目前科技無法偵測或分離，所以，透過這樣簡易的作法，讓時常外食的民眾能夠獲得營養補給。

提升孩童競爭力的飲食攻略

文／**張立人**
台大兒童醫院主治醫師

兒童青少年常見的健康問題，包括：過敏性鼻炎、異位性皮膚炎、痤瘡、肥胖、注意力不集中、衝動、過動、學習障礙、憂鬱、焦慮、網路成癮……等，在號稱醫藥發達的今日，不減反增。究竟為什麼？

身為專業醫師，我對此深感憂心。在《大腦營養學全書》中，我剖析以上症狀的關鍵病因，發現兩大病源：

第一、標準美式飲食

以速食（精製麵粉食品）、甜點（餅乾、糖果、甜甜圈）、含糖飲料（手搖杯）、垃圾食物（高熱量、低營養密度）為代表，兒童青少年過早接觸這類高糖、高油、低纖、富含化學添加物的食物，研究證實，將大大增加各種過敏疾病的機會，大腦症狀如注意力不集中、健忘、過動、憂鬱、易怒、情緒不穩，更是傾巢而出。「標準美式飲食」的英文是" Standard American Diet"，其縮寫" SAD"，正好是「悲傷」的意思，吃錯食物可能「樂極生悲」。

第二、睡眠嚴重不足

美國國家睡眠基金會建議，幼兒園階段應睡10至13小時，國小應為9至11小時，國高中應為8至10小時。然而研究顯示，台灣兒童青少年平均夜眠時數僅為6.5小時！睡眠剝奪導致慢性發炎、褪黑激素不足、自律神經失調、以及各種大腦症狀。值得一提的是，許多孩子睡眠不足，不是因為「用功過度」，僅是因為過度沈迷網路、手機與線上遊戲，無法自我控制。

我常看到家長們，不了解以上兩大病源，每天無助地帶著孩子到各大醫院排隊看病，一家換過一家，不斷抱怨：「為什麼沒有醫生能治好我孩子的病?!」

殊不知醫生就在家裡——正確的飲食，與充足的睡眠。

自然界存在營養素多如滿天星斗，能調控孩子的細胞基因表現，預防疾病、邁向健康。在行醫歷程中，有機緣向君君老師學習食療，讓我獲益良多。更開心的是，她慷慨地將食療的精髓，寫成這本書——《君君老師5分鐘全營養蔬穀飲食法》，造福所有父母與孩童。

書中介紹20種最棒的植化素食物，包括：6種超級蔬菜（玉米、南瓜、花椰菜、胡蘿蔔、番茄、地瓜葉）、6種超級水果（火龍果、芭樂、葡萄、水梨、蘋果、香蕉）、8種超級穀類（糙米、杏仁、黃豆、薏仁、蕎麥、黑芝麻、藜麥、核桃），以及64道排毒穀漿、蔬果飲、家常菜。內容深入淺出，不僅適合父母親、兒童青少年閱讀，更能幫助醫療人員、學校老師提升專業能力。

就從今天開始，善用富含植化素、全穀、好油、高纖的天然食物，打造孩子最健康的體質，才能充分開發大腦潛能、培養國際競爭力。這本書可說是天下父母必備的飲食攻略！

推薦序

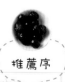

推薦序

孩子吃的對，聰明長得好！

文／**李德初**
康聯預防醫學．外科．急診醫學．重症加護專科醫師、美國自然醫學會專科醫師．教授

大家都愛吃，民以食為天！吃得不對，天不會崩塌下來！但口腹之慾，病且從口入，人就可能多生病、老殘得快，死的悲不可抑！大人、小孩都一樣不好！

如今國民癌症腫瘤患病率日增，腦溢血、心血管堵塞日盛，在美國連８、９歲小孩子都不放過了，皆是食品為害，在美國，肥胖症候群是佔他們全人口的三分之一左右。但同樣西方人的英、法、德的肥胖率只有人口的二十分之三左右！如日本婦女的乳癌發生率低，但移民到美國之後的日本婦女的乳癌發生率就穩步快速上升了，何解？還是食品問題！

這些食品不能稱之為「西方飲食」而該叫「美式飲食」：高醣、高油、高鹽、高蛋白、精製純碳水化合物外又一堆加防腐劑的精製加工食品 Refine food、快餐 fast food 等等（歐洲人不多吃，但美洲常多吃的）。複合碳水化合物又不夠之下，產生很多健康上的問題！

這在美國也很多州做研究，研究結果是小孩子吃多點蔬菜複合碳水化合物，他們的情緒穩定性，學習的態度都會比較好。所以這本書非常有意義，教小孩子怎麼可以讓他們多吃點蔬菜，這樣以後的健康會更加好一點，學習的態度情緒等都會更加的改善，希望這本書可以讓父母教導孩子多食用蔬菜。

推薦序

吃對食物，強化孩童體質和抗病力

文／**羅明宇** 佳禾中醫診所中醫師

我是一位在中醫領域臨床二十年、還在領會學習老祖宗智慧的臨床中醫師。和君君老師結緣是在三年前共同受邀錄製電視台的養生節目，談食物抗癌養生主題，因在聆聽君君老師以自然醫學博士專業觀點教授觀眾，如何以一日五分鐘的排毒奇蹟，利用食物的天然植化素，以簡單、清楚的實作示範來嘉惠癌症術後接受放化療所苦的患者，待品嚐君君老師親自調理的排毒綜合穀漿後發現，好吃又可口，不像中醫師常向患者說的良藥苦口。這讓我對君君老師佩服不已！

這次君君老師針對學齡孩童出版專書，詳讀內容後發現君君老師從食物營養專業作深入淺出的剖析，這和中醫古籍食物功效論述異曲同工，給我很大的啟發學習。當然我們知道現代父母特別難為，也特別重視孩子身體所需營養吸收，但偏偏現在食品添加物、甜點飲品和環境污染等多面向問題，讓孩童營養失衡問題日趨嚴重。其他也常見父母帶著寶貝前來就診，希望透過調理來改善食慾不振、體重過重、身高發育、過敏、月經失調、便秘、痘痘等問題。

孩子看醫師服藥都是苦差事，作父母也心疼，其實多數病症若是能正確選擇食物，就可獲得良好的改善，如君君老師常觀念分享：食物即是最好的藥物。如何讓孩子吃對食物？以好喝爽口的穀漿和蔬果汁作為早餐或點心來源，強化孩童體質和抗病能力就是最好的方法。書上的食物營養成份都是有科學依據的，也符合中醫藥古籍的食物營養論述，如君君老師整理出紅色食材如番茄、蘋果含茄紅素，有降低心血管發炎反應，呼應中醫所謂色紅入心，五行屬火，有清心降火功效；紫黑食材如葡萄、芝麻、藍莓含花青素之類植化素，能增強記憶力和保護泌尿系統，也符合中醫所謂色黑入腎、五行屬水、腦髓為腎海等中醫補腎強化體質觀點。

整體看君君老師此書介紹這二十種超級食物，大致可歸類成穀豆類、根莖類堅果類、蔬菜類和水果類，其中又可看見君君老師用心將現在孩童常見病症問題，結合所需的食物營養調理製作成穀漿、蔬果汁和家常菜，分門別類讓讀者在居家廚房就能簡易製作。這本珍貴的孩童營養食物搭配寶典，綜合君君老師過去營養攝取實務心得，相信能給有緣接觸到這本書的父母莫大助益。我已將此書分享給太太，因我們夫妻都是職業中醫師，如多數家長的生活步調，亦是相當忙碌，無法給孩子均衡營養又能考慮到色香味的精緻料理，相信照君君老師分享的專業，絕對能讓我們的孩子高人一等、成長學習更能出類拔萃！

自序

認識植化素，就有機會化解孩子各種疾病困擾

身為媽媽很能體會當孩子身體不舒服，卻又找不到解決之道的煩憂。這幾年在演講場合，甚至是走在路上，都曾碰上焦急的爸媽向我請教該如何透過飲食，改善他們孩子的健康問題，於是剛好有這個機緣能和新手父母出版社合作，推出這本專為幼兒及青少年設計的植化素食譜書，共介紹64道非常實用的種子穀漿、健康蔬果汁以及家常菜。

此外，更重要的是，我希望藉由這本書讓爸媽們認識植化素的重要性，**因為植化素是現代人最缺乏的健康密碼，只要獲得了植化素，就有機會化解各種讓人困擾的疾病糾纏。**

尤其現在小朋友最為困擾的過敏、便秘、近視、肥胖、長高等問題，這些往往不是用藥物就可以治療或改變，而是需要透過植化素的修復力才有機會讓身體日漸強壯，提升代謝功能，唯有打好身體的根基，孩子才有辦法面對外在環境的種種挑戰。

外在的環境不是我們想要改變

就能改變的，所以，要盡量掌握所能做的部分，例如居家生活避免使用含毒物的裝潢，像是甲醛和有機溶劑；不要讓孩子吸到二手煙、工業廢氣；多讓孩子從小就吃對的食物，避免病從口入。

不過，我還是要提醒爸媽一個觀念，當孩子感染生病時，例如流感、腸病毒、中耳炎，還是要先就醫，因為有些疾病需要藥物才有辦法控制病情，但是回家之後希望爸媽透過食療進一步找出讓孩子疾病快一點好，以及日後減少生病的方法。

希望每個家庭都能讓廚房取代藥房，只要媽媽有正確的健康飲食觀念，孩子就有機會獲得健康的人生，孩子健康了，不只是孩子的福氣，更是媽媽最大的快樂。

我知道很多媽媽們會擔心要做這些食譜會很難或是很麻煩，**我的觀念是養生必須簡單有效、每天做的到、輕鬆、不費工，才有辦法真正持之以恆。**所以，只要媽媽使用正確的工具，然後跟著食譜一起動手做，你會發現原來只要三十秒五分鐘、十分鐘，一道道好喝或好吃的飲品、家常菜就完成了，一點都不難，而且這些植化素飲品或家常菜更是超乎想像的好吃。

我可以教你健康的觀念，但是孩子的飲食健康則是掌握在媽媽手上，只要你願意孩子就可以朝健康之路快步前進。

選對工具是健康的第一步

在製作全穀漿（穀奶）或蔬果汁及家常菜之前，必須先準備一台調理機，不過，市面上調理機的種類非常多，基本上可分為一般型調整機及智慧型調理機，讀者在選擇調理機前要先了解該產品的功用，尤其是馬力及轉速，如果能夠使用智慧型調理機就可以節省更多的料理時間，讓養生變得更輕鬆及簡單。

一般型調理機

一般型調理機，指的就是常見的果汁機、調理機或攪拌棒，主要功能是用來將水果或食材攪碎打汁，不過，因為轉速及馬力較低，沒有辦法完全將水果或穀物徹底攪碎，因此會需要濾渣的步驟，但要注意的是因為植化素主要存在蔬果的皮、根、莖、籽中，經過濾渣後就幾乎攝取不到植化素的成份了。

另外，如果一般的調理機轉速不夠快，就不可以直接用來打生的五穀雜糧，必須先將食材經過長時間浸泡及煮熟後，讓食材軟化並煮成熟食再打碎來飲用。因為直接打生的穀物，不僅很容易造成一般調理機機器損壞，口感也不佳，而且沒有經過煮熟步驟的食物吃了還可能會拉肚子。

智慧型調理機

智慧型調理機最大特色是具有三匹馬力及一分鐘三萬八千次的轉速，因為馬力夠、轉速快，如果是打水果（有機）只要幾十秒的時間就能將水果連皮帶籽完全打成汁，因為可以打得非常細緻、沒有渣，不需要再多做濾渣的動作，即可直接喝進水果全部的營養，包括最重要的植化素。

如果用來打穀物，可以直接將生的五穀雜糧倒入機器內，再加入適當的水量，即可在短時間內，不只將穀物完全擊破食物細胞壁，同時還能夠讓穀物達到煮沸的狀態，這樣不但能節省浸泡及煮沸的時間，也能喝到完整的營養素。

機器種類	植化素萃取比例	五穀雜糧處理方式
一般果汁機	0%	需浸泡或蒸熟才能打成穀漿或濃湯
二匹馬力	40%	需浸泡或蒸熟才能打成穀漿或濃湯
三匹馬力	90%	生的食材可以直接打，不需浸泡或蒸熟

君君老師小叮嚀

工欲善其事，必先利其器，我所使用的工具就是三匹馬力智慧型調理機，因為它可以縮短製作時間，而且能萃取到完整植化素的營養，此外，也提醒讀者在選購時要留意一下杯身的材質，如果是耐高溫、不含雙酚A，且堅固耐用的杯身會更加合適。

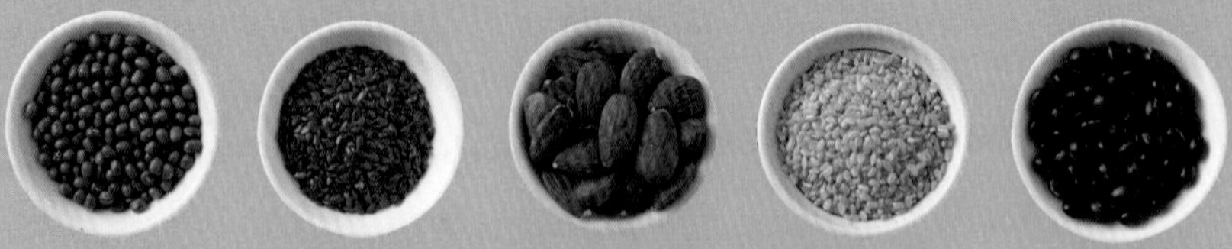

幫孩子排除體內毒素，調整體質

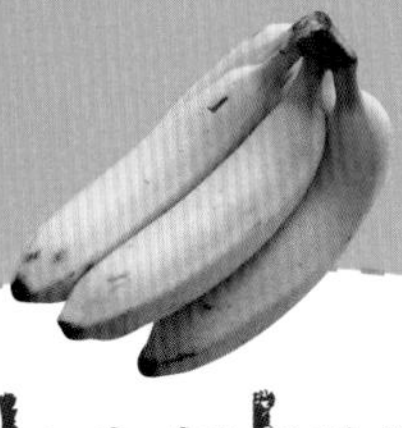

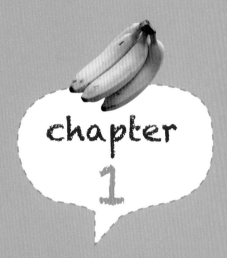

chapter 1

讓孩子吃對食物

怎麼讓孩子擁有健康體質？除了改善生活習慣之外，最直接的做法就是從飲食開始調理，藉由天然的穀漿、蔬果汁來補充更多有益健康的植化素、維生素、益菌等，慢慢地就可以將體內的毒素排除，遠離文明病。

現代孩子所處的環境充滿了危險因子

有一位長期關懷兒童的作家指出，現在的孩子可能都患了一種「大自然缺失症」。

我們的孩子已不像過去的年代，是在田野、大樹下、溪邊長大的，而是關在小而精美的房子裡，長時間看書、玩3C、玩玩具，很少有機會接觸到大自然。

因為戶外活動的機會太少，加上吃東西的時間太多，接觸環境污染的比例增加，於是，有許多孩子面臨了過胖、過敏、便秘、過動、專注力不足等等問題。

現在孩子生得少，家長能夠給孩子的關注及資源非常的多，但是，孩子卻沒有因此變得更健康，家長

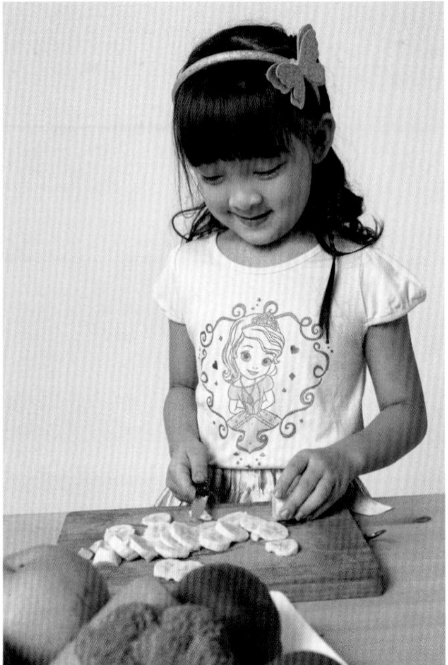

從飲食開始調理，讓孩子吃進健康。

要煩憂的問題與日俱增。

增加動態活動的時間

這些問題的源頭，主要是來自於靜態活動取代了太多動態活動，要健康就要動，是從小就要建立的生活模式，所以，爸媽們應該去思考如何安排孩子的日常生活，必須讓孩子可以動靜平衡，這樣身體才會更健康，思考也會更靈活，許多過動的困擾也能得到改善。

留意環境中的污染因子

另外，孩子接觸到的危險因子越來越多，例如空氣污染、室內裝潢的污染、經常吃合成加工的食物、垃圾食品、高糖份的飲料、熬夜、課業壓力等等，這些都是致病的因子，也讓很多孩子反覆會生病，即使父母為他買了許多營養補品，仍然無法讓孩子擺脫疾病的困擾。

從飲食找出讓孩子健康的方法

所以，除了改善生活習慣之外，父母所能做的就是嘗試從飲食開始調理，讓孩子減少吃進垃圾食品，而是藉由穀漿、蔬果汁、家常菜來補充更多有益健康的植化素、維生素、益菌等，慢慢地孩子就可以將體內的毒素排除，有機會遠離過胖、過敏、便秘等文明病以及讓人害怕的癌症。

吃對黃金比例才能吃出健康

「該怎麼吃，身體才會健康？」這是許多人經常問的事，其實，人類的健康飲食是有黃金比例的，關鍵就是從我們的牙齒結構來決定該怎麼吃。

人類擁有三十二顆牙齒，二十顆臼齒、八顆門齒、四顆犬齒（十二～十四歲時大約是長出二十八顆恆牙），其中臼齒主要是用來吃五穀雜糧，門齒是用來吃蔬菜水果，犬齒則是用來吃魚和肉。所以，依照牙齒的比例，人類最合宜的「黃金比例」吃法是每天吃百分之六十二點五的五穀雜糧、百分之二十五的蔬果，及百分之十二的魚和肉。

肉類吃太多是現代人通病

想要身體健康，就要依循人類的牙齒構造，攝取最適合的食物比例，不過，現在人飲食最大的通病就是肉類吃太多，五穀雜糧及蔬菜吃太少，長期下來，身體容易失衡而生病。

如果小朋友肉類吃太多，除了會造成肥胖之外，也會增加日後心血管疾病的比例，同時還會增加消化系統的負擔，可能會起消化不良及便秘等困擾。

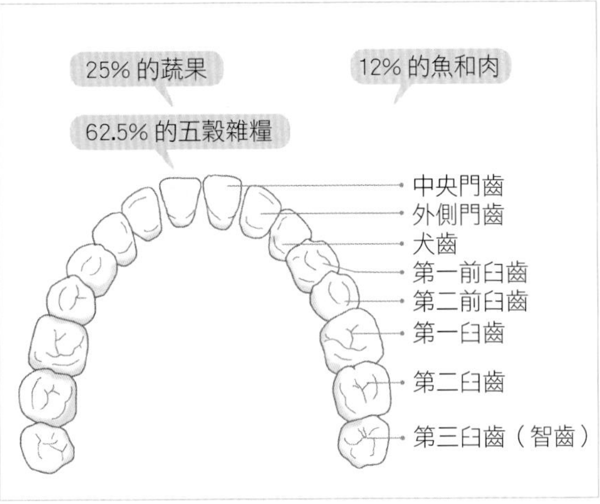

而且現代小朋友幾乎只吃白米，很少有機會吃到五穀雜糧，有時如果媽媽煮五穀飯，小朋友也可能會覺得不好咀嚼而不愛吃，如果長期缺乏五穀雜糧的營養，身體就容易生病。

蔬菜水果也是一樣，有些孩子甚至是排斥吃蔬菜，如果身體沒辦法攝取蔬菜水果的營養，就會缺少大量的植化素、維生素及礦物質，勢必會影響健康及發育。

跟著這樣吃孩子就會更健康

這也是為什麼這本書，要教媽媽如何製作健康穀飲及蔬果汁、家常菜，同時將這些充沛的植化素食物融入日常飲食中。因為這樣不但能提高小朋友的接受度，而且製作上非常省時又方便，每天只要輕鬆喝入一至二杯健康飲品，就能攝取到滿滿的營養，長期下來，孩子就會越來越健康，也會越來越懂得吃真食物的美味，媽媽也不會因為沒空親自下廚而感到不安。

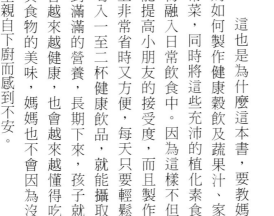

準備食材其實很簡單

準備穀漿、蔬果汁、家常菜的食材很多媽媽會想的很難，初次採買時確實是需要一些時間及練習，可是只要準備過幾回，加上能掌握家人的食量及喜好後，就會發現準備食材其實非常輕鬆又容易。

準備蔬果請你這樣做

萬事起頭難，可是如果不願意踏出第一步，就永遠沒有改變健康的機會！

首先會建議媽媽找到比較信賴的店家，不一定要找有機蔬果店，因為有機蔬果店不是很普及而且價位也會比較高，而且台灣的有機也不完全是真有機，最好是找到蔬果比較新鮮、確保無毒的店家，如果老闆能夠說明蔬果來源或是有產銷履歷的農產品，就更讓人安心。

建議一個星期準備一次的蔬果量，先將買回來的蔬果做簡單分類，再分別用麻將紙及保鮮盒、保鮮袋裝好，然後保存期限較短的蔬果放在冰箱蔬果室的前面，這樣就可以依序做使用。提醒媽媽多數買回來的蔬果不需先清洗，因為水分會讓蔬果容易腐爛，只要簡單整理一下並分類，要吃的時候再清洗及處理，就會很省時間。

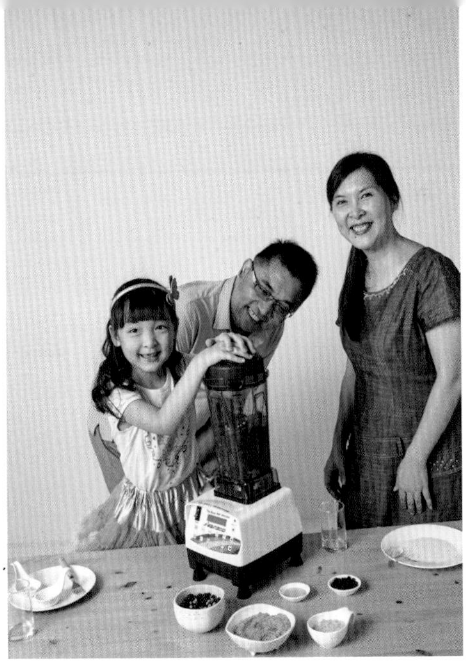

每天 1 杯健康飲品幫孩子補足營養。

或者也可以從食譜中選擇幾種想要經常飲用的蔬果汁，將蔬果洗淨切塊後分裝成一包一包，放入冷凍庫保存，想要喝時取出放入調理機，就可輕鬆完成孩子的常備飲品。

如果有些蔬果媽媽不知道如何保存，只要上網查一下，各種蔬果保存的資訊網路取得很容易。

準備穀物種子請你這樣做

媽媽可以上網搜尋就能找到很多雜糧行或米行專賣店，通常在市場中也會有雜糧行，一樣最好是找信賴的店家，或是生意比較好的店家，可以買到比較新鮮的食材。

新鮮的雜糧會有淡淡香氣，如果已經帶有霉味或是完全沒味道就不要購買。挑選時盡量選擇外形完整、飽滿的穀物。買回來的五穀雜糧要放在通風、不潮濕、陽光不直曬的地方，一般保存期限大約是三個月到半年，不過，會建議媽媽以密封罐獨立分裝，然後在罐上寫上穀物種子的名稱及保存期限，比較方便之後辨認。

讓穀漿及蔬果汁成為早餐或點心，輕鬆打造好體質

很多人問什麼時間喝穀漿或蔬果汁比較好？其實不一定要把穀漿或蔬果汁當成額外的補充品，因為這樣就會覺得必須特別找出時間才能喝穀漿或蔬果汁。所以，建議從早餐就開始喝，現在很多小朋友早餐都是喝紅茶、奶茶，甚至是汽水，對健康不是很好，那麼媽媽不妨直接把飲料換成穀漿或蔬果汁，例如二種交替當成早餐的飲品。如果是先天體質比較差的孩子，則可以增加喝的頻率，例如早上喝一杯穀漿，下午或晚上可以喝一杯蔬果汁。

改善飲食習慣吃對食物

不少小朋友從小就過敏不斷、體質虛弱，其實問題可能是出在一直沒有養成良好的飲食習慣及生活習慣，如果媽媽可以趁早為孩子建立「吃對食物」的生活方式，孩子自然而然就能維持健康。

會建議小朋友每天都要吃到「黃金比例」，也就是每天吃百分之六十二點五的五穀雜糧、百分之二十五的蔬果，及百分之十二的魚和肉。所以，喝穀漿及蔬果汁可以幫助孩子吃到每天應該要吃的穀物及蔬果營養。

媽媽要先做出好喝的飲品

好的飲食習慣一定要持之以恆，才能調整孩子的體質，所以，先決條件就是要讓孩子喜歡喝、習慣喝，因此，媽媽還是要花一些時間做功課，去了解如何搭配出好喝又健康的穀漿及蔬果汁。

如同做菜一樣，不是把菜煮熟了家人就愛吃，想要煮出好吃的菜，也是要先學習及練習，然後再依據家人的口味喜好做一些調整。製作穀飲及蔬果汁也是一樣，媽媽要先從書中學習怎麼搭配最好喝，最適合孩子的健康需求，待媽媽越來越能掌握訣竅後，就可以依家中孩子的需求來調整配方，小朋友也會覺得媽媽做的飲品很好喝。

而且真實的食物喝久了、吃多了，身體就會分辨出什麼是化學添加的「假食物」，什麼是真正天然香甜的「真食物」，孩子無形中就會懂得選擇真食物，因為好吃的真食物口感，不是假食物輕易可以取代的。

君君老師的叮嚀

我想提醒媽媽們一件事，就是不要用禁止的方式來阻止孩子接觸零食或是不健康的食物，因為只要孩子離開媽媽的視線，他還是可能會去吃那些被禁止的食物。最好是從小就讓孩子多吃天然的食物。

這樣做更安心！製作蔬果汁及穀漿重點

把蔬果清洗乾淨

因為很多有機產品不一定是真正的有機，而且即使是有機也有蟲卵、砂土等狀況，所以，建議盡量選擇無毒以及當季盛產的蔬果，另外媽媽可以利用以下的方式來將蔬果清洗乾淨。

❖用流動的清水清洗蔬果，因為農藥多數為水溶性，如果用流動的清水仔細清潔蔬果的表面，就可以將大多數的農藥或蟲卵以及砂土洗掉。

❖如果習慣添加蘇打粉或是蔬果清潔劑來清洗蔬果也是可以的，不過，最後一樣是要用流動的清水將蔬果洗乾淨，而且蔬果清潔劑也要選擇天然成份的產品。

❖坊間也有臭氧解毒機可以幫助洗去殘留的農藥、蟲卵及細菌，臭氧有良好的殺菌力，對於消滅細菌、霉菌、金黃色葡萄球菌等效果很好，媽媽也可以參考使用。

有好水質效果會更好

因為製作飲品及家常菜都會用到大量的水，所以，水質的好壞及安全也很重要。如果是使用家中的自來水，必須先將水煮沸，不過，如果希望水質更安全，建議媽媽考慮安裝淨水器，選擇可以去除重金屬、氯氣、細菌等功能的淨水器。

依食譜來對症飲用

不同的食材都有其獨特的效用，建議初學者先依照書中介紹的食譜配方來製作，因為書中是特別針對不同的健康需求為幼兒及青少年設計專門的食譜配方，孩子如果有這些健康問題，只要經常對症飲用，慢慢地就會感受到症狀越來越減輕，身體越來越健康。

善用三寶粉中和蔬果寒性

三寶粉指的就是大豆卵磷脂、啤酒酵母、小麥胚芽組合而成的營養品，這三種食材加在一起對於健康大有好處，而且不管是什麼年齡層都很適合食用三寶粉。

尤其如果媽媽擔心蔬果汁太寒，只要加入一些三寶粉，就能解決寒性的問題，而且還能補充基礎營養，非常好用，三寶粉是製作穀漿及蔬果汁必備的幫手。

穀漿可冷藏保存，蔬果汁要現打現喝

穀漿只要冷藏保存得當，通常放上幾天營養都還是存在，所以，如果今天製作好一瓶穀漿，連續喝上二~三天也是可以的，但是也盡量不要存放太久。而蔬果汁因為會氧化，營養會流失，所以，最好現打現喝，打完之後在十分鐘內喝完，因此，製作蔬果汁不要一次打太多，以免沒喝完必須處理掉。

如何選擇蜂蜜及製作優酪乳

書中有些食譜利用蜂蜜及優酪乳來增加甜度，提高初次嚐試穀漿及蔬果汁小朋友的接受度，也讓小朋友更加喜歡喝飲品。一般我會建議穀漿以添加蜂蜜的方式來調味，蔬果汁則以優酪乳來增加風味，當然媽媽可視情況自由調整。

選擇優質蜂蜜製作

天然的蜂蜜比一般砂糖來得更健康、更營養，但為免小朋友嗜吃甜，並早一點適應天然食材的風味及穀物的香氣，只需適量添加就可以囉！不過，也提醒媽媽一歲以上的小朋友腸胃系統才會比較成熟，所以，一歲之後才適合攝取蜂蜜。

因為坊間有些蜂蜜並不純正，所以，提醒媽媽選擇蜂蜜時，要多做比較，如果價格非常便宜就要小心可能是不純正的產品，最好直接找到生產蜂蜜的農家或有口碑的品牌，更可以確保買到純正的蜂蜜，另外以下有幾個技巧，也可以做為參考。

❖**外觀：**真蜜，將手指放在玻璃瓶後，無法看得很清晰。假蜜，則是手指可以看得一清二楚。

❖香氣：真蜜，聞起來帶有天然植物清香。假蜜，會覺得有不自然的濃厚人工香精味。

❖品嚐：真蜜，喝起來有自然清爽香醇的味道，不會覺得很厚重。假蜜，比較明顯的糖水味道，口感較為「死甜」。

動手製作健康優酪乳

自製優酪乳可自由調整甜度，減少糖分的攝取，還可以避免吃入過多的添加物，不僅健康又省錢喔！媽媽不妨找時間約小朋友一起動手試試看！

自製優酪乳

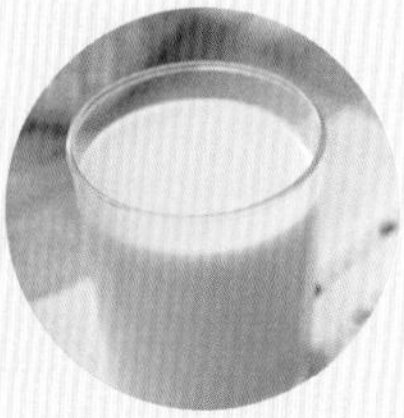

〔材料〕

玻璃容器 ………… 1 個
全脂鮮奶 ………… 1000cc
市售優酪乳……… 1 瓶

〔作法〕

1. 將玻璃容器先以熱水消毒並放至乾燥。
2. 市售優酪乳及鮮奶倒入乾燥玻璃容器內，以乾燥的湯匙攪拌均勻。
3. 電鍋不加水，將作法 1 置於電鍋蒸架上後，將電鍋功能按鈕調至保溫狀態。
4. 保溫約 4 小時後取出，略呈凝固狀即完成。
5. 可放入冰箱冷藏保存。

君君老師的叮嚀

優酪乳可視自己的口味挑選喜歡的品牌，但建議挑選原味，製作前從冰箱取出，放置回溫。完成後的優酪乳會持續發酵，口感會愈來愈酸喔！

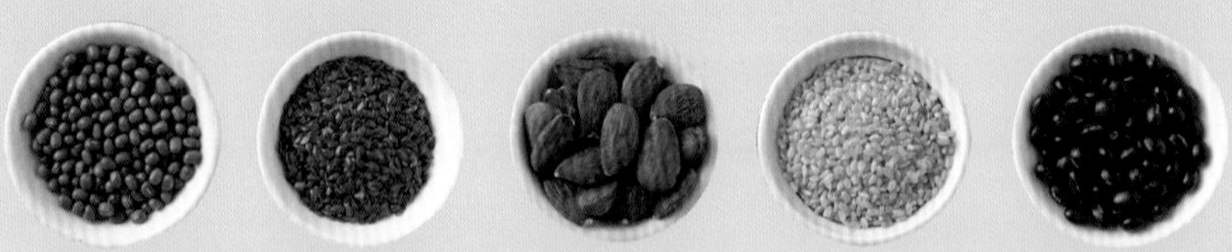

{ 認識種子與穀物蔬果的營養價值 }

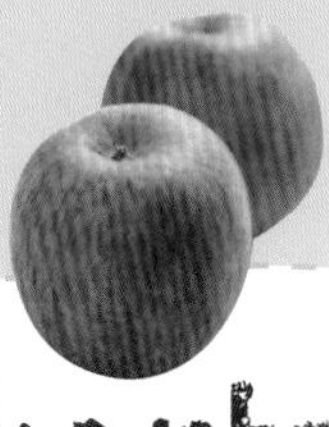

chapter 2

別小看這些超級好食物

五穀和蔬果中都含有植化素，不過，要特別留意，需將皮、根、莖、籽都食入才能攝取到完整的營養。本章介紹 20 種適合製作穀漿及蔬果汁的超級好食物，每天一杯，就可以讓孩子吃進大量的植化素，為身體注入保護力。

認識植化素食物的營養價值

植化素是植物含有的天然化學成份，人體本身無法製造它們，必須從食物中獲取。植化素主要存在於蔬果的皮、根、莖、籽中。近年來常聽到的茄紅素、花青素、類黃酮、胡蘿蔔素、兒茶素等，就是植化素，目前已知的植化素有四千種以上。

植化素簡單來說就是植物的防護牆，因為植物既不能動也不能跑，不但要對抗動物的侵襲，還要面臨氣候的變化，所以，植物能夠存活靠的秘密武器就是植化素。

植化素的特殊氣味，例如苦、甜、嗆、酸，就是一種保護力，可以驅趕動物避免動物將植物吃掉，此外，植化素最厲害的還有耐寒、耐熱、耐乾、耐濕，這些能耐讓植物可以一代代繁殖，成長茁壯。

攝取植化素對人體的好處？

我們平常吃的食物，可以帶給身體能量，但是如果希望身體不只是獲得飽足感及熱量，而是獲得更多的保護力及修復力，那麼就要多攝取植化素！

目前已經有非常多的研究發現植化素對人體有極大的好處，如果能夠長期攝取多種的植化素，不但可以增強身體抗氧化、抗過敏、抗發炎、抗癌等功能，還能幫助身體排除毒素及廢物，特別是對於生病中的人可幫助提升自癒力、體力。

哪些食物含有植化素？

五穀和蔬果中都含有植化素，不過，要特別留意的是植化素是藏在五穀和蔬果的皮、根、莖、籽中，所以，我們日常生活中雖然很常吃蔬果、五穀，但多半卻將含有植化素的果皮、根、莖、籽當成食物渣丟棄。

很多人會問：難道要把食物連皮帶籽，還有粗根都吃下肚，這樣行不通吧！所以，想要吃到植化素就要先有好工具，必須使用高馬力及高轉速的智慧型調理機，才能將這些五穀和蔬果連皮帶籽都擊碎，才有辦法將蔬果中超過九成的植化素完全釋放出來，然後喝下穀飲或蔬果汁，就可以吃進大量的植化素，為身體注入保護力。

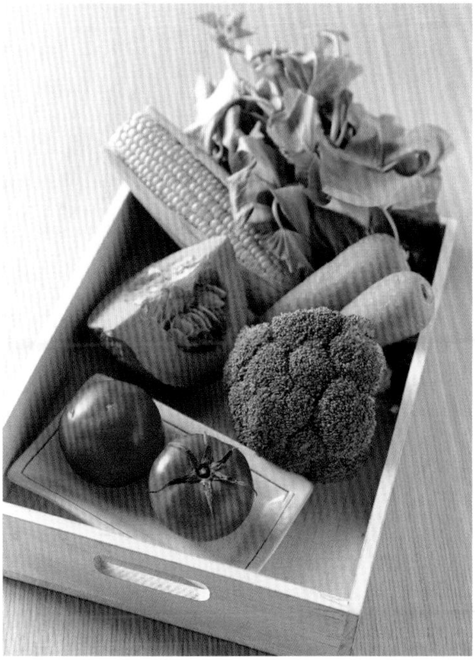

蔬果中的皮、根、莖、籽中都含有豐富的植化素。

黃/橙色	白色	紫色
胡蘿蔔、橘子、柳橙、木瓜、南瓜、哈密瓜、蕃薯、葡萄柚、玉米、檸檬、芒果、香蕉	洋蔥、大蒜、韭黃、大豆、菇類、梨子、桃子	藍莓、葡萄、茄子、海帶、梅子、桑葚、紫高麗菜
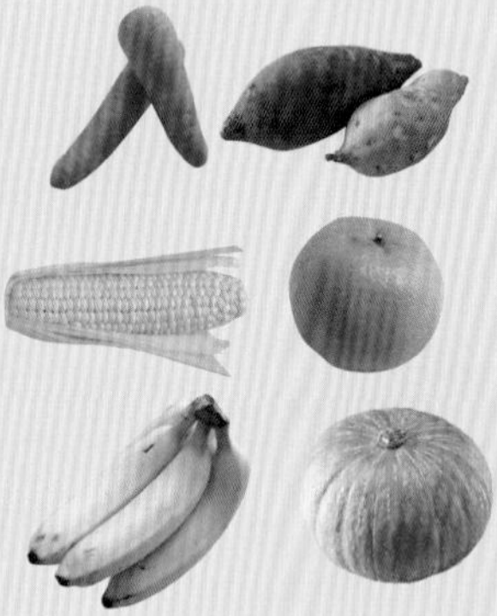	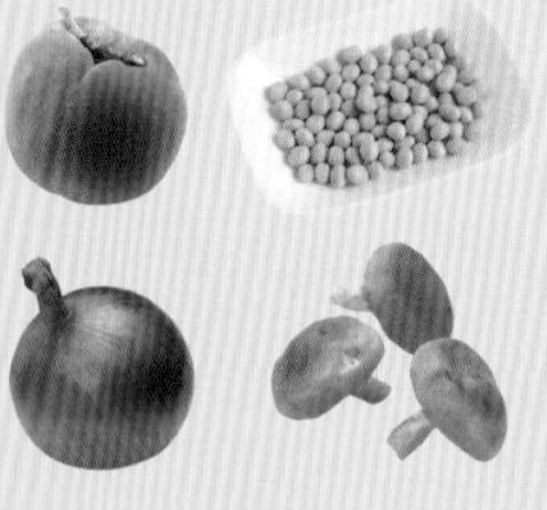	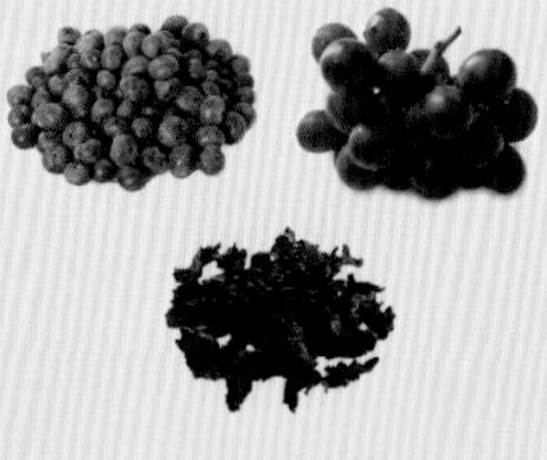
β-胡蘿蔔素、類生物黃鹼素、玉米黃素	蒜素、烯丙基硫	花青素、大量多酚類
■使肌膚有彈性 ■保護視力 ■增強免疫力 ■預防癌症 ■延緩老化	■維持正常血壓 ■降低膽固醇 ■抗氧化 ■保護心血管 ■預防動脈硬化	■增進記憶力 ■保護泌尿系統 ■預防癌症 ■保護肝功能

	紅色	綠色
代表的蔬果	番茄、紅西瓜、草莓、蔓越梅、櫻桃、甜菜根、紅甜椒、蘋果 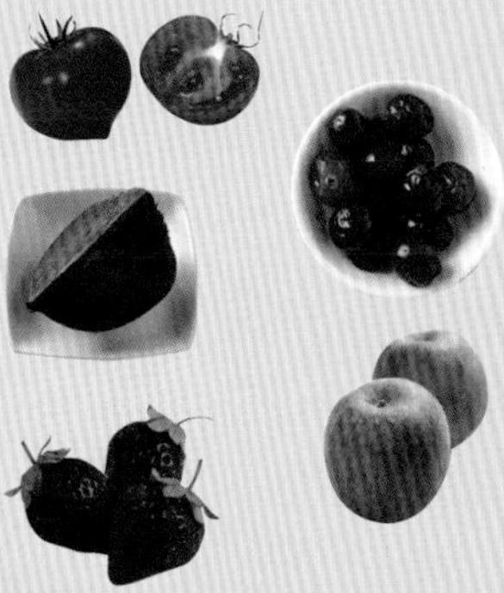	花椰菜、菠菜、蘆筍、萼梨、地瓜葉 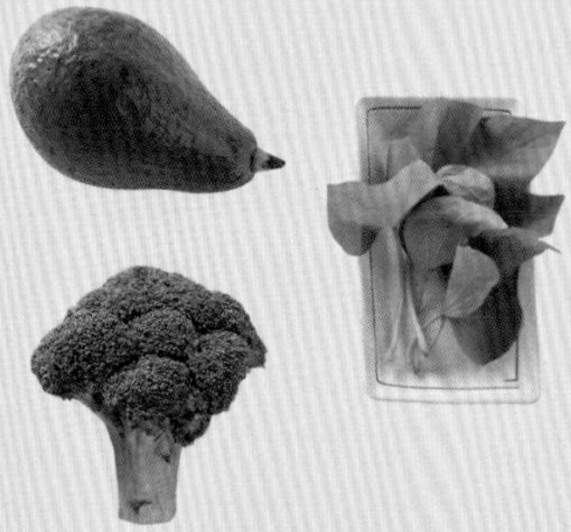
植化素	茄紅素、辣椒素等	葉綠素、葉黃素
功用	■預防癌症 ■降低心血管疾病 ■抗發炎作用 ■提升記憶力	■保護眼睛 ■預防癌症 ■強壯骨骼牙齒

植化素不是維生素，也不是酵素！

有些人會以為植化素就是維生素或是酵素。這是完全不一樣的三個物質，不過，這三者都是對於健康有益的營養素，但這三者無法相互取代。

酵素是人體內原來就有的，尤其是小孩身體中含量最好、最高，年紀越來越大之後，體內酵素的量就會減少。而酵素最主要的功能是用來幫助消化、吸收、輸送、代謝與清除廢物的功能，所以，如果缺乏酵素人體的運作就會減緩或失調，其角色偏向維持身體器官功能正常的運作。

而維生素的種類非常多，對身體有著不同的效用，例如維生素A，可保護視力健康，使眼睛適應光線的變化；維生素C可以抗氧化、預防感冒等，大部分的維生素體內無法自行製造，必須從食物中攝取。

只有補充酵素及維生素是不夠的

過去很多人注意到要補充酵素及維生素，慢慢地就發現只有補充酵素及維生素是不夠的。只有補充酵素及維生素只是讓我們器官運作得更好，但是如果想要追求更健康、更強壯、更有自癒力，就要多補充植化素才能達成。

從天然食物攝取，比吃保健食品更好

過去因為沒有工具可以幫助大家輕鬆吃到植化素，於是，這些植化素就被製作成各種高價位的保健食品，例如很多人會吃白藜蘆醇、葉黃素、β-胡蘿蔔素、茄紅素等保健食品。

這些保健食品並非不好，但它畢竟不可能像天然食物一樣，可以有各種豐富而完整的營養素，而且長期購買保健食品費用也很驚人，所以，多數人只會補充單一成份的植化素，而且都是等到身體不舒服了、不健康了，才把這些保健食品當成藥物的輔助品。

而天然的食物有著美好的滋味，孩子吃各種天然的植化素食物時，感覺上並不會像在吞藥丸，而是吃著美味的食物，例如喝一杯綜合堅果飲、鳳梨桑葚汁、地瓜優酪乳等，享受美食的同時，又能提升身體的健康，這才是維持孩子健康最好的方式。

用對工具，人人都可以攝取到植化素

有賴現代科技的進步，讓我們不需要費太多時間及力氣就可以從食物萃取到植化素，多半只要備好食材，然後丟入智慧型調理機中，只要幾十秒蔬果汁就打好了，幾分鐘一杯煮沸的穀漿就完成了，準備的過程非常簡單。因此，植化素不再是昂貴的保健食品，而是每個家庭都可以獲得的營養素。

為什麼幼兒及青少年也要開始吃植化素？

不管什麼年紀都必須要有健康的身體，尤其是現在的幼兒及青少年，比我們過去面對更多的健康挑戰，包括生活環境有各種污染，吃的食物有更多化學合成添加物，課業上也有學習壓力等等。

吃得愈精緻，愈吃不到健康

所以，你可能會發現小時候的我們，好像不是那麼容易就生病或過敏，這是因為以前的人吃得食物比較原始、天然，反而較有機會吃到植化素，而現在的小朋友吃的食物，很精緻、很美味，可是卻不見得吃得到健康。

補充植化素，調整孩子的體質

如果媽媽可以從孩子二、三歲起就讓他多吃含有植化素的食物，那麼孩子自然就會身強體壯，有能力面對更多外在的挑戰，這等於是為孩子的身體設立了防護罩。

即使孩子現在已經是小學生或國中生，補充植化素一樣不嫌晚，只要有恆心為孩子準備植化素食物，就可以讓孩子注入保護力、免疫力，把原本虛弱的體質調整過來，成為活力又健康的快樂學生。

打成穀漿或蔬果汁與直接生吃有何不同？

前面有提到植化素主要存在於蔬果及穀物種子的皮、根、莖、籽中，所以，如果直接吃或是入菜，幾乎都只能吃到蔬果的果肉，因此，多半只能補充到維生素、礦物質，並無法吃到植化素。

雖然很多高纖維的蔬果含有大量的植化素，但是身體很難在短時間內完全消化及吸收，尤其是腸胃功能不是很好的小朋友也不太合適吃太高纖維的食物，所以，建議能夠將蔬果及穀物打成細緻無渣的蔬果汁及穀漿，這樣不只是好喝、好消化，也才能真正吃到植化素。

不過，還是要特別提醒爸媽，必須選擇三匹馬力加上高轉速的調理機，才能確保穀漿、豆漿、濃湯能夠從生的食材，進入到完全煮沸的狀態，然後才能直接飲用。

如果爸媽使用的是一般調理機，那麼就一定要先將食材浸泡及煮熟，才不會使機器損壞，或是吃到半生食而吃壞肚子。

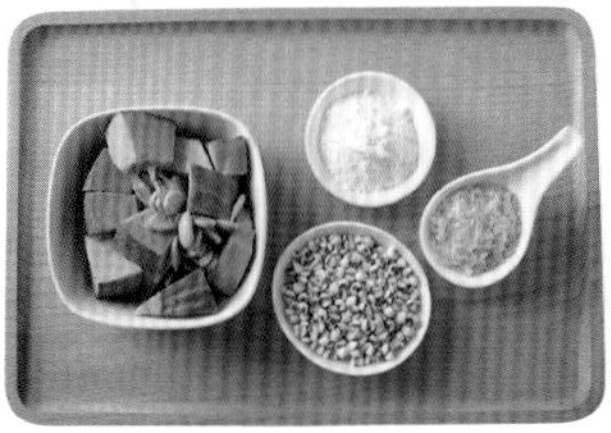

簡單的打一杯排毒飲，就是孩子最棒的保健方式。

20 種最棒的植化素食物介紹

6種超級蔬菜：玉米、南瓜、花椰菜、胡蘿蔔、番茄、地瓜葉

適合小朋友吃的超級蔬菜有哪些呢？考量營養成份及食材烹調後的口感，以下特別推薦，玉米、南瓜、綠花椰菜、胡蘿蔔、番茄、地瓜葉。另外，其他像是高麗菜、菠菜、白蘿蔔等也都是非常受歡迎的食材，媽媽可多變化。

適合這些小朋友吃

- ☑ 抵抗力弱
- ☑ 視力差
- ☑ 呼吸系統差
- ☑ 貧血

適合這些小朋友吃

- ☑ 食慾不振
- ☑ 免疫力不佳
- ☑ 抗老化
- ☑ 高血壓
- ☑ 常吃油炸物

適合這些小朋友吃

- ☑ 少吃青菜
- ☑ 常便秘
- ☑ 視力不佳
- ☑ 體重過重

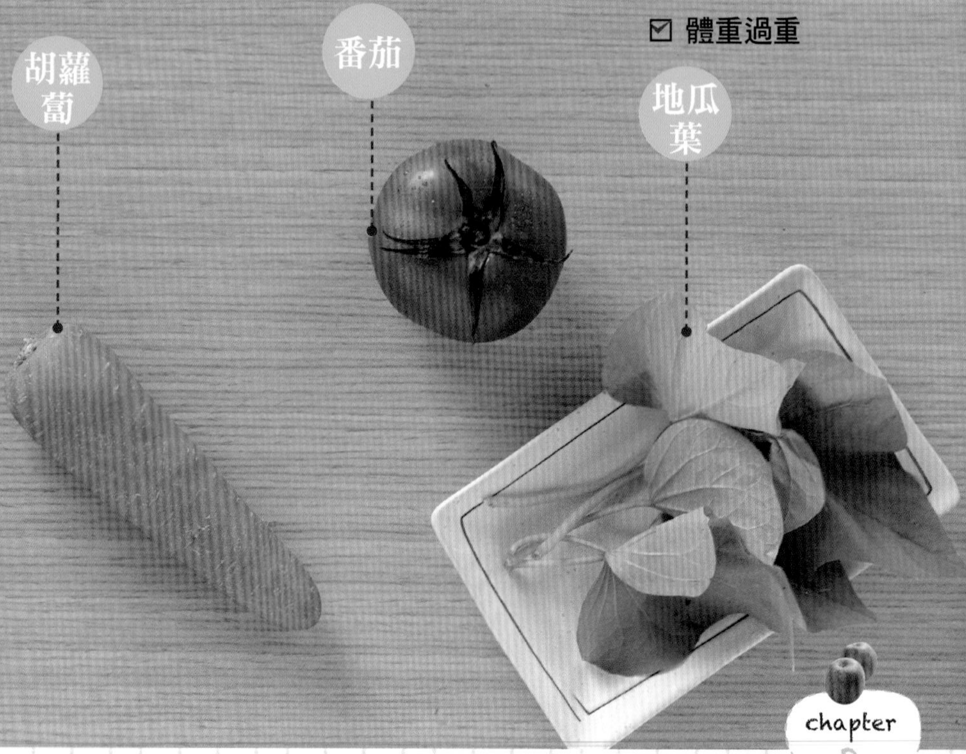

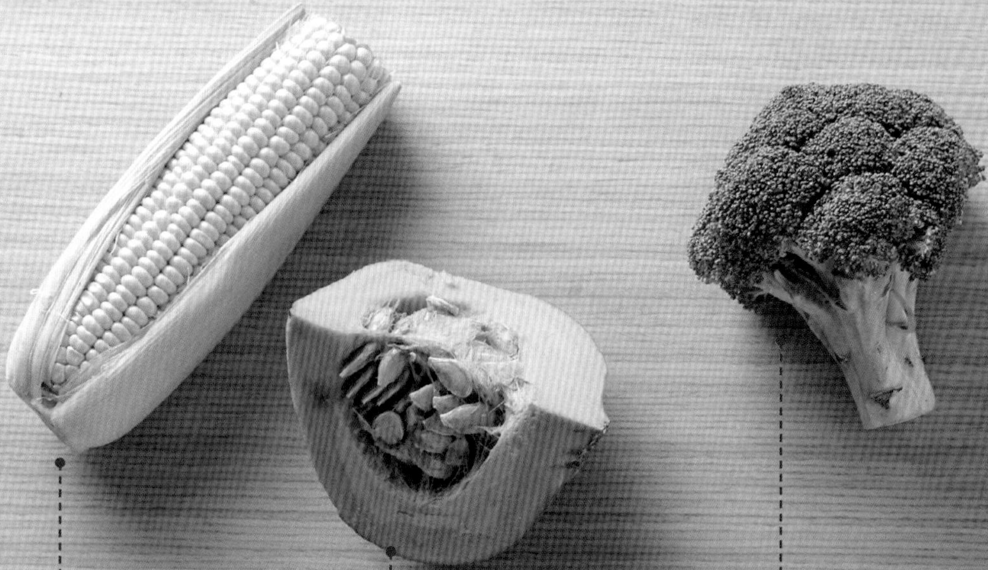

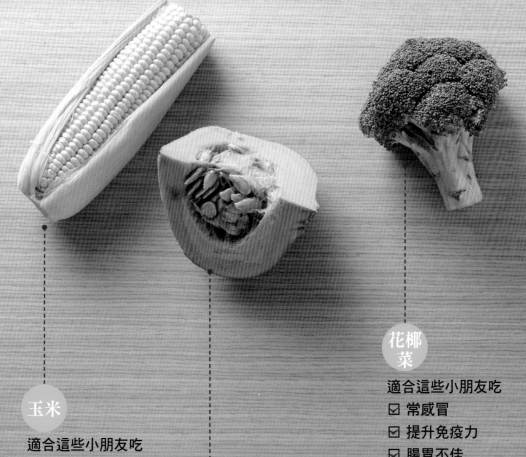

玉米

適合這些小朋友吃

- ☑ 視力不佳
- ☑ 補充腦力
- ☑ 青春期
- ☑ 肥胖
- ☑ 排便不順

南瓜

適合這些小朋友吃

- ☑ 血糖不穩定
- ☑ 視力不佳
- ☑ 食慾不振
- ☑ 常感冒

花椰菜

適合這些小朋友吃

- ☑ 常感冒
- ☑ 提升免疫力
- ☑ 腸胃不佳
- ☑ 增加腦力
- ☑ 成長中需要鈣質

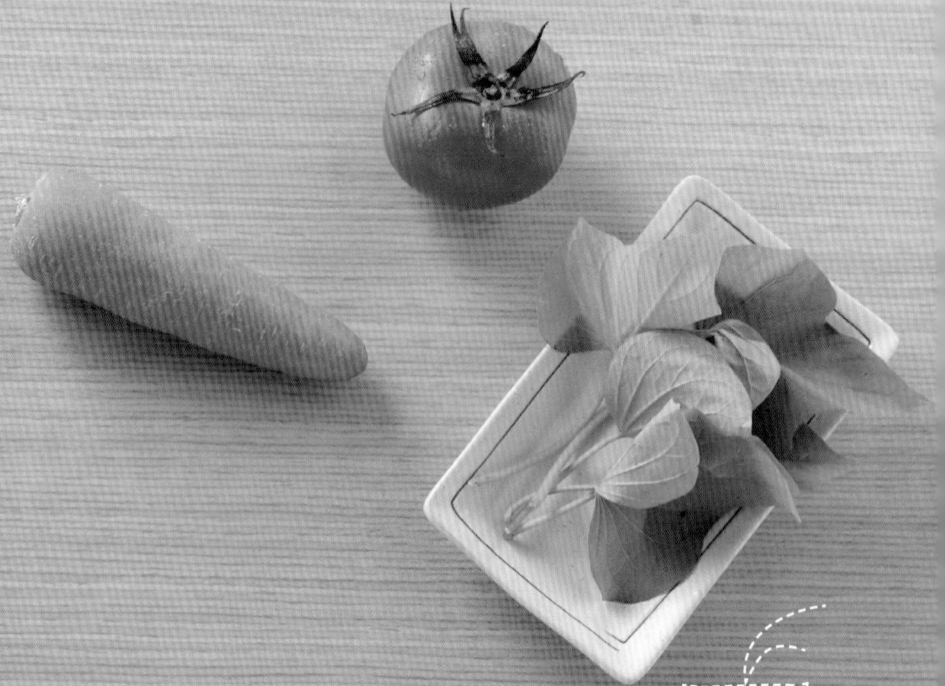

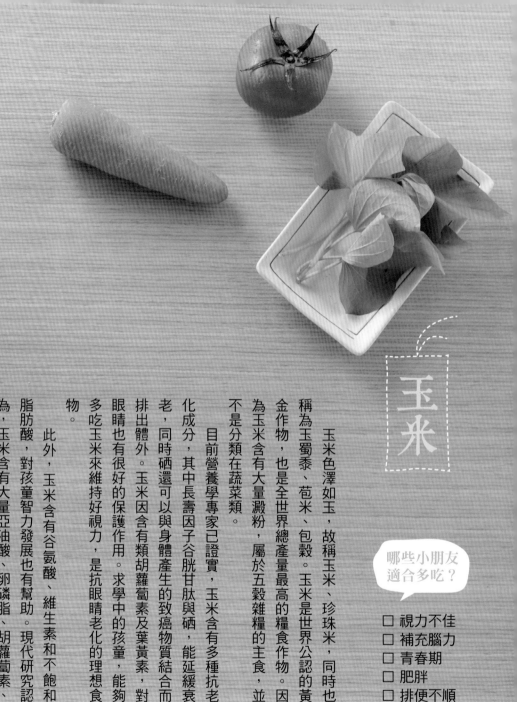

玉米

玉米色澤如玉，故稱玉米、珍珠米，同時也稱為玉蜀黍、苞米、包穀。玉米是世界公認的黃金作物，也是全世界總產量最高的糧食作物。因為玉米含有大量澱粉，屬於五穀雜糧的主食，並不是分類在蔬菜類。

目前營養學專家已證實，玉米含有多種抗老化成分，其中長壽因子谷胱甘肽與硒，能延緩衰老，同時硒還可以與身體產生的致癌物質結合而排出體外。玉米因含有類胡蘿蔔素及葉黃素，對眼睛也有很好的保護作用。求學中的孩童，能夠多吃玉米來維持好視力，是抗眼睛老化的理想食物。

此外，玉米含有谷氨酸、維生素和不飽和脂肪酸，對孩童智力發展也有幫助。現代研究認為，玉米含有大量亞油酸、卵磷脂、胡蘿蔔素、鉀、硒、鎂、膳食纖維、維生素A、E、F，長

哪些小朋友適合多吃？

- □ 視力不佳
- □ 補充腦力
- □ 青春期
- □ 肥胖
- □ 排便不順

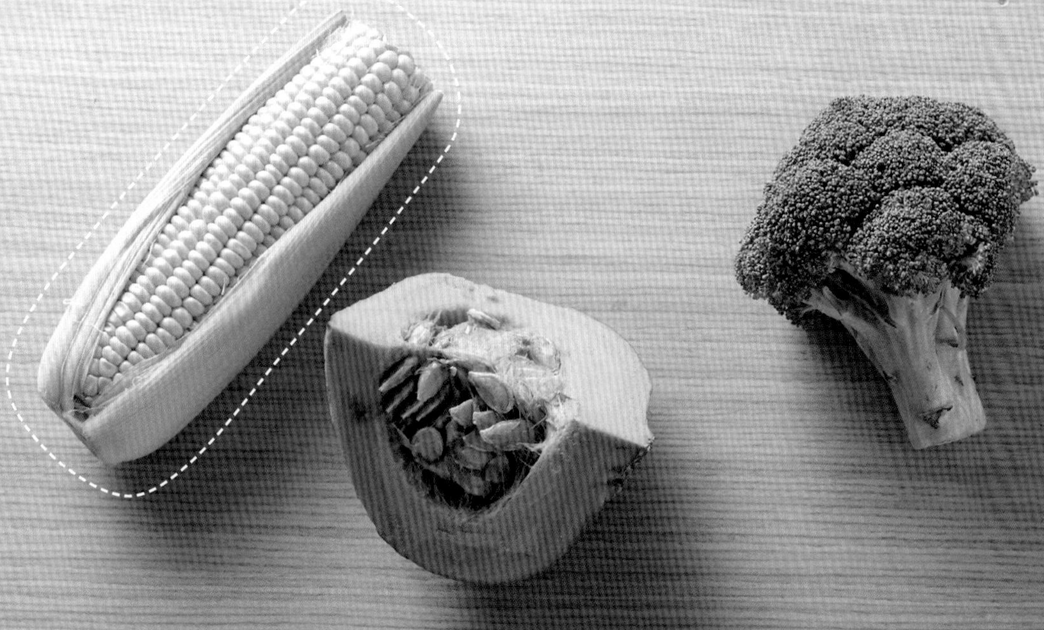

期食用可使血脂肪下降，促進血液循環，降低膽固醇，是健康的食物。

吃玉米時要記得盡量將胚芽部位吃乾淨，因為玉米中的營養成分多集中在胚芽部位。玉米含有豐富的膳食纖維也可以刺激胃腸蠕動，加速排便，可以改善現代孩童便秘的困擾。此外玉米也富含天然維生素E，可以保護皮膚，使皮膚細嫩，讓孩童肌膚更健康。

如何挑選及保存

外葉鮮綠的玉米，表示新鮮度良好，另外，挑選時最好是選擇頭部飽滿沒有凹陷的，而顆粒部分也要挑沒有凹陷的，因為如果已凹陷，就表示成熟度太高了，口感比較差。再看一下玉米粒是否排列整齊，越整齊表示品質越好。買回家之後，可剝去玉米最外層的厚皮，留下內皮及玉米鬚，先不清洗，直接放入保鮮袋封好冷藏。要特別注意的是玉米容易發黴變質，產生有毒物質黃麴霉毒素，對肝臟造成損害，所以，發霉的玉米或有病蟲害玉米就不要吃了。

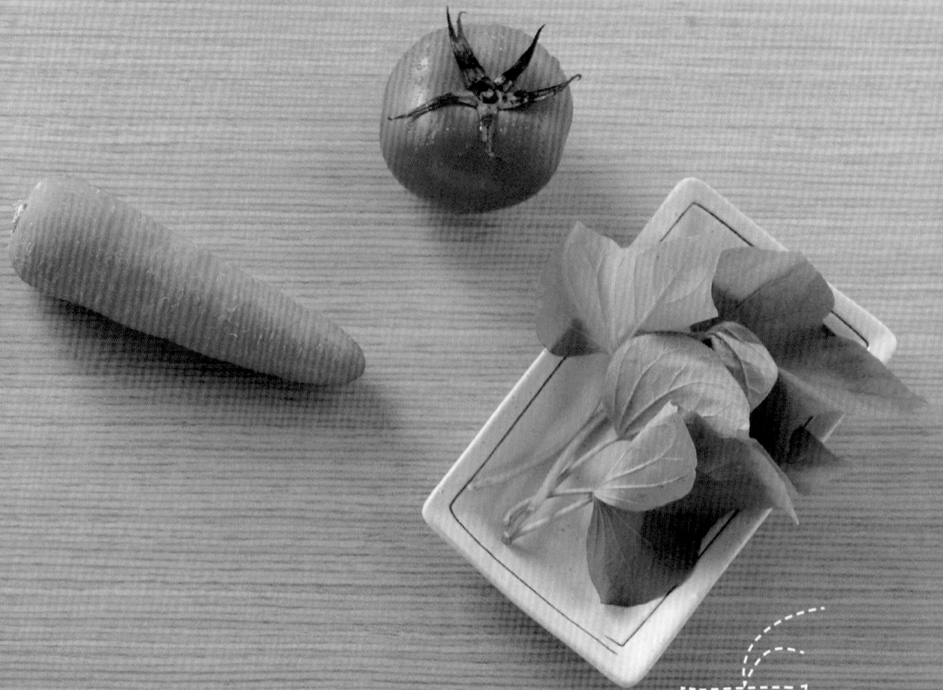

南瓜

哪些小朋友適合多吃？

- □ 血糖不穩定
- □ 視力不佳
- □ 食慾不振
- □ 常感冒

南瓜又稱金瓜。南瓜味甘適口，是夏秋季節的瓜菜之一。

南瓜的營養豐富，全身都是寶，包括瓜皮、籽及肉，對人體有益的植化素成分多，如類胡蘿蔔素、黃體素酚、甘露醇、果膠等，及豐富的氨基酸、多醣類、黏性蛋白及多種微量元素等營養素，有「蔬果之王」的美譽。

南瓜含豐富的類胡蘿蔔素，可轉化成維生素A，對上皮組織的生長分化、維持正常視覺、促進骨骼的發育具有重要生理功能。

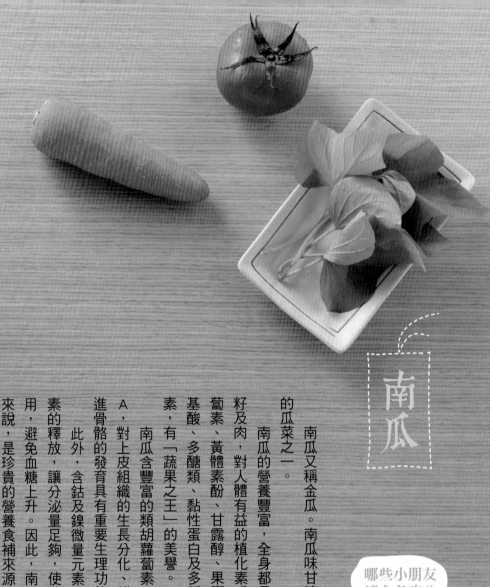

此外，含鈷及鎳微量元素，能增加體內胰島素的釋放，讓分泌量足夠，使葡萄糖能被正常利用，避免血糖上升。因此，南瓜對於糖尿病患者來說，是珍貴的營養食補來源。豐富的鋅，能參與人體內核酸、蛋白質的合成，是腎上腺皮質激素的固有成分，是孩童生長發育的重要物質。另

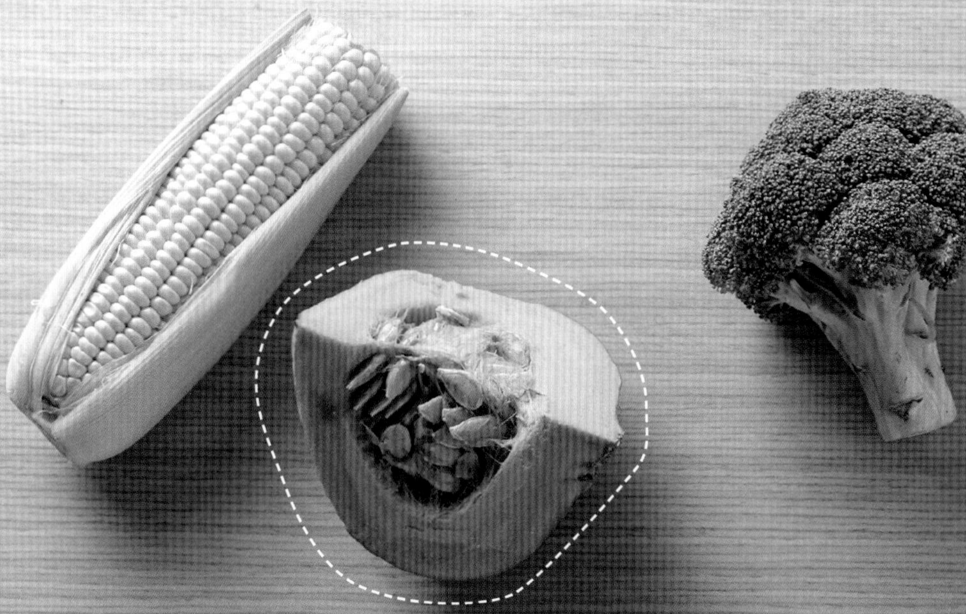

外，南瓜含豐富的維生素E，能幫助腦下垂體荷爾蒙的分泌正常，使小朋友正常發育。

南瓜含有吸附力強的果膠，能清除體內毒素和其他有害物質，如重金屬中的鉛、汞和放射性元素，在食安問題嚴重的環境裡，建議小朋友可以多吃南瓜幫助體內環保、促進排便，減少體內有毒物質的累積。

如何挑選及保存

挑選外形完整，表皮均勻覆有果粉較新鮮。跟一般選蔬果的方式不同，要吃到甜度高的南瓜，不要選綠色蒂頭，要選已經枯黃乾燥的，代表存放時間夠久、味道越好。尾巴的部份顏色愈黃，代表越熟成，味道越好。切開呈深橘色、金黃色，代表南瓜越老甜度夠，如果顏色較淺較淡，代表越嫩。一般整顆放室內陰涼處均可存放半個月，放冷藏可以保存 2、3 個月。若是已切開，則將囊籽挖除，果蒂擦淨，用保鮮膜包好置於冷藏，可存放 1 週。

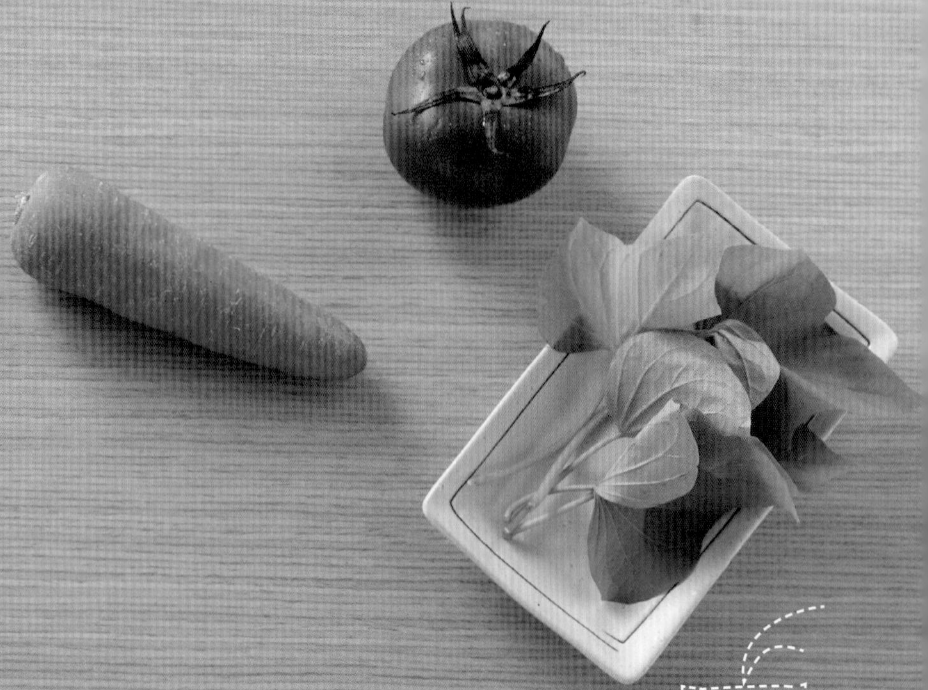

花椰菜

哪些小朋友適合多吃？

- □ 常感冒
- □ 提升免疫力
- □ 腸胃不佳
- □ 增加腦力
- □ 成長中需要鈣質

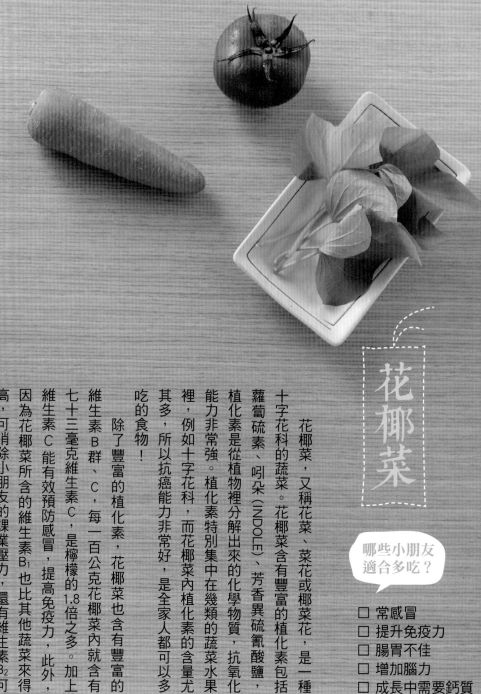

花椰菜，又稱花菜、菜花或椰菜花，是一種十字花科的蔬菜。花椰菜含有豐富的植化素包括蘿蔔硫素、吲朵（INDOLE）、芳香異硫氰酸鹽，植化素是從植物裡分解出來的化學物質，抗氧化能力非常強。植化素特別集中在幾類的蔬菜水果裡，例如十字花科，而花椰菜內植化素的含量尤其多，所以抗癌能力非常好，是全家人都可以多吃的食物！

除了豐富的植化素，花椰菜也含有豐富的維生素B群、C，每一百公克花椰菜內就含有七十三毫克維生素C，是檸檬的1.8倍之多。加上維生素C能有效預防感冒，提高免疫力，此外，因為花椰菜所含的維生素B_1也比其他蔬菜來得高，可消除小朋友的課業壓力，還有維生素B_2可改善口角炎症狀，是青春期學生很適合的蔬菜。

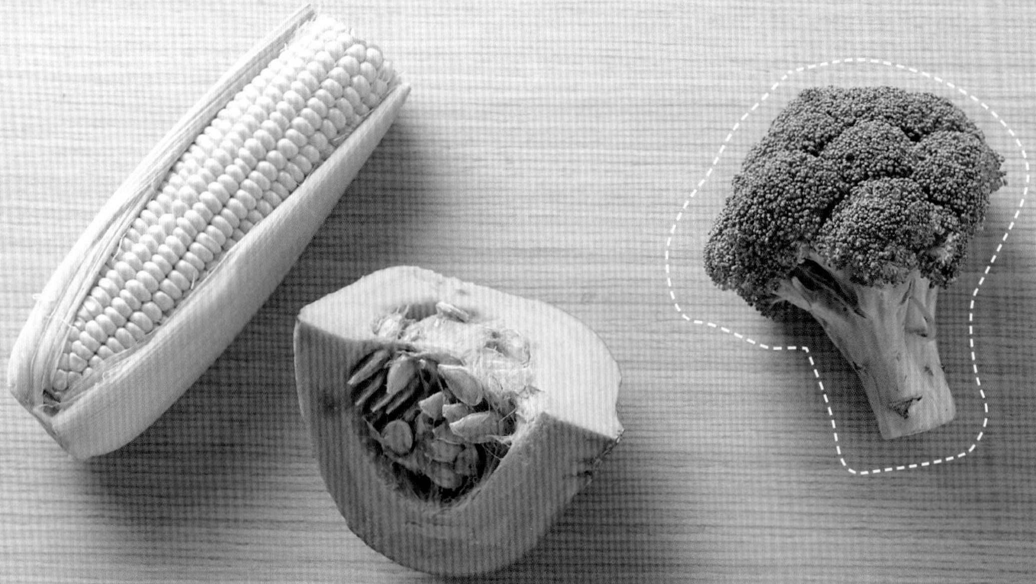

兒童常吃花椰菜，不僅有良好的抵抗力，所含的豐富鈣質，還可促進骨骼及牙齒發育、提高記憶力、有助於視力保健。

因為花椰菜的菜莖是最營養的部位，所以，不要只是吃花球，包括菜莖也要保留下來，否則就少吃了許多的營養了。不過，花椰菜易長菜蟲，農藥也可能比較多，所以，清洗時要用流動清水仔細沖乾淨。

如何挑選及保存

綠色花椰菜應挑色澤鮮綠，如有泛黃就表示已不新鮮；而白色花椰菜，儘可能挑選花梗淡青色，瘦細鮮翠的。花蕾呈小珠粒狀的較易熟，若花球堅硬，花梗又結實，較不易煮爛。另外，莖部不空心的花椰菜較佳。如果一、兩天內就要食用，可以用保鮮膜包好放入冰箱冷藏，如想要放久一些就先用清水洗乾淨，切成小朵，用加鹽熱水快速汆燙撈起，然後放涼、瀝乾，再分裝保鮮袋以冷凍方式來保存，如要使用時，再取出適量解凍即可。

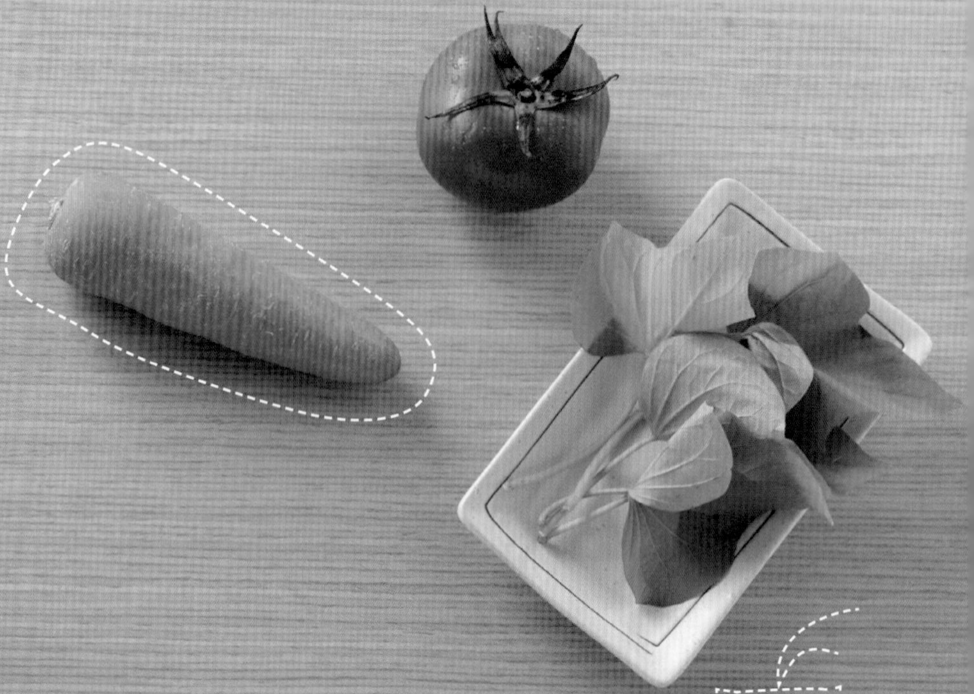

胡蘿蔔

哪些小朋友適合多吃？

- □ 抵抗力弱
- □ 視力差
- □ 呼吸系統差
- □ 貧血

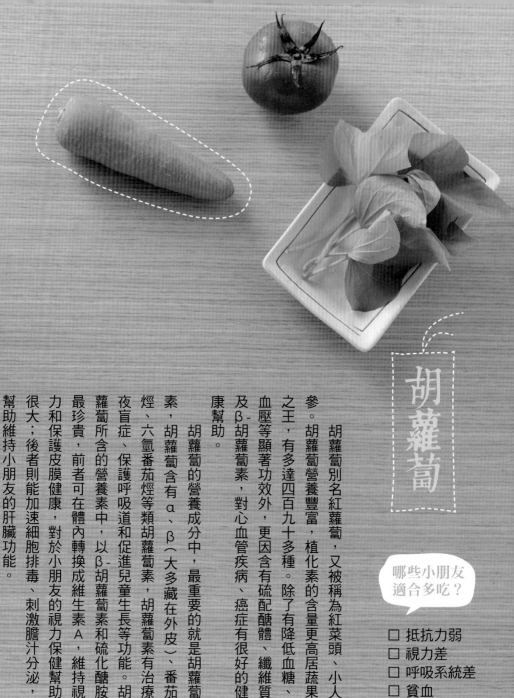

胡蘿蔔別名紅蘿蔔，又被稱為紅菜頭、小人參。胡蘿蔔營養豐富，植化素的含量更高居蔬果之王，有多達四百九十多種。除了有降低血糖、血壓等顯著功效外，更因含有硫配醣體、纖維質及β-胡蘿蔔素，對心血管疾病、癌症有很好的健康幫助。

胡蘿蔔的營養成分中，最重要的就是胡蘿蔔素，胡蘿蔔含有α、β（大多藏在外皮）、番茄烴、六氫番茄烴等類胡蘿蔔素，胡蘿蔔素有治療夜盲症、保護呼吸道和促進兒童生長等功能。胡蘿蔔所含的營養素中，以β-胡蘿蔔素和硫化醣胺最珍貴，前者可在體內轉換成維生素A，維持視力和保護皮膜健康，對於小朋友的視力保健幫助很大；後者則能加速細胞排毒、刺激膽汁分泌，幫助維持小朋友的肝臟功能。

此外，胡蘿蔔亦含有鈣、鉀、維生素B及C

chapter 2

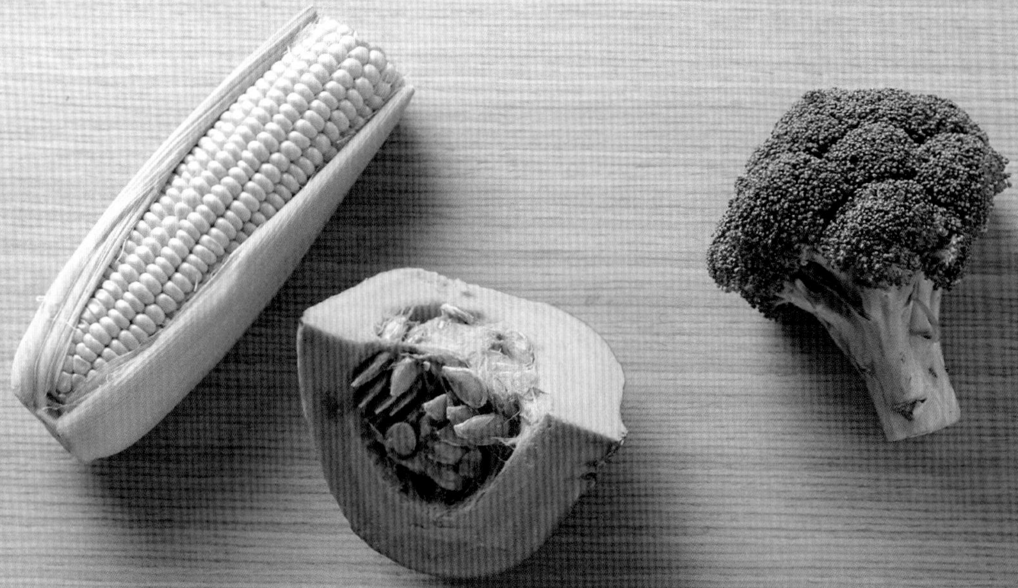

等多種營養素。建議有高血壓、高血糖、高膽固醇、貧血、肝指數高或免疫系統失常的人，可常吃胡蘿蔔，調整身體機能。胡蘿蔔內的β-胡蘿蔔素可加強免疫力，幫助健康細胞成長，打擊自由基，防止DNA異變，減少罹癌機率，並防止脂肪氧化，降低壞膽固醇。

人體皮膚、眼睛、鼻子、喉嚨、氣管等部位幾乎都有黏膜組織，必需靠維生素A來幫助正常的分泌黏液，否則細菌容易在體內孳生容易生病，而胡蘿蔔就是維生素A的最佳代言人，對黏膜組織的修復很有幫助，是身體虛弱小朋友理想的食物來源。

如何挑選及保存

挑選表皮光滑、顏色飽和，外觀完整無裂縫，末端沒有分叉的胡蘿蔔最佳。買回來之後，可以先切掉蒂頭，然後用保鮮膜包好，放在冰箱冷藏即可。

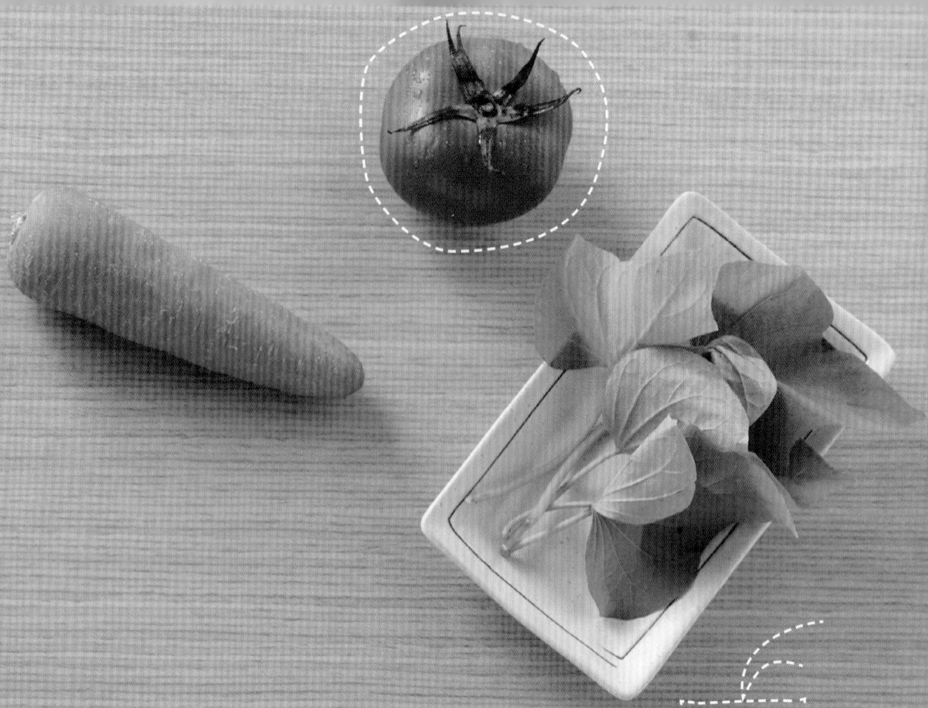

番茄

哪些小朋友適合多吃？

- ☐ 食慾不振
- ☐ 免疫力不佳
- ☐ 抗老化
- ☐ 高血壓
- ☐ 常吃油炸物

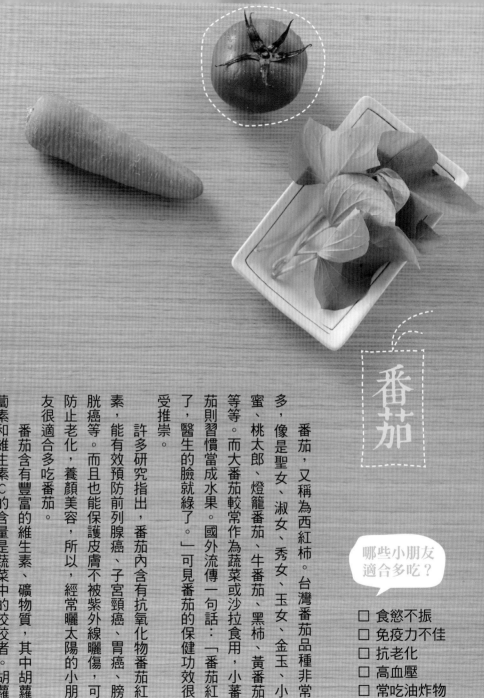

番茄，又稱為西紅柿。台灣番茄品種非常多，像是聖女、淑女、秀女、玉女、金玉、小蜜、桃太郎、燈籠番茄、牛番茄、黑柿、黃番茄等等。而大番茄較常作為蔬菜或沙拉食用，小蕃茄則習慣當成水果。國外流傳一句話：「番茄紅了，醫生的臉就綠了。」可見番茄的保健功效很受推崇。

許多研究指出，番茄內含有抗氧化物番茄紅素，能有效預防前列腺癌、子宮頸癌、胃癌、膀胱癌等。而且也能保護皮膚不被紫外線曬傷，可防止老化，養顏美容，所以，經常曬太陽的小朋友很適合多吃番茄。

番茄含有豐富的維生素、礦物質，其中胡蘿蔔素和維生素C的含量是蔬菜中的佼佼者。胡蘿蔔素可保護皮膚彈性，促進骨骼鈣化；維生素C則有抗氧化作用，可改善孩童對鐵、鈣和葉酸的

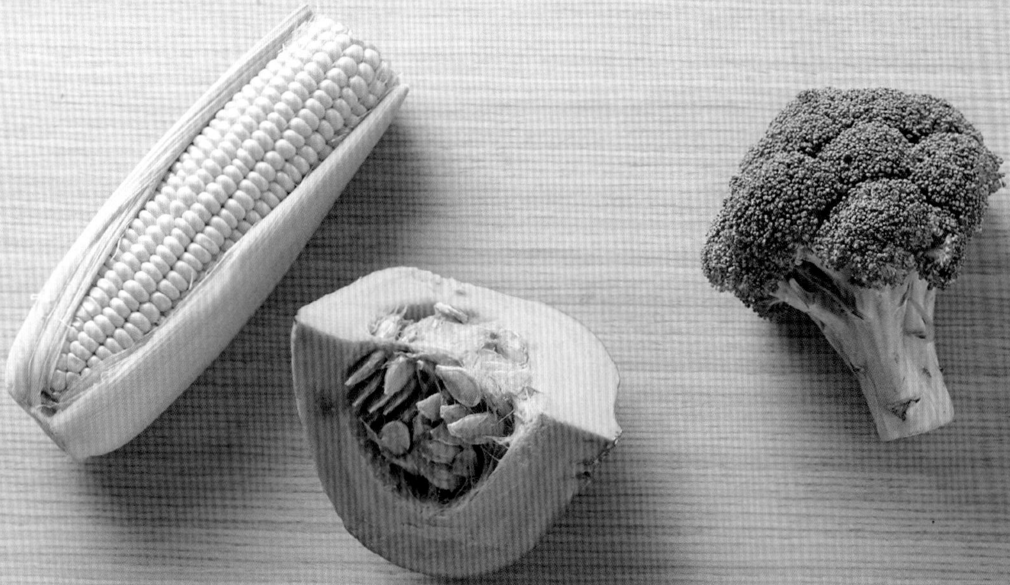

吸收，增強免疫力。

番茄中含有蘋果酸或檸檬酸，不僅可以保護維生素C不受損，還有助於兒童胃液對脂肪及蛋白質的消化，番茄還能開胃，尤其是夏天，可刺激小朋友的食慾。

因為加熱烹煮後番茄會釋出更多的茄紅素，所以，很適合用來做料理，茄紅素是一種類胡蘿蔔素，是目前已知抗氧化能力最強的物質，能清除兒童體內的自由基，提高免疫力，是有益小朋友健康的優質食物。

如何挑選及保存

選購番茄時，中大型番茄以形狀豐圓、果頂已變紅者為佳。小番茄以形狀豐圓或長圓、顏色鮮紅者為佳。避免選擇已經軟爛或是裂開的番茄。番茄保存可放在陰涼通風處或是用包鮮膜包好冷藏也可以。

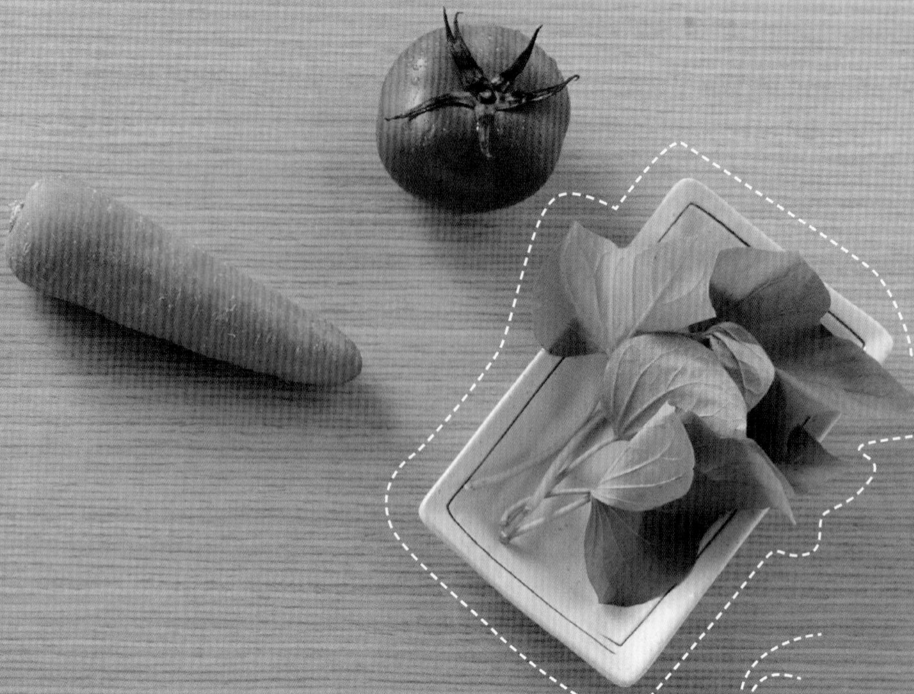

地瓜葉

哪些小朋友適合多吃？

- □ 少吃青菜
- □ 常便秘
- □ 視力不佳
- □ 體重過重

地瓜葉稱番薯葉、甘藷葉，生命力旺盛，易栽種，價格也相對便宜。含膠原及多醣類物質，對於維持血管壁彈性，排出壞的膽固醇有很大幫助，包括美國、日本等都將地瓜葉視為健康蔬菜。

地瓜葉營養豐富，其蛋白質、胡蘿蔔素、鈣、磷、鐵、維生素C等，有助抗氧化，是大家都喜愛的養生蔬菜。地瓜葉富含胡蘿蔔素、維生素A、維生素C等可改善皮膚粗糙，保護黏膜組織避免受到感染，另外，富含鎂和鈣，鎂可以促進心臟、心血管健康，促進鈣的吸收和代謝。

其含有的維生素A，是護眼必備維生素之一，發育時期的小朋友多吃地瓜葉，有助眼睛視力發育，讓兒童遠離近視危機。

而且地瓜葉纖維質高，食用後又有飽足感，加上熱量低，還可促進腸胃蠕動，可說是體重

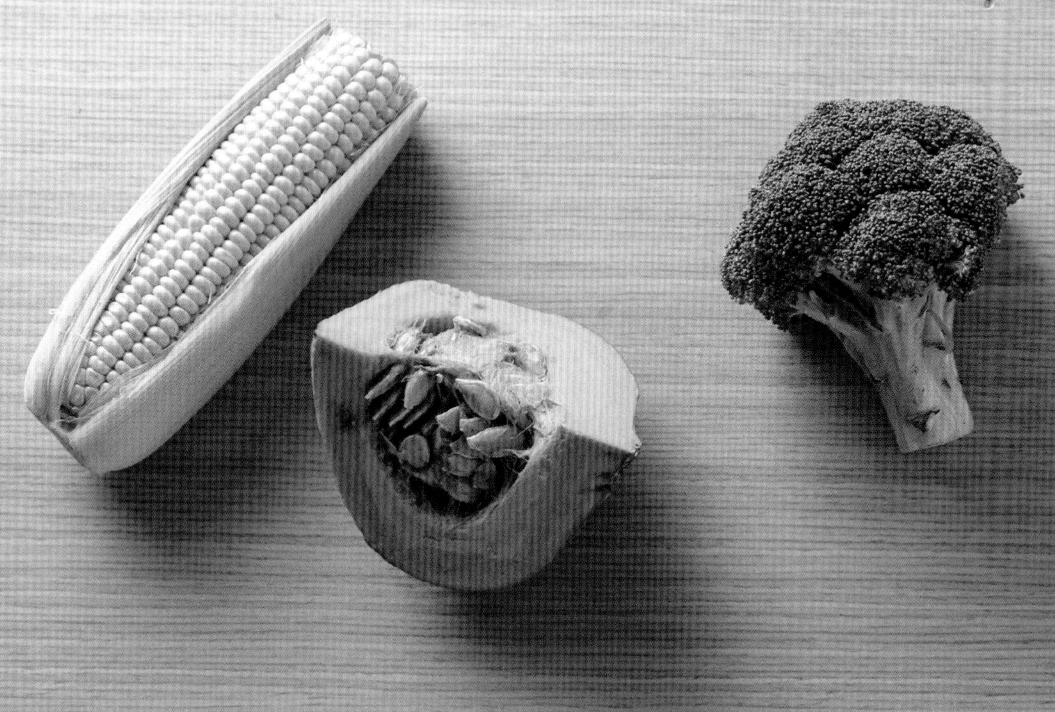

過重及便秘兒童很好的選擇。如果小朋友沒辦法一天補充多種不同種類的蔬果，就盡量常吃地瓜葉，因為地瓜葉含有豐富的維生素、抗氧化物，比一般蔬菜高出五至十倍，每天攝取三百公克的地瓜葉，可以補充一天所需的維生素A、C、E。

如何挑選及保存

選購葉片完整、寬大肥厚、翠綠無腐爛的。挑選時可以用手折一小段，如果折不斷表示纖維太老，口感不好，最好是選擇質地細嫩的地瓜葉，小朋友接受度會比較高。存放時蔬菜需保持乾燥，將未用水洗過的地瓜葉大致晾乾一下，再以紙包裹後放入冰箱保存，即可存放幾天的時間。

6種超級水果：火龍果、芭樂、葡萄、水梨、蘋果、香蕉

水果是孩子相當喜歡的食材，酸甜的滋味，是非常好的下課點心！除了直接食用之外，打成蔬果汁也非常好入口，很適合孩子補充營養，尤其有便秘困擾的孩子可以多吃。除了推薦的六種之外，媽媽也可依家中孩子的喜好來增加種類。

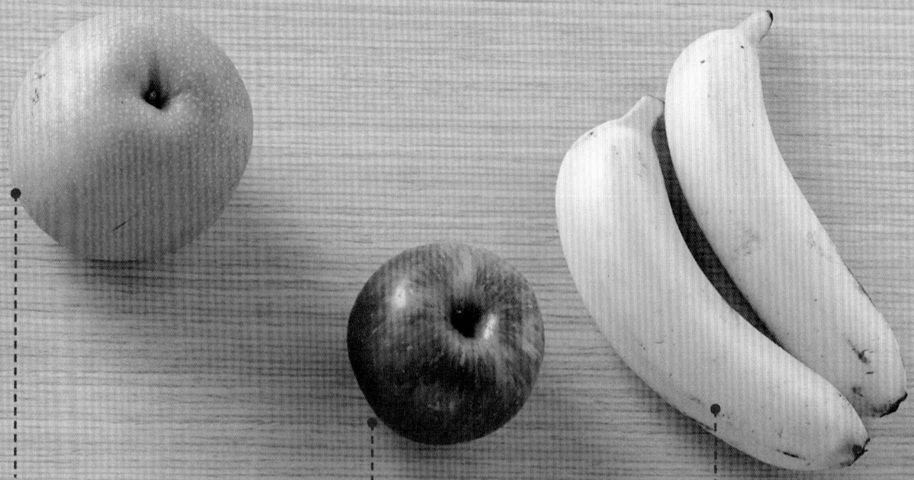

水梨

適合這些小朋友吃

- ☑ 咳嗽
- ☑ 排便不順
- ☑ 體力不佳
- ☑ 提升專注力

蘋果

適合這些小朋友吃

- ☑ 便秘
- ☑ 增加腦力
- ☑ 青春期女生
- ☑ 支氣管弱
- ☑ 感冒有痰

香蕉

適合這些小朋友吃

- ☑ 便秘
- ☑ 電腦 3C 族
- ☑ 易怒不快樂
- ☑ 注意力無法集中
- ☑ 肥胖
- ☑ 好動

火龍果

適合這些小朋友吃

- ☑ 便秘
- ☑ 貧血
- ☑ 青春期女生
- ☑ 提高記憶力
- ☑ 腸胃不好
- ☑ 減肥
- ☑ 抵抗力弱

芭樂

適合這些小朋友吃

- ☑ 容易疲勞
- ☑ 青春期的男女
- ☑ 牙齦腫脹、流血
- ☑ 易感冒
- ☑ 高血糖

葡萄

適合這些小朋友吃

- ☑ 貧血
- ☑ 考試的時候
- ☑ 便秘
- ☑ 免疫力弱
- ☑ 過敏
- ☑ 容易疲勞

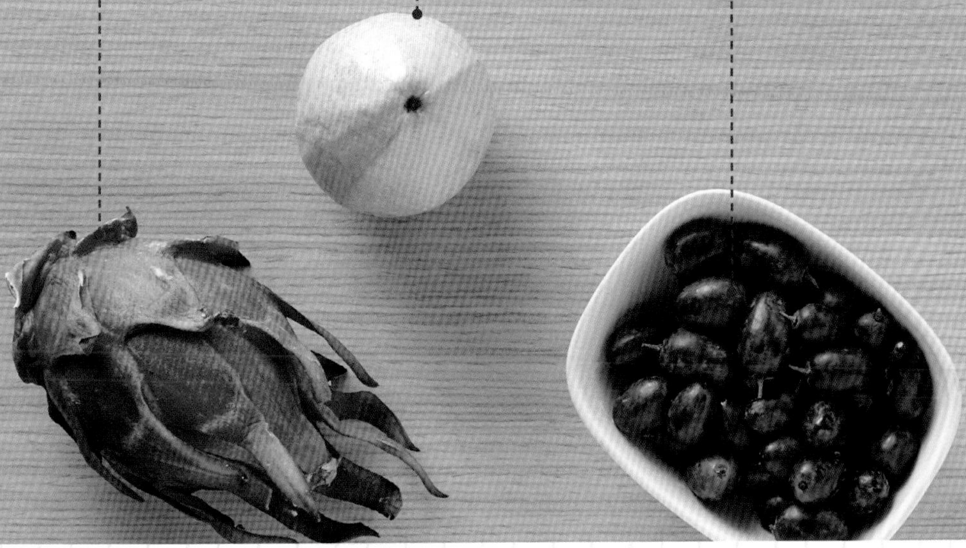

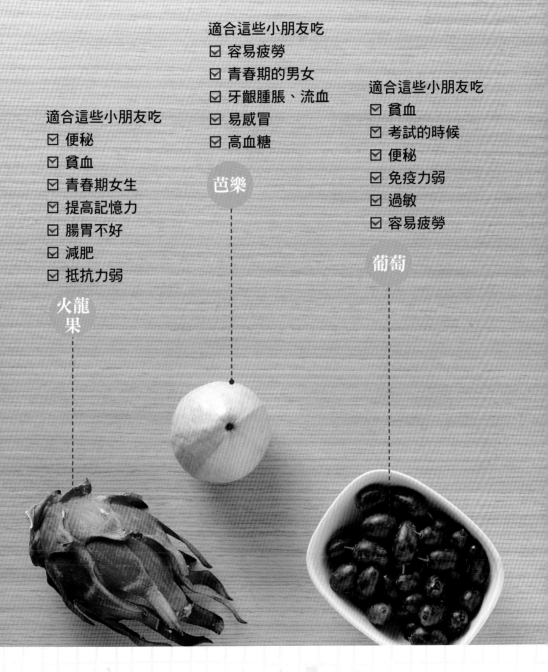

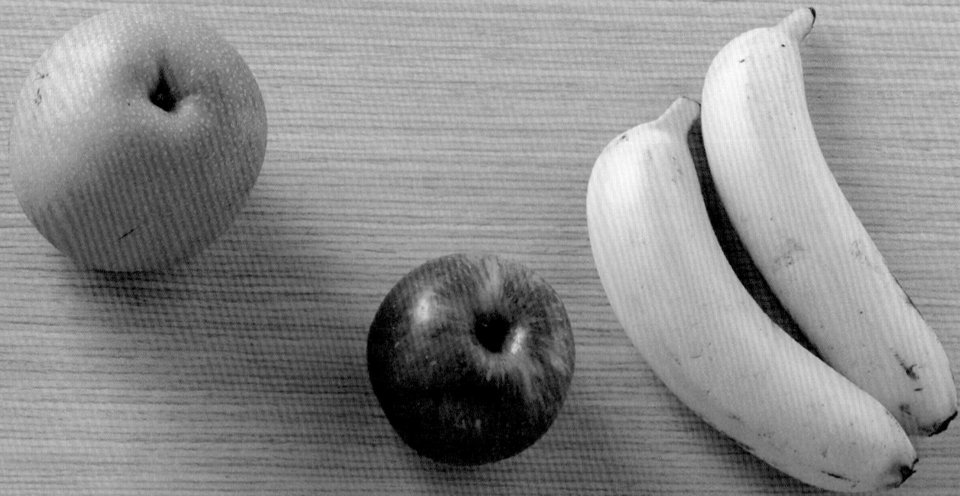

火龍果

哪些小朋友適合多吃？

- □ 便秘
- □ 貧血
- □ 青春期女生
- □ 提高記憶力
- □ 腸胃不好
- □ 減肥
- □ 抵抗力弱

火龍果又叫紅龍果、龍珠果。營養豐富，有水果、花卉、蔬菜、保健等用途，所以又被稱為「無價之寶」。火龍果含有其他植物少有的植物性白蛋白，因為具有黏性、膠質，對胃壁有保護作用，現在食安問題頻傳，而火龍果可與重金屬離子結合，能幫助小朋友將體內有害物質排出體外，達到解毒的功效。

火龍果的花青素含量很高，尤其是紅肉果實的火龍果，花青素對成人來說可幫助抗氧化、抗自由基、抗衰老、抑制老年痴呆等作用，有助提高小朋友大腦活化、增強記憶力、調整體質。

另外，火龍果也有豐富的維生素C，可使小朋友更有抵抗力，並使肌膚淨白、青春。和一般水果相比，火龍果所含鐵元素多，鐵元素是製造血紅蛋白及其他含鐵物質不可缺少的元素，青春期女孩子多吃，可以即時補充每月生理期流失的

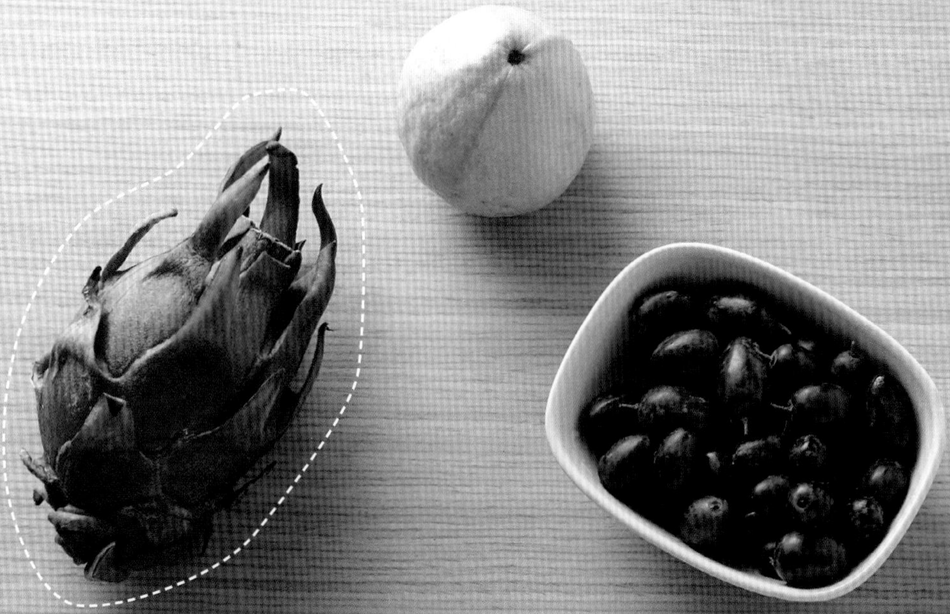

部分鐵質。

火龍果屬低熱量、高纖維的水果，含有豐富的水溶性膳食纖維，常吃可預防肥胖、降低膽固醇、具潤腸等養生功效。因為現在的小朋友常有便秘問題，火龍果果實中的芝麻狀種子，可促進胃腸的消化，小朋友多吃可治療便秘。火龍果果實及莖的果汁，對抑制腫瘤的生長也有好處，是全家大小都適宜的水果。

如何挑選及保存

挑選外觀光滑亮麗飽滿，顏色均勻且大顆的最好，如果拿起來手感越重，表示果肉豐厚，果汁飽滿。也可留意外皮綠色的部分，如果綠色部分已經有些枯黃，就表示不夠新鮮或是外皮及綠色部分有軟爛感，多半是冷藏過的火龍果，也比較不新鮮。如果買回來的火龍果仍然偏硬，就先放在室溫下催熟，如果軟硬適中就可以冷藏保存，通常冷藏下可保存約 1 ～ 2 星期。請直接用紙包好再放入冰箱冷藏。

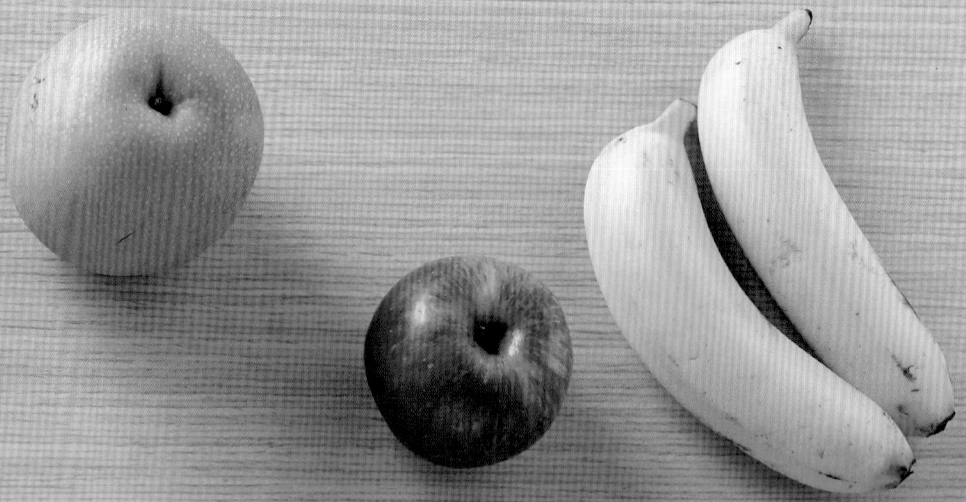

芭樂

芭樂又名番石榴。芭樂含有豐富的維生素C，是柑桔的八倍，也是香蕉、鳳梨、番茄的三十至八十倍，多攝取維生素C同時可以增加孩子的抵抗力，維生素C同時也是一種天然的鎮定劑，能夠幫助孩子鎮定焦慮及安撫情緒。

維生素C也是維護牙齦健康的重要營養素，嚴重缺乏的人牙齦會變得脆弱，容易罹患疾病，出現牙齦腫脹、牙齒鬆動或脫落等症狀，而且因為芭樂有硬度，是需要啃咬及咀嚼的食物，對於小朋友來說，正好也能訓練牙齒的功能，如果小朋友只吃軟爛的食物，咀嚼功能就會變差。維生素C還可以預防黑斑、雀斑和美容美白的功效，是養顏美容的最佳水果。

芭樂果皮的維生素C含量最多，果心少，所以一定要吃皮喔！芭樂是一種很好的造血食物和活力恢復劑，因含有豐富的維生素C及鐵、鈣、

哪些小朋友適合多吃？

- ☐ 容易疲勞
- ☐ 青春期的男女
- ☐ 牙齦腫脹、流血
- ☐ 易感冒
- ☐ 高血糖

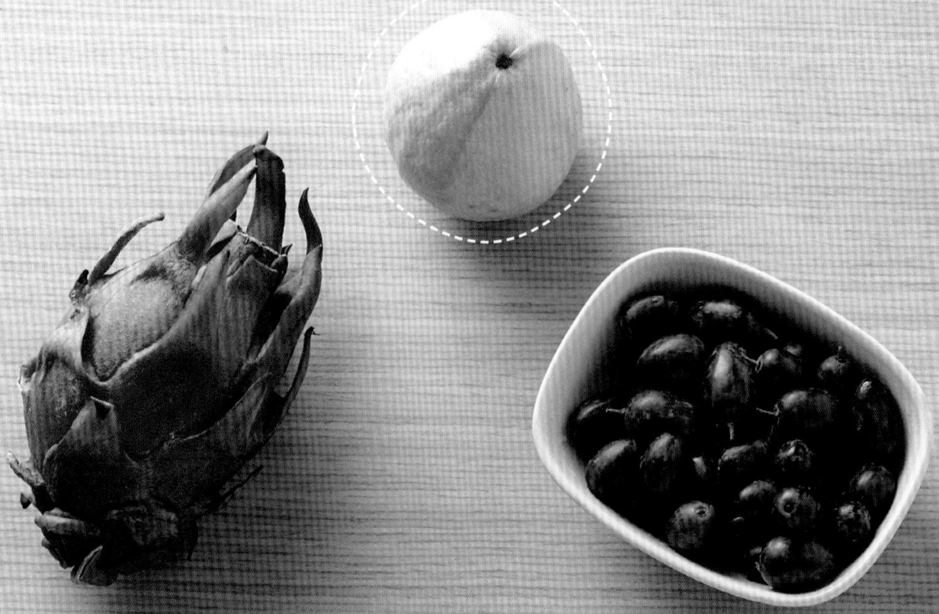

磷，可以增強抵抗力，促進孩童牙齒骨骼發育，維持正常的生理機能，還具有預防高血壓、貧血等功效。

芭樂的纖維大部分存在果皮層，具有飽足感，能整腸助消化，有效的清理腸道，可用來減肥、治療糖尿病，如果有肥胖、脹氣或是腹瀉等困擾的小朋友，芭樂是很棒的調理水果。

如何挑選及保存

挑選芭樂先看顏色，最好是帶白霧感及翠綠色的芭樂，如果有黑點的芭樂就表示不新鮮了最好不要買。如果芭樂的表皮比較皺，通常甜度比較高。芭樂最好拿起來有重量，這樣表示果肉紮實，如果喜歡吃硬的，可挑硬一點的較綠芭樂，喜歡吃軟的可以放室內 3 ～ 4 天，等稍軟再吃。

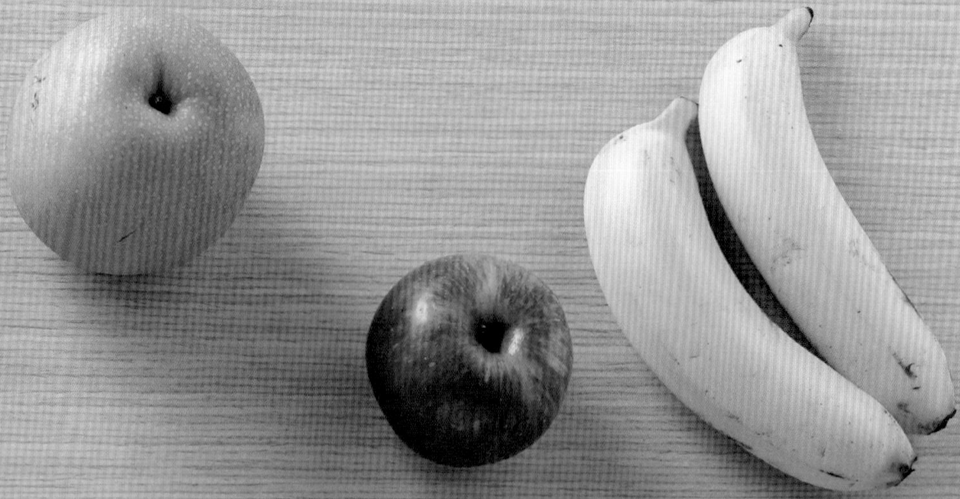

葡萄

葡萄又稱提子，是世界上最古老的果樹樹種之一。吃葡萄可以補氣血、強健筋骨，還能補充人體所需的葡萄糖、果糖、蛋白質、礦物質、多種維生素，以及人體所需的十多種氨基酸及多量果酸。

葡萄含有天然的聚合多酚、類黃酮等植物化學素，可以有效調整肝臟細胞的功能，維護健康。新鮮的葡萄、葡萄汁、葡萄乾都具有抗病毒、細菌的能力，可以幫助小朋友維持健康。

葡萄中的鞣花酸、白藜蘆醇，也具有抗癌作用，所以，常會被萃取做為保健食品。葡萄籽中的原花青素，有很強的抗氧化、抗衰老功能，它的功效比維生素C、維生素E高。原花青素可以提供大腦內抗氧化的功能，幫助小朋友記憶、聰明學習、增強免疫力，以及抗過敏。

哪些小朋友適合多吃？

- ☐ 貧血
- ☐ 考試時
- ☐ 便秘
- ☐ 免疫力弱
- ☐ 過敏
- ☐ 容易疲勞

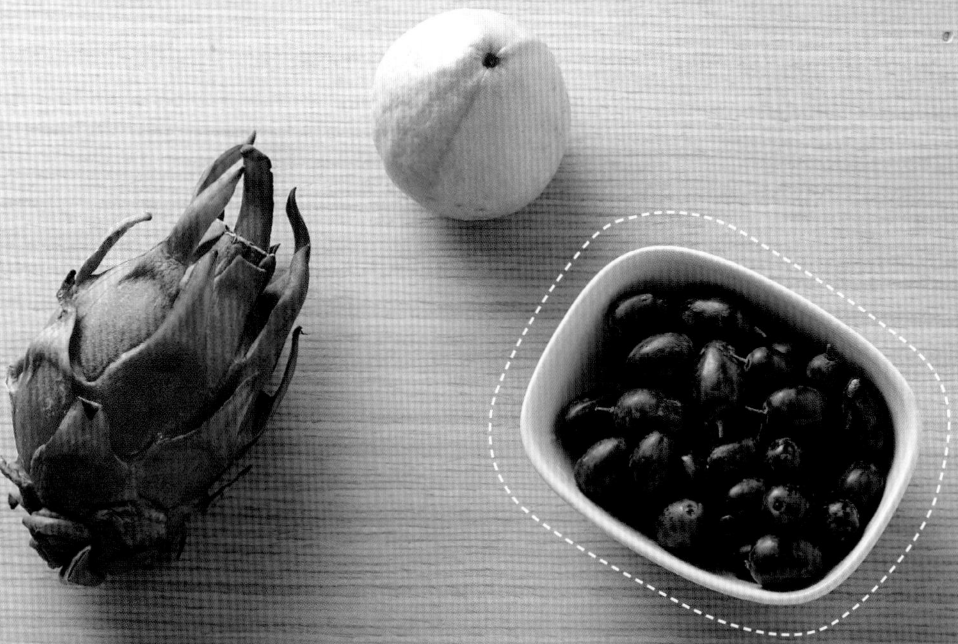

葡萄還有豐富的維生素B_{12}及鐵元素，具有抗惡性貧血及補血的作用，是貧血者的營養食品。因為葡萄做成葡萄乾之後，鐵質含量高，所以，女性或體弱貧血者，可以多吃葡萄乾。

葡萄常運用於製作果醬、果汁、葡萄乾等等，各種葡萄製品都很適合小朋友吃，也可以放入日常料理中，是小朋友容易吸收的營養水果，不過，葡萄的含糖量也很高，小朋友通常吃十粒左右就足夠，也不適合一次吃過量的葡萄。

如何挑選及保存

挑選外觀新鮮、大小均勻、枝梗牢固搖動不易脫落、顆粒飽滿、外皮有果粉白霜的品質為最佳。一般成熟度適中的葡萄，顏色比較深、比較鮮豔，有自然香氣。買回來的新鮮葡萄，小心用紙或紙箱包好，不要擠壓，存放在冰箱中。每次食用時就直接剪下要吃的量做清洗即可。

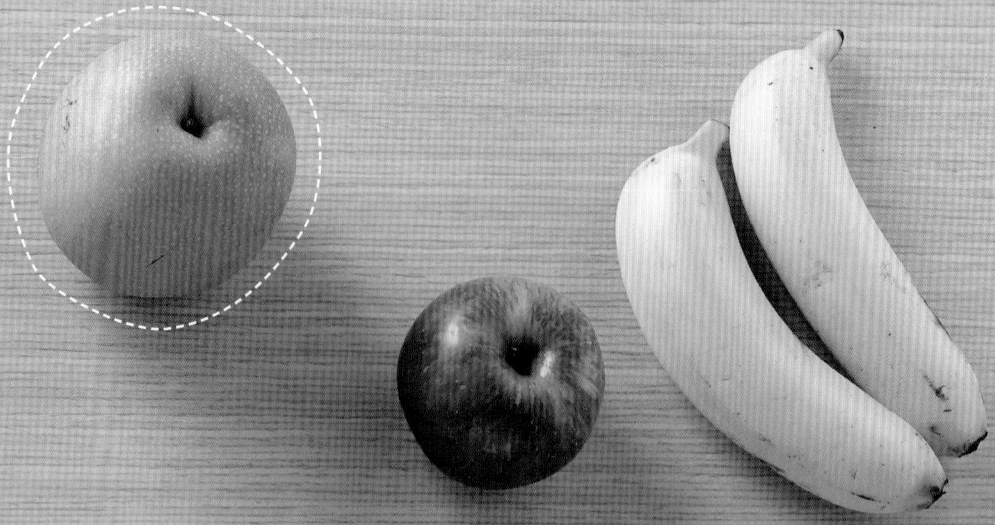

水梨

水梨有天然礦泉水之稱，不僅可食用，也可藥用，亦有「百果之宗」的美譽。水梨果肉細緻，吃起來清脆多汁，別有滋味，是小朋友喜愛的水果之一。

水梨的營養成分豐富，包括蛋白質、脂肪、碳水化合物、硫胺素、核黃素、尼克酸、蘋果酸、檸檬酸、果糖、蔗糖、維生素及膳食纖維。

水梨中含硫胺素（又稱維生素B_1），在體內以輔酶形式參與糖的分解代謝，具有保護神經系統的作用，還能促進腸胃蠕動，幫助小朋友增加食慾。如果一般人缺乏硫胺素時可能會引起多發性神經炎、下肢水腫、肌肉萎縮、腳氣病等症狀。水梨中所含的蘋果酸、檸檬酸，可以使各種營養物質順利分解，促進食物在人體內吸收代謝，達到提供能量，消除疲勞，保護心、肝、腎的作用，可幫助小朋友維持好體力。

哪些小朋友適合多吃？

- ☐ 咳嗽
- ☐ 排便不順
- ☐ 體力不佳
- ☐ 提升專注力

chapter 2

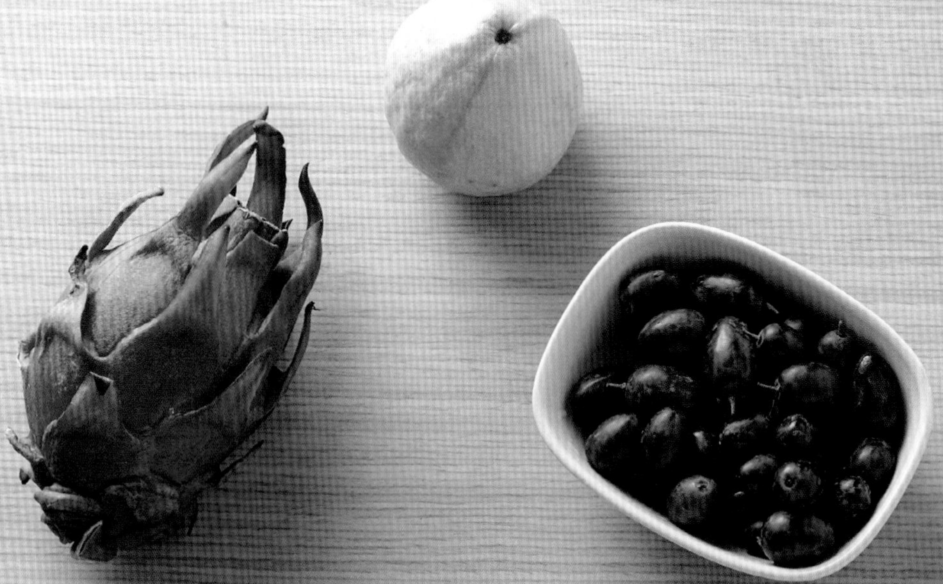

水梨籽中含有木質素，是一種不可溶纖維，能排除體內膽固醇，清除毒素，有助增強孩子的記憶力、注意力、心智敏銳度。水梨的鉀有助於人體細胞與組織的正常運作，並調節血壓；所含的維生素C，則可增強抵抗力、預防感冒，可使皮膚有彈性。另外，還含有水溶性纖維如果膠等，能促進消化、幫助排便。

如果小朋友有咳嗽症狀時，也可以嘗試冰糖蒸梨，準備雪梨和冰糖，以隔水來蒸，具有潤肺止咳的優點。

如何挑選及保存

外觀形狀完整，體型為圓潤飽滿狀，果皮色澤不暗沈，拿起來聞一下尤其是果蒂的地方，不會有太濃烈的氣味，如有聞到類似發酵的味道，就表示梨子可能存放太久，出現腐敗現象。買回家之後要將水梨妥善包好再放入冰箱，避免直接與冰箱冷氣接觸，大約可以保存2～4週，避免將梨子悶在箱子裡，容易壞掉。

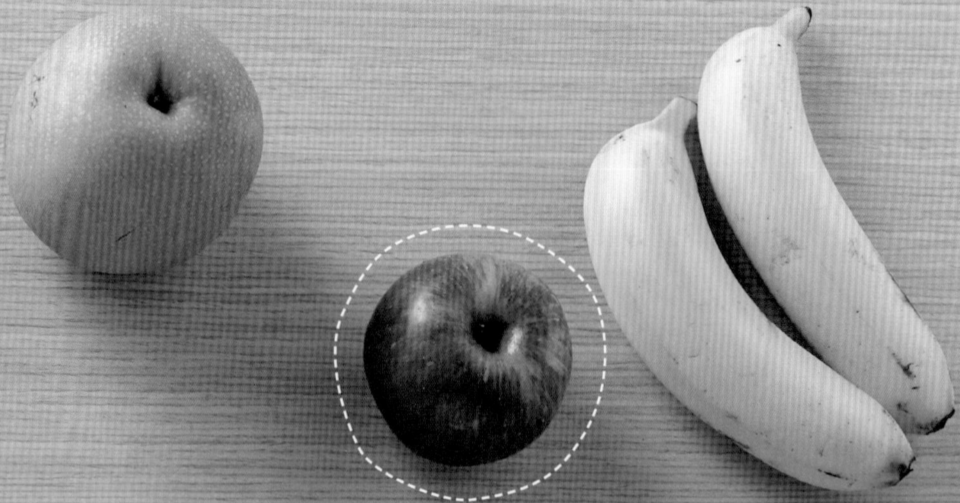

蘋果

蘋果是一年四季都有的水果，易取得，價格也平穩。英國的俗諺曾說：「一日一蘋果，醫生遠離我。」都是稱讚蘋果對於健康的好處。

蘋果含有豐富的維生素A、B、C、果糖、酵素、蘋果酸、檸檬酸及鈣、鎂、鈉、鐵、氯、磷、硫等礦物質。其豐富的鉀及果酸，能促進腸道蠕動，排便順暢，對便秘小朋友有幫助。吃蘋果時最好是細嚼慢嚥，因為咀嚼時間長，可以分泌出更多的唾液和胃液，幫助吸收和消化。而且蘋果酸對鎮定體內的發炎也有幫助，如果小朋友生病時，不妨多吃蘋果。

蘋果中的「果膠」含量高，是一種水溶性食物纖維，能促進腸胃道內鉛、汞的排放，及調節血糖的平穩，還能夠減少腸內的壞菌幫助益菌繁殖。蘋果的果膠能讓人產生飽足感，如果體重過重的小朋友，可偶爾利用「蘋果減肥餐」，作為

哪些小朋友適合多吃？

- □ 便秘
- □ 增加腦力
- □ 青春期女生
- □ 支氣管弱
- □ 感冒有痰
- □ 調整體質
- □ 肥胖

chapter 2

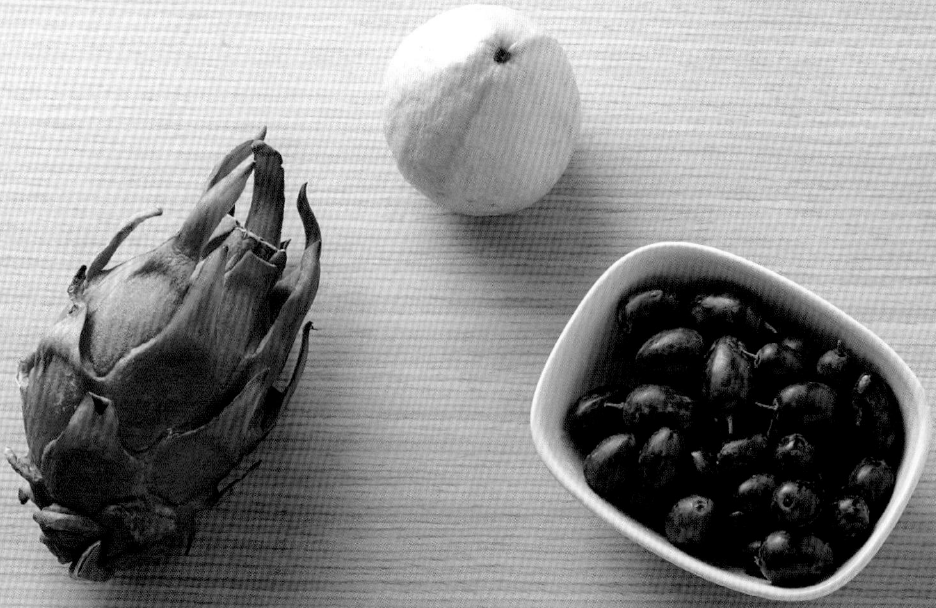

清腸瘦身、減輕體重的食物。

蘋果的維生素C也很高，可以有效抑制皮膚黑色素形成，幫助消除皮膚斑點，讓女孩維持好氣色。現代人在平常飲食中攝入蛋白質過多，這些蛋白質分解成氨基酸，造成大多數人的體液都呈「酸性」。酸性體液如不斷在體內堆積，容易使人感到疲勞、易生病。蘋果含有多糖、鉀離子、果膠、酒石酸、枸櫞酸等，可以中和酸性體質，而達到緩解疲勞的效果。其豐富的鋅元素，更是人體內多種重要酶的組成元素，在消除疲勞的同時，還有增強記憶力的功效。

如何挑選及保存

挑選蘋果以外型圓整、硬度適中、沒有撞傷為佳。優質蘋果摸起來有硬感，用手指稍微輕敲會聽到清脆的聲音，聞一下有自然的蘋果香氣。買回家之後，將蘋果用塑膠袋或保鮮盒包好，直接放冰箱冷藏。

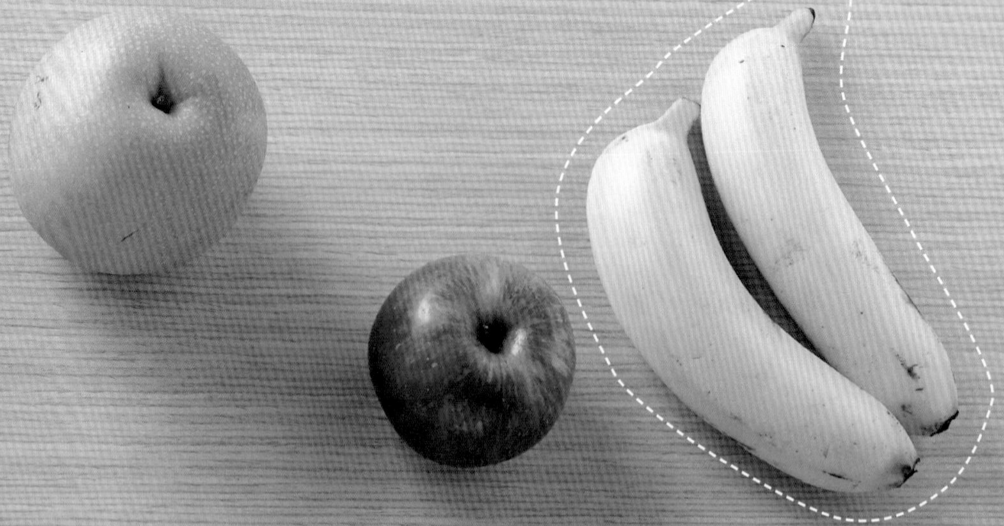

香蕉

香蕉的營養非常豐富，被稱為「智慧之果」。香蕉因含有豐富的氨基酸，會轉化成血清促進素，使心情舒暢，當小朋友心情不好時，可以多吃香蕉改善。此外，還可使小朋友身體保持血糖水平，下午點心時間如果肚子餓可以來根香蕉，很快就能補充體力，並提振精神，讓學生提高專注力，有助讀書與學習。

香蕉含豐富的鉀、鹽份低，是理想的降血壓水果。因為鉀可以調節心跳，並將氧氣順利送到大腦調解身體的水份，因為當受到壓力緊張時，新陳代謝就會加快，因而使鉀的水平下降，這時候吃鉀含量高的香蕉，就能夠快速補充營養素。

現在的孩童使用電腦與手機的時間長，容易覺得眼睛乾澀或紅腫、疼痛，如果每天吃一根香蕉也能保護視力健康。因為香蕉含豐富的鉀及胡蘿蔔素，當人體攝取過多鹽份，會導致細胞中

哪些小朋友適合多吃？

- □ 便秘
- □ 電腦 3C 族
- □ 易怒不快樂
- □ 注意力無法集中
- □ 肥胖
- □ 好動

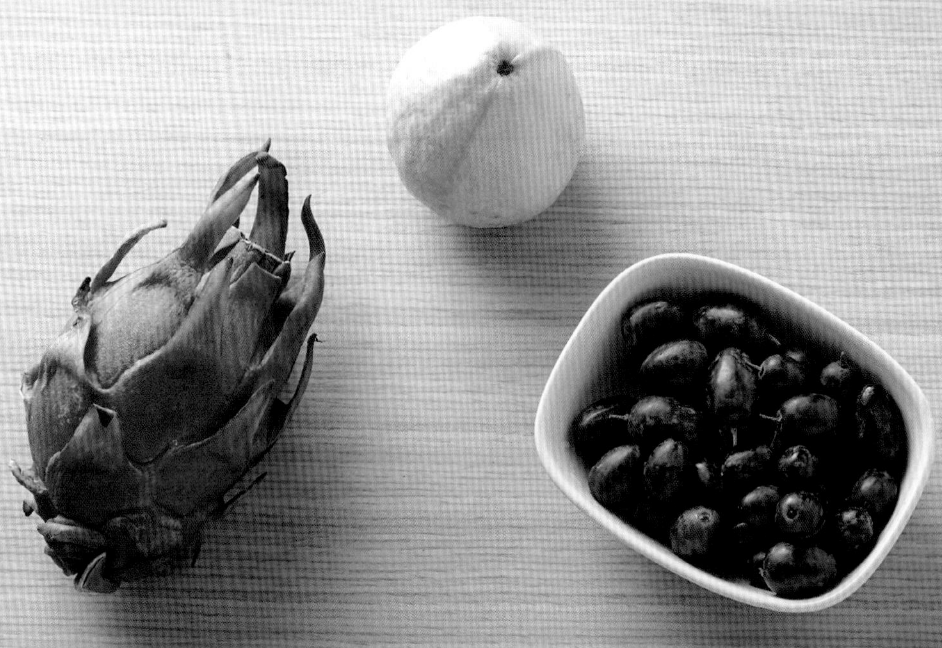

存留大量的水份，引起眼睛紅腫，香蕉中的鉀可以幫助人體排出多餘的鹽份，讓身體達到鉀鈉平衡，緩解眼睛的不適症狀，減輕眼睛疲勞感。

香蕉的纖維質很高，可以幫助腸胃活動、消除便秘，對於排便不順的小朋友非常有用。香蕉鐵質含量高，能刺激血液內的血色素，對貧血者有幫助。

因為香蕉易咬，香味又夠，通常小朋友對於香蕉的接受度都很高，媽媽準備也很方便。

如何挑選及保存

建議挑選果皮呈自然黃色的香蕉，而且最好果形完整、大小適中，酵素活性較強的香蕉一般放在涼爽通風的地方即可，天氣寒冷時可稍用紙包好，不用特別冷藏。夏天時也可將香蕉剝去外皮，用保鮮盒冷凍保存，想吃的時候，無須解凍直接吃，口感很像冰淇淋喔！

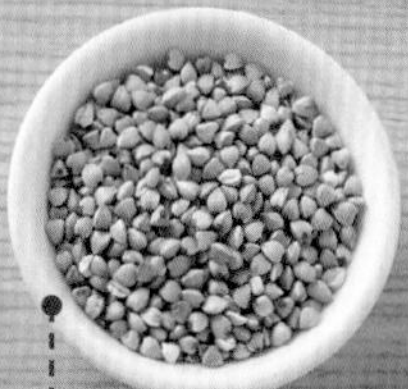

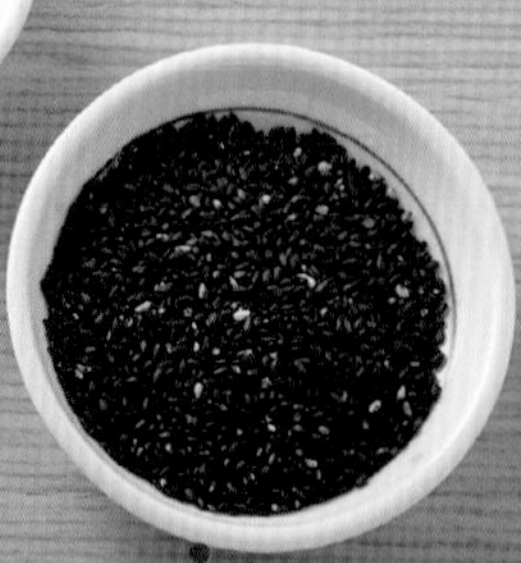

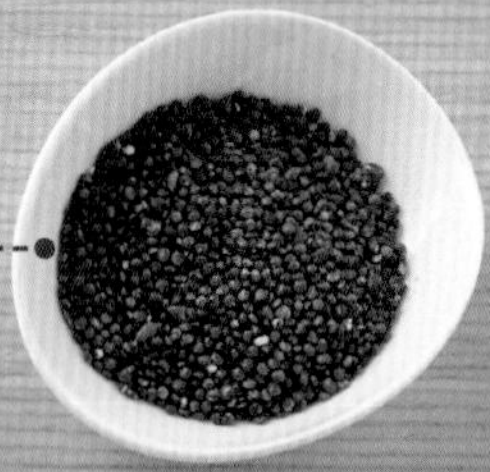

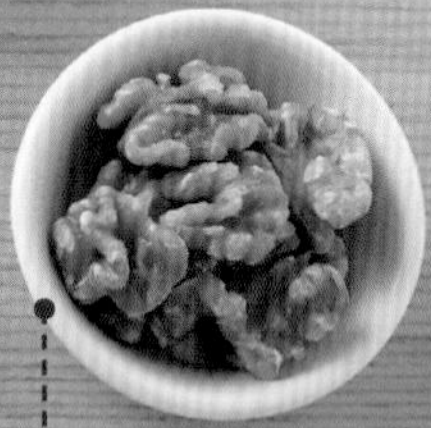

蕎麥

適合這些小朋友吃

- ☑ 食慾不振
- ☑ 便秘
- ☑ 好動
- ☑ 情緒不穩定
- ☑ 糖尿病
- ☑ 成長中

黑芝麻

適合這些小朋友吃

- ☑ 貧血
- ☑ 掉髮
- ☑ 便秘
- ☑ 成長中或缺鈣
- ☑ 胃腸不佳

藜麥

適合這些小朋友吃

- ☑ 對麩質過敏
- ☑ 成長中
- ☑ 情緒不穩定
- ☑ 提升腦力
- ☑ 糖尿病
- ☑ 素食

核桃

適合這些小朋友吃

- ☑ 過動孩童
- ☑ 求學用腦過多
- ☑ 愛吃甜食
- ☑ 睡眠品質不佳

8種超級穀類：糙米、杏仁、黃豆、薏仁、蕎麥、黑芝麻、藜麥、核桃

穀物是非常好的營養補充食品，對孩子的腦部及身體的成長發育都非常有幫助，平時很建議作為孩子的餐間零食，隨時補充熱量及營養。對於不喜愛穀物的孩子，也可為孩子調配好喝的穀漿，讓孩子將營養通通喝進肚子裡，考試時尤其適合飲用。由孩子自己調配，會更好喝喔！

糙米

適合這些小朋友吃

- ☑ 排便不順
- ☑ 增強免疫力
- ☑ 補腦
- ☑ 口腔保健
- ☑ 皮膚過敏

杏仁

適合這些小朋友吃

- ☑ 高膽固醇
- ☑ 愛吃甜食
- ☑ 上呼吸道弱
- ☑ 排便不順
- ☑ 皮膚不好

黃豆

適合這些小朋友吃

- ☑ 抵抗力弱
- ☑ 增強腦力
- ☑ 青春期
- ☑ 素食者
- ☑ 貧血者

薏仁

適合這些小朋友吃

- ☑ 長青春痘
- ☑ 糖尿病
- ☑ 便秘
- ☑ 食慾不好
- ☑ 提升免疫力
- ☑ 感冒發燒

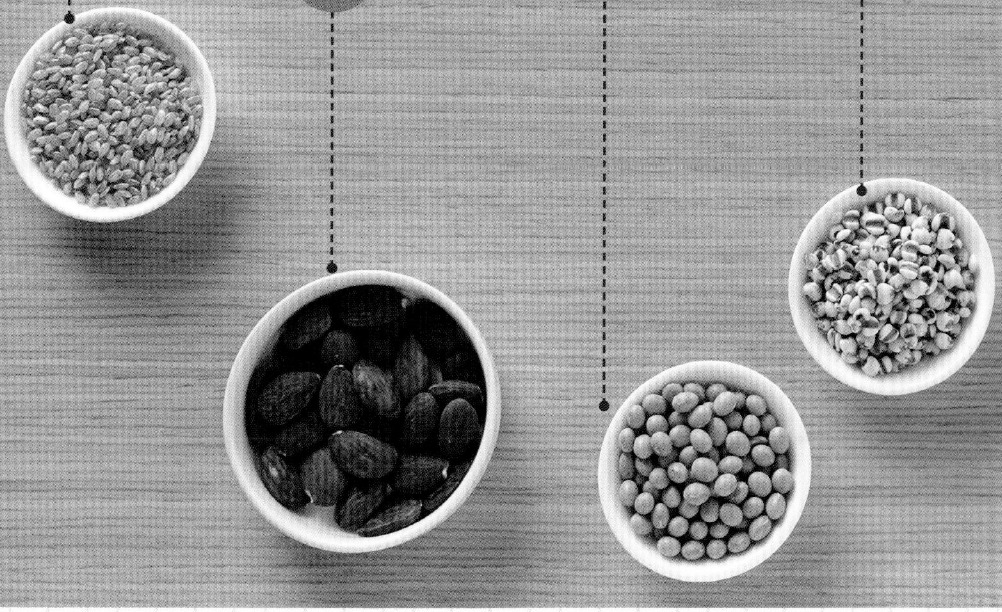

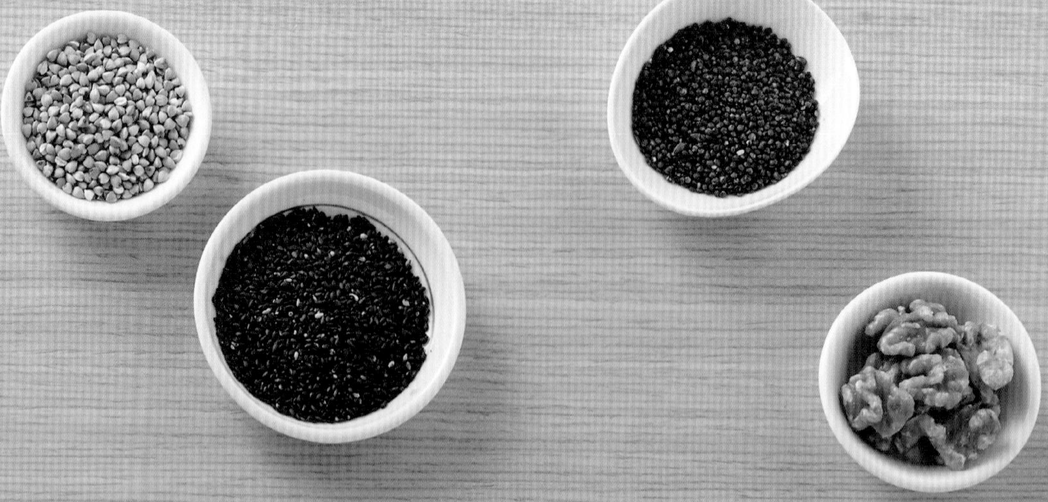

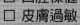

糙米

哪些小朋友適合多吃？

- ☐ 排便不順
- ☐ 增強免疫力
- ☐ 補腦
- ☐ 口腔保健
- ☐ 皮膚過敏

糙米又稱活米、發芽米，在日本稱為玄米，將脫殼後的米保留了粗糙的外層（包含皮層、糊粉層和胚芽），所以，顏色較精製白米深，也比白米含有更多的營養素。

糙米中含優質的蛋白質，如米精蛋白、多種氨基酸，人體容易消化吸收，可以快速提供人體能量，增強免疫力、抵抗力。糙米是極佳的複合性醣類食物，含穀維素、維生素E，常吃糙米飯，能延緩餐後血糖上升，可平衡血糖，增強體質，降低高膽固醇及預防高血壓。糙米中的γ-氨基丁酸、穀維素等，作用於大腦的血管運動中樞，能鎮靜大腦神經，能使孩童保持情緒平穩，提升專注力與學習力。

糙米的熱量比白米少且堅硬，在體內的消化時間較長，食用時建議細嚼慢嚥，以促使大腦產生飽足感，不用吃太多就會吃飽，也有利於控制

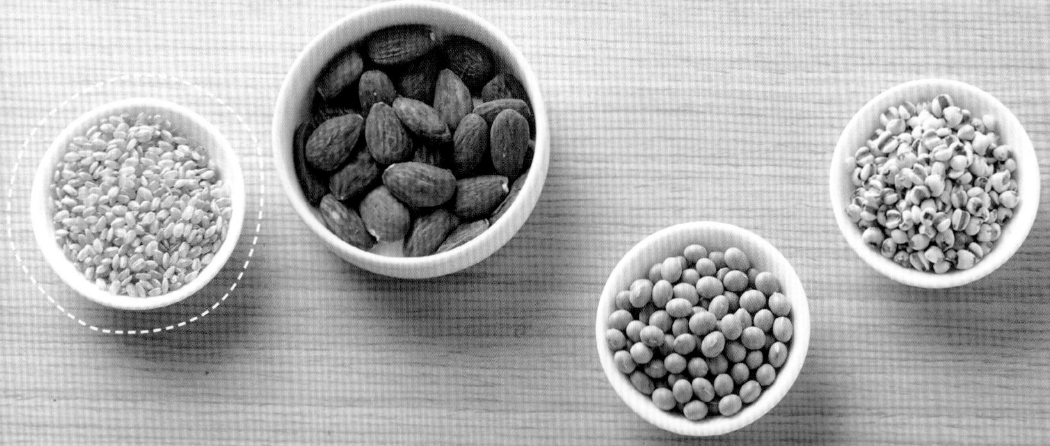

體重。平時食量大、體重過重的孩童，可以用糙米取代白米或是各半的方式，增加膳食纖維及飽足感，促進腸道蠕動，幫助改善肥胖體質。

發芽糙米中含豐富的抗活性植酸、阿魏酸，能促進新陳代謝，同時還能減少紫外線對皮膚的傷害，及抑制黑色素的產生，有美膚作用；糙米含大量的氨基酸，可改善血液循環，增加氧氣供應量，平穩自律神經，使青春期的孩子頭腦清晰、聰明學習。

如何挑選及保存

糙米顏色為金黃色、淺褐色，口感比一般米飯硬，若看起來偏青色，表示未成熟，煮出的飯會較軟，但營養成分不如成熟糙米的含量高。優質糙米的味道有米的清香，大小均勻。保存糙米可放置於乾燥且密封的罐內，或用保鮮袋仔細包起來，然後放置於冰箱內或者置於家中乾燥、陰涼之處。

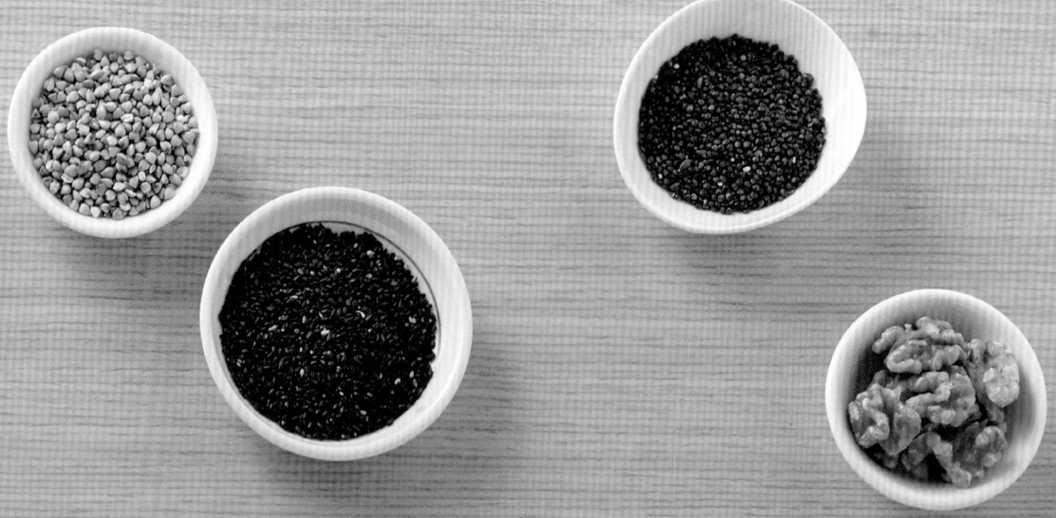

杏仁

杏仁屬於核果家族之一，其營養素豐富，含豐富蛋白質、脂肪、醣類、胡蘿蔔素、維生素B群、維生素P以及鈣、磷、鐵等成分。杏仁分甜杏仁及苦杏仁兩種，甜杏仁（又名南杏），味道微甜，常用於休閒小吃、甜點或蛋糕中。苦杏仁（又名北杏）一般用來入藥。兩者皆能潤肺止咳平喘、潤腸通便。

杏仁含有豐富的黃酮類和多酚及單不飽和脂肪酸，可以有效控制人體內膽固醇，降低心臟病及多種慢性病的發病危險，有益身體健康。杏仁含豐富的維生素E，含量是其他堅果的十倍，具抗氧化、抗老化、抗癌等優點。

杏仁對於糖尿病預防也有幫助，所含的鎂及膳食纖維具有穩定血糖的效果。杏仁的蛋白質含量高，可提供學習中的孩童攝取優質蛋白質，其大量的纖維可減少飢餓感，並有益腸道降低腸癌

哪些小朋友適合多吃？

- □ 高膽固醇
- □ 愛吃甜食
- □ 上呼吸道弱
- □ 排便不順
- □ 皮膚不好

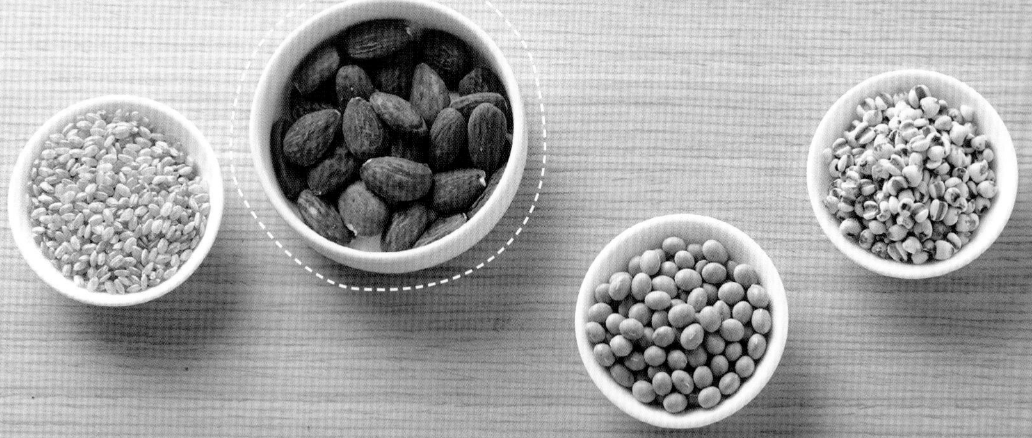

發病率及心臟病的危險，杏仁含有單不飽和脂肪及維生素E及胡蘿蔔素，能使皮膚紅潤有光澤，具有美容的效果。對現代孩子來說，杏仁有助做好日常健康的維持及調理。

不過，要留意的是杏仁熱量高，吃太多會變胖喔！通常一般建議杏仁每天攝取量大約為三十克（約十五至二十顆）。媽媽也可以直接將杏仁入菜，例如杏仁湯、杏仁豆腐，即可兼顧美味與營養，又不用擔心小朋友吃了過量的杏仁。

如何挑選及保存

挑選顆粒大小均勻，飽滿肥厚、大顆粒為佳。顏色上杏仁皮為淡黃棕色，杏仁肉白淨氣微、味道微甜、乾燥鬆脆者佳。如果有出現小洞是蟲蛀粒，如有白花斑的為發霉點，表示營養已流失且可能產生有毒物質，不可再食用。如果口感已經不脆，多屬於變質，所以，購買時可以聞氣味或嚐一口，如果感覺油味太重或不清新，就表示存放太久不夠新鮮。

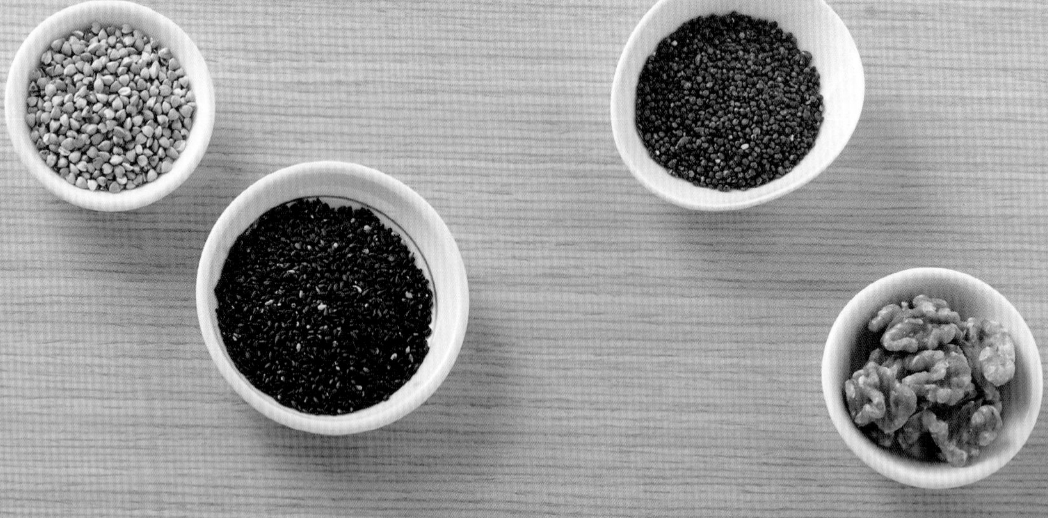

黃豆

哪些小朋友適合多吃？

- ☐ 抵抗力弱
- ☐ 增強腦力
- ☐ 青春期
- ☐ 素食
- ☐ 貧血

黃豆的脂肪含量豐富，含百分之八十以上的不飽和脂肪酸是豆類之首，其含亞麻油酸及卵磷脂，可以除掉血管壁上的壞膽固醇，維持血管彈性，保護心臟功能。黃豆中的卵磷脂，有血管清道夫的美譽，可以防止肝臟積存過多脂肪，有效防治脂肪肝。黃豆中含皂，具有明顯的降血脂作用，能降低壞膽固醇，保護心血管；黃豆中有一種胰蛋白酶抑制物，對糖尿病有一定的療效。

黃豆含豐富的蛋白質及多種人體必需的氨基酸，可以提高成長中孩童的免疫力，是孩童增強免疫的好食材，此外，黃豆中的蛋白質，也是減重及素食者補充優質蛋白質的首選。

黃豆含豐富的大豆異黃酮素，能促進荷爾蒙分泌，促進骨骼生成，預防骨質疏鬆，並使皮膚保持彈性，養顏美容，促進青春期女性的發育。所以，年輕女孩可以多吃黃豆做成的食物，例如

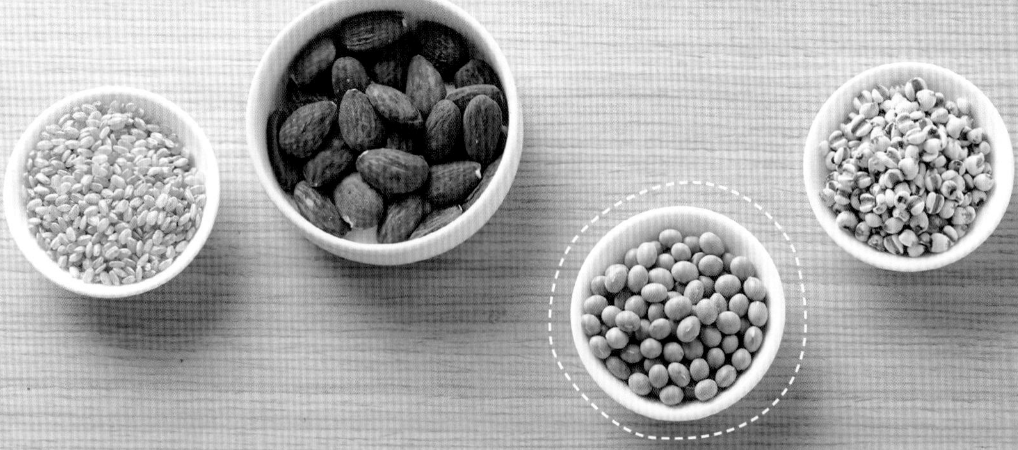

豆漿、豆乾、豆腐等。由於黃豆含鐵量多，並且容易被人體吸收，對兒童生長發育及缺鐵性貧血極有幫助。

因為在黃豆中含有甾醇的物質，平時吃適量黃豆，能有效地增加神經機能，促進腦部活力，有助小朋友的學習。黃豆中的亞油酸，對孩童神經系統的發育有很大的幫助。

要記得黃豆不可生食，所以，如果家中自製豆漿，一定要煮沸，否則可能會有拉肚子、嘔吐等食物食物中毒的危險。

如何挑選及保存

挑選顆粒完整、飽滿、富光澤、顏色乳白或金黃、無蟲蛀的黃豆為佳。因為小朋友正在成長發育中，應選擇非基因改造的黃豆更為安心。平時黃豆應裝在密封罐裡，放於陰涼、乾燥處或冰箱保存。

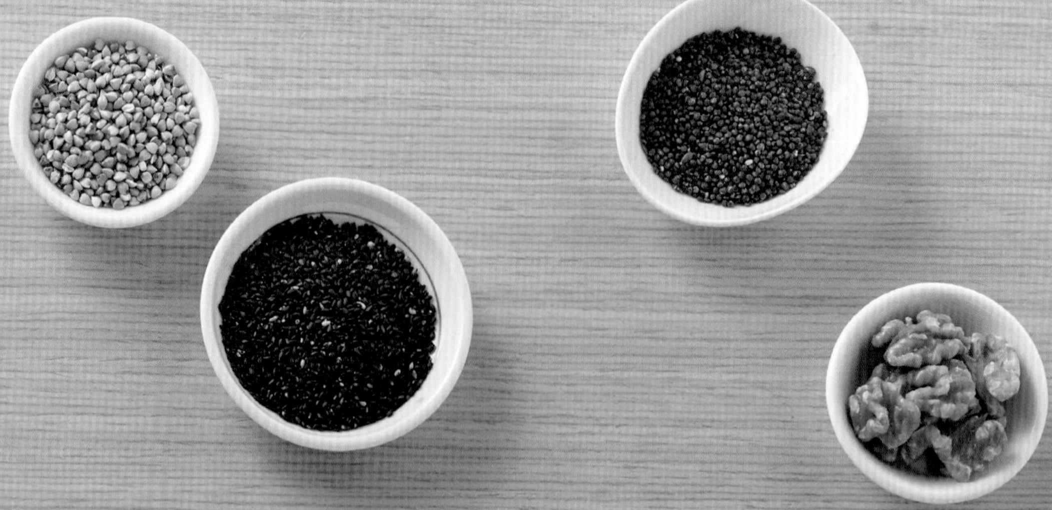

薏仁

哪些小朋友適合多吃？

- □ 長青春痘
- □ 糖尿病
- □ 便秘
- □ 食慾不好
- □ 提升免疫力
- □ 感冒發燒

薏仁含有豐富的油脂，主要的脂肪酸是亞麻油酸，能降低血液中的膽固醇和三酸甘油脂及血糖的濃度，對心血管有保護作用。薏仁中的薏仁酯和薏苡素，可降低壞膽固醇，加速新陳代謝，幫助排除體內毒素，預防三高。現在的孩童普遍飲食不均，三高症狀逐漸年輕化，提早預防可減少不必要的傷害。

薏仁的蛋白質含量特別高但糖分低，很適合高血糖的人食用，對降血糖有幫助。其蛋白質能分解酵素，軟化皮膚角質，使皮膚光滑，消除斑點，長期食用能改善青春痘的困擾，並治療褐斑、雀斑，滋潤肌膚，使皮膚白皙亮麗。

薏仁中的薏苡素，對細菌感染的發燒，也有解熱效果，其具有輕微的中樞神經抑制作用，可發揮鎮靜作用，此外，薏仁對容易緊張及活潑好動的孩童，可使其精神穩定、提升學習力。

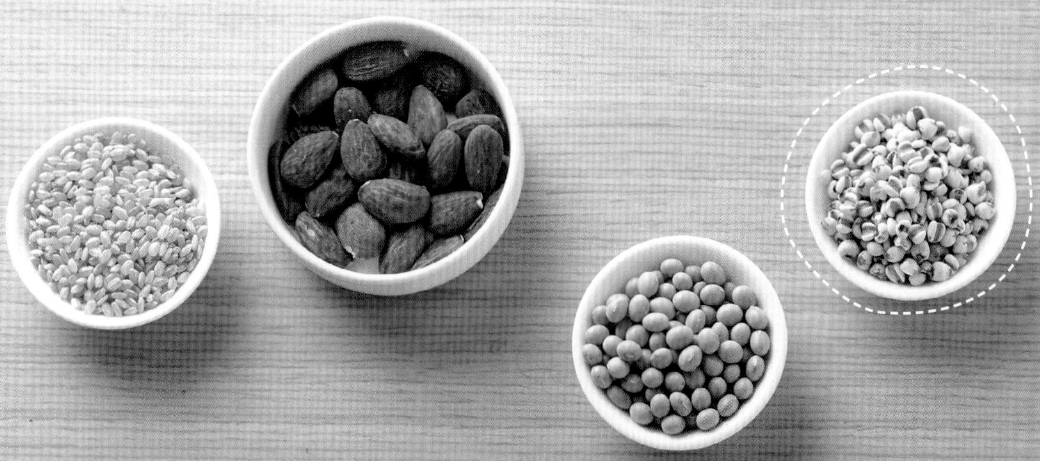

薏仁含有豐富的水溶性膳食纖維，可以吸附膽汁中的膽鹽，淨化血液、平衡血糖及紓解便秘，對肥胖的孩童有益。

薏仁中的薏仁醴、薏仁酯，能增強身體免疫力，對抗癌細胞。如果孩童身體虛弱，平時容易疲勞無力，又有腸胃功能低落等問題都可每天適量食用薏仁，能使孩子的代謝正常，消除疲勞，促進食慾。

現在孩子普遍營養過剩，甚至幼年型糖尿病，多吃薏仁，對降血脂、降血糖、消水腫也有幫助。

如何挑選及保存

應選有光澤、飽滿、大小一致，顏色呈白色或黃白色的薏仁，好的薏仁味道聞起來會有清香，如有出現霉味就表示品質不好或存放太久。薏仁需要保存在低溫、乾燥、密封的環境，而且開封後就必須放冰箱冷藏。如果購買的是袋裝密封薏仁，保存期限大約為六個月，開袋後要儘快食用完。

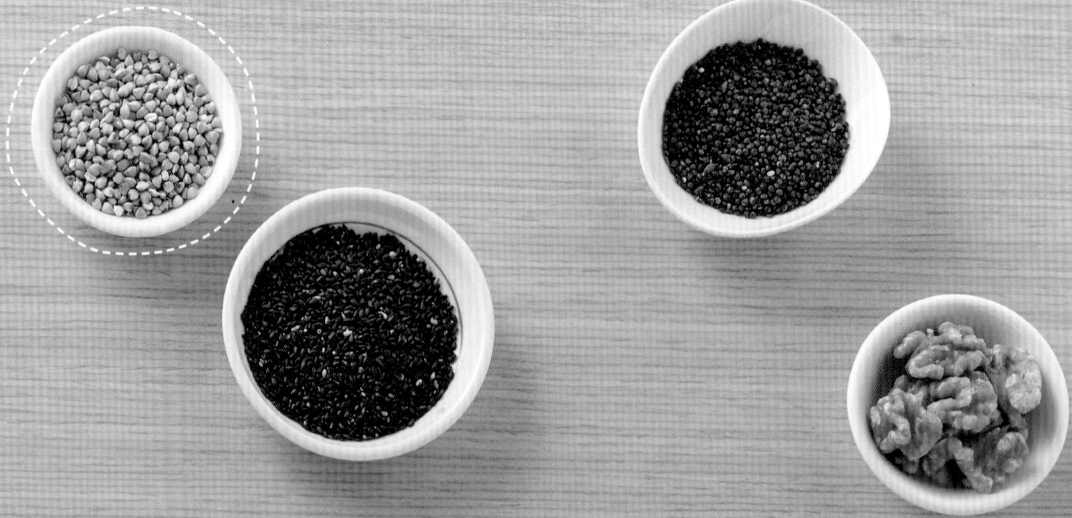

蕎麥

哪些小朋友適合多吃？

- □ 食慾不振
- □ 便秘
- □ 好動
- □ 情緒不穩定
- □ 糖尿病
- □ 成長中

蕎麥含有豐富的膳食纖維，所以，具有清理腸道廢物的功能。蕎麥的營養價值非常高，它具有獨特的微量元素及藥用成份，對現代文明病及常見的心腦血管疾病，都具有治療及預防功能。

蕎麥性質微涼，所含的營養成份有粗蛋白、粗脂肪、醣類、膳食纖維、維生素B_1、B_2、B_6、B_{12}、C、E、菸鹼酸、鈉、鉀、鈣、鎂、磷、鐵、鋅等多種維量元素。抗氧化成分含量也比其他穀類高，還含有豐富的賴氨酸、蕎麥鹼、亞油酸和多種維生素及鐵、鋅、鈣，是非常出色的食物。

蕎麥含有豐富的蛋白質，它含有賴氨酸、精氨酸、色氨酸等人體必需的氨基酸，這種蛋白質在體內不易轉化成脂肪，有抑制脂肪增加的作用，可有效防止肥胖，長期食用可以促進身體生長發育，而且不需要擔心發胖的困擾。

蕎麥含有豐富的芸香醇，能淨化血液，能幫

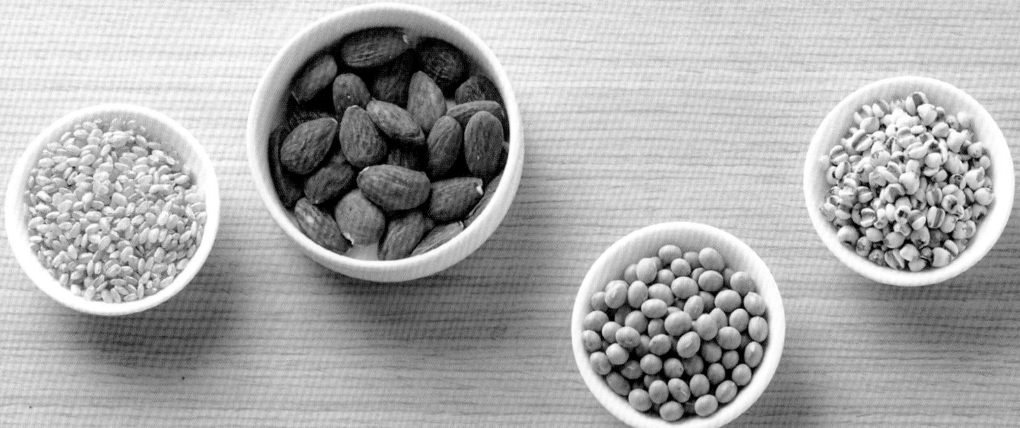

助大腦循環代謝，有助於提升孩童的記憶力。蕎麥含豐富的鎂元素可參與人體細胞能量的轉換，能調節心肌活動，預防血管疾病的發生。此外，含豐富的鉀，可維持體內水分、酸鹼平衡和滲透壓平衡。蕎麥中鐵元素充足，能防止缺鐵性貧血的發生；還具有硒元素，具有抗氧化和調節免疫的功能，有助於排除體內的有毒物質。

因為蕎麥中含大量的黃酮，能抵抗病菌，如有呼吸道發炎、腸道炎症，食用蕎麥可改善症狀。蕎麥含豐富的芸香苷和鉻、蘆丁，可降膽固醇、降血脂、保護血管、降血糖，對糖尿病也有幫助。

如何挑選及保存

選擇乾燥 、大小均勻、質量飽滿、有光澤的蕎麥為佳。可裝在密封罐存放在常溫、乾燥、通風的環境即可。

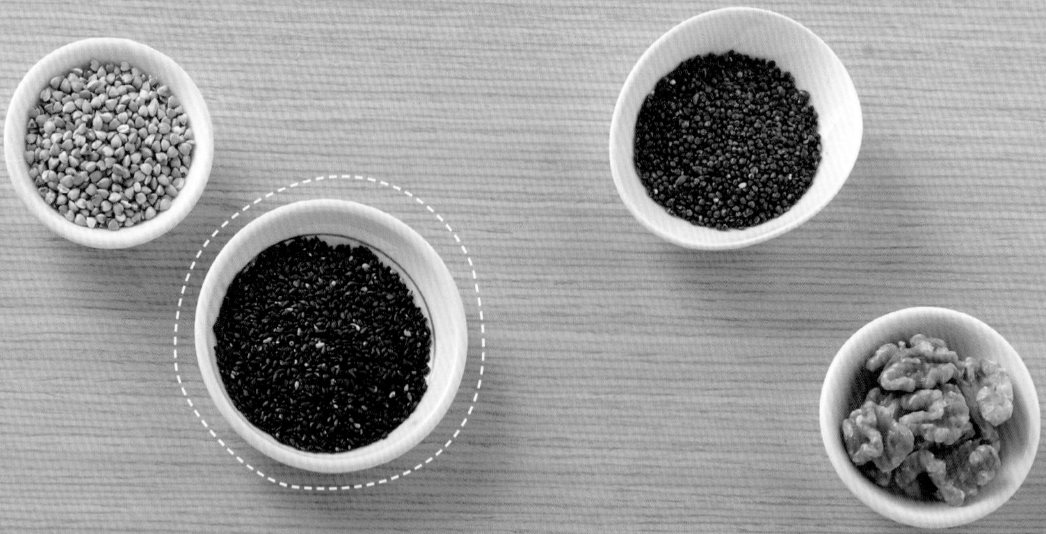

黑芝麻

黑芝麻含豐富的脂肪，以多元不飽和脂肪酸為主，對血脂肪調控有幫助；其主要的脂肪酸是亞麻油酸，是人體不可缺少的必需脂肪酸，有助於孩童的學習與成長。

黑芝麻含有的蛋黃素、肌糖、菸鹼酸，能降低血液中壞的膽固醇、強化血管、改善身體新陳代謝、防止發胖，多吃芝麻還可補充維生素B_1，可預防孩童因缺乏維生素B_1而發胖。蛋黃素是滋養腦的營養素，菸鹼酸則能安定神經，滋補神經系統，預防慢性、過敏性疾病的發生。另外，黑芝麻有良好的潤腸功用，有習慣性便秘的小朋友，每天補充適量黑芝麻，可幫助通便。

黑芝麻因為含有維生素E，是恢復肌肉疲勞的營養素；同時又可保護心血管，強化小朋友的心臟肌肉。維生素E還能促進人體對維生素A的利用，結合維生素C產生協同作用，使孩童的皮

哪些小朋友適合多吃？

- □ 貧血
- □ 掉髮
- □ 便秘
- □ 成長中或缺鈣
- □ 胃腸不佳

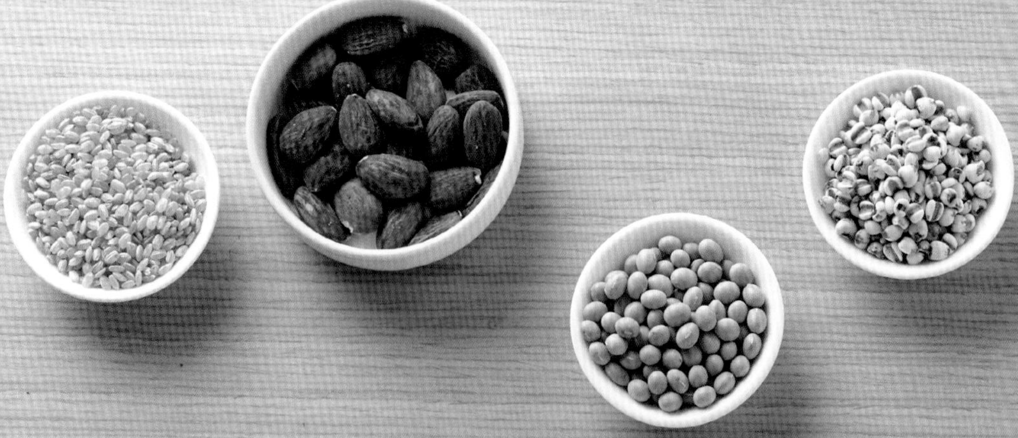

膚得到充分的營養，讓皮膚更為柔軟與光澤。

黑芝麻的含鈣量是牛奶的十八倍，也比白芝麻高，是屬於鹼性食物，能中和體內酸性過剩所帶來的疾病，如胃潰瘍、十二指腸潰瘍、胃酸過多等；黑芝麻中的木質素，可幫助鈣質吸收；素食或瘦小的孩童可多吃黑芝麻，調理酸性體質，補充鈣質，預防骨質酥鬆。

黑芝麻的含鐵量也是菠菜的三倍，對缺鐵性貧血有治療的功效。黑芝麻中的蛋白質、維生素有補肝腎的作用，可改善因為腎虛所導致的頭髮細軟、掉髮問題，如果小朋友髮量稀疏可以多補充黑芝麻。

如何挑選及保存

最好是顆粒大小均勻、乾燥、沒有霉味和雜質，且氣味清香的產品。黑芝麻要用不透光的方式來收藏，可用密封罐儲存，避免受潮，或直曬陽光。購買回來後應盡速食用，避免存放太久。如果看到黑芝麻明顯泛油光或感覺濕濕的，表示開始氧化，不可食用。

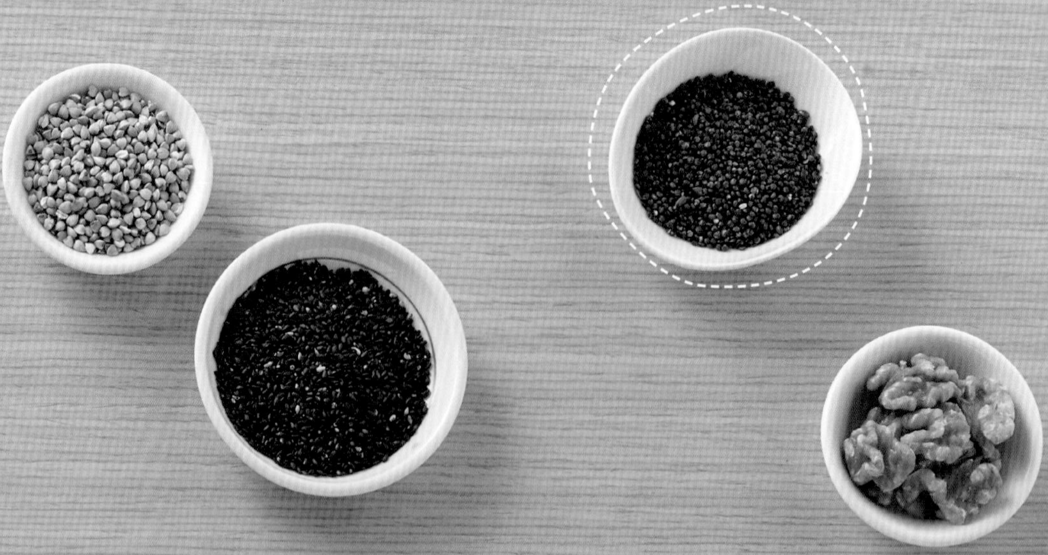

藜麥

美國科學院提出藜麥為人類食用及營養價值最佳的素食食品，可用來取代米，是近幾年最流行的超級食品。藜麥有黑色、紅色、白色等種類，口味及成分相差不大，可交替加入白米飯中。

藜麥含豐富的必需氨基酸，能夠補充人體本身無法製造的氨基酸。含豐富的脂肪酸，能抗發炎、代謝壞膽固醇、可保護心臟功能。藜麥含豐富的蛋白質，其含量超過牛奶，能幫助兒童的發育及健康發展，只需要攝取少量的藜麥，就可以滿足兒童一天蛋白質的需求。

藜麥是鹼性食品，能改善體菸酸鹼平衡的作用，調整體質。藜麥含10種氨基酸及豐富的鈣質和鐵質，是兒童身體不可或缺的微量元素。藜麥含有豐富的鋅可以促進兒童神經和大腦的組織生長，提高兒童的免疫力，且不含麩質，對麩質過敏的孩童非常適合。

哪些小朋友適合多吃？

- □ 對麩質過敏
- □ 成長中
- □ 情緒不穩定
- □ 提升腦力
- □ 糖尿病
- □ 素食

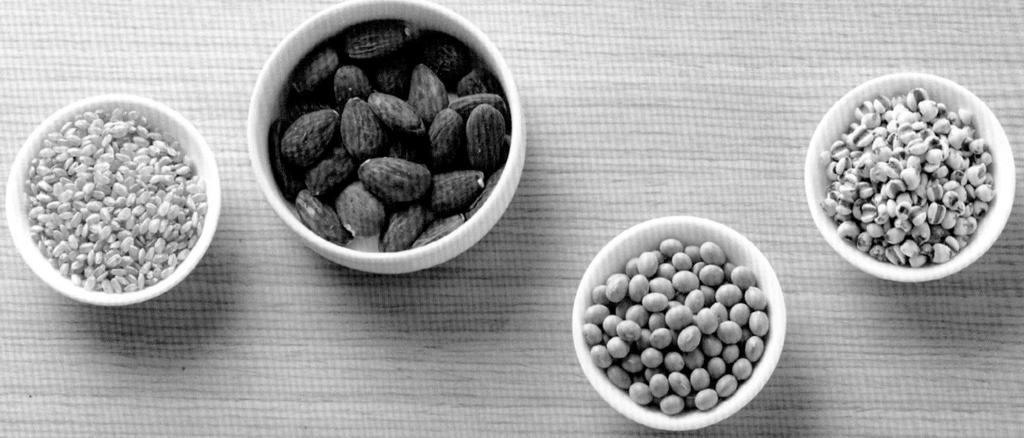

其中紅藜麥含有豐富的甜菜色素及植物性多酚，具有抗氧化、抗發炎、促進胰島素分泌、維持血管彈性及抑制癌細胞等功能，小朋友食用好處多多。

藜麥的纖維含量比全麥高出百分之五十，不含膽固醇且容易消化，食用後不會在體內形成脂肪，不會造成體重增加，且食用藜麥具飽足感且可促進腸道蠕動，吸附腸道毒素快速排出，可改善小朋友的便秘及減肥。藜麥的優質蛋白質及鈣質含量高，如果是素食的小朋友也很合適取代白米或加入白米一起煮。

如何挑選及保存

挑選藜麥籽粒中間鼓起周邊圍繞著一圈白色的胚芽，藜麥籽粒大小均勻，外形飽滿，色澤鮮亮，完整度好，碎粒及雜質要少，質量好的藜麥有天然香氣。買回來的藜麥要密封好，冷藏保存，尤其是開封後不可放常溫，以免變質及長蟲。

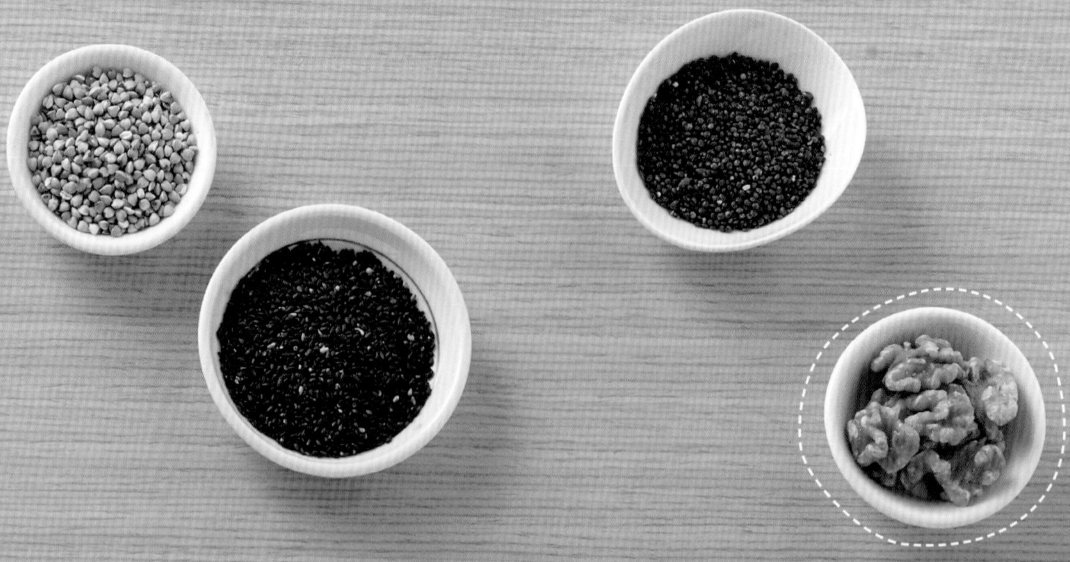

核桃

哪些小朋友適合多吃？

- □ 過動孩童
- □ 求學用腦過多
- □ 愛吃甜食
- □ 睡眠品質不佳

核桃統稱堅果類，含豐富的亞麻油酸，為人體必需脂肪酸，能放鬆壓力、消除疲勞，對於改善腦神經衰弱、失眠等症狀有幫助，此外，核桃具有許多神經系統生長所需的營養成分，例如：鋅、錳等，可有效補充腦部營養，達到健腦益智的好處，求學中的孩童，正是大量用腦學習階段，補充適量核桃可幫助孩童頭腦清晰、穩定學習。

核桃中含豐富的 Omega-3 脂肪酸，也是天然的抗憂鬱食物，在孩童發育期間增加 Omega-3 脂肪酸攝取，有助腦神經細胞穩定發展，提高孩童的學習力、專注力，減少學習的焦慮情緒。核桃內的不飽和脂肪酸，能減少身體發炎的症狀，保護心臟機能。

核桃中豐富的維生素B、E，可避免細胞受到自由基的損害，防止細胞老化、改善循環、增強記憶力和延緩衰老。此外，還含有褪黑激素，

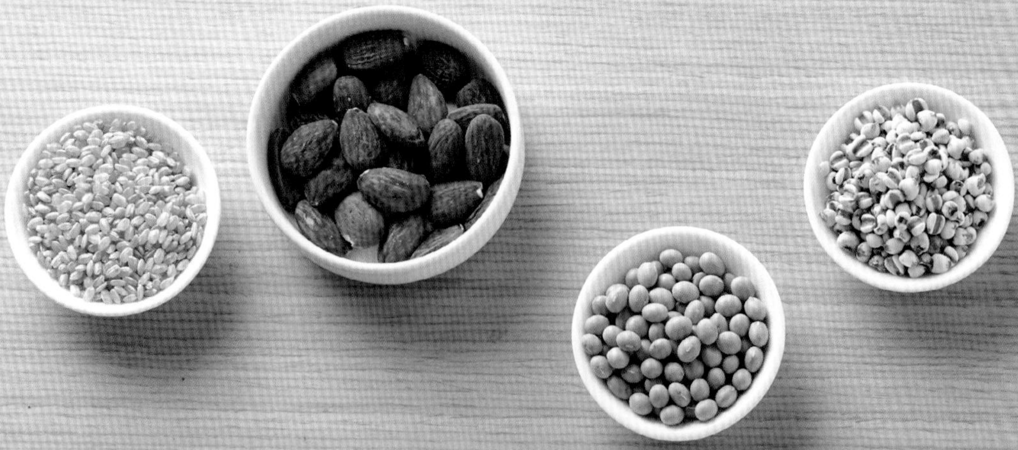

能夠調解人體睡眠節律，幫助入眠，現在孩童學習壓力大，有些人會有睡不好的困擾，如果能每日攝取適量核桃即可有益健康，睡得更安穩。

核桃表面有苦澀味薄皮，這是多酚類及黃酮類，它富含抗氧化成分，高居各種堅果抗氧化之冠，能為孩童的抵抗力、免疫力加分。核桃因含膳食纖維，可讓人有飽足感，並促進腸胃蠕動、幫助消化，清除體內的壞脂肪，避免便秘。不過，因為熱量高、脂肪高，所以核桃食用量要控制，好的食物吃太多也是會影響健康。

如何挑選及保存

挑選大小均勻且紋路緊密、重量飽滿，沒有油耗味的核桃。如果表面泛油發黑、感覺輕輕的是品質不好的核桃。核桃保存要放在通風、陰涼、乾燥、無蟲蟻的地方，可以用密封罐裝好。如果放在容易受潮的地方，可能導致核桃變質。

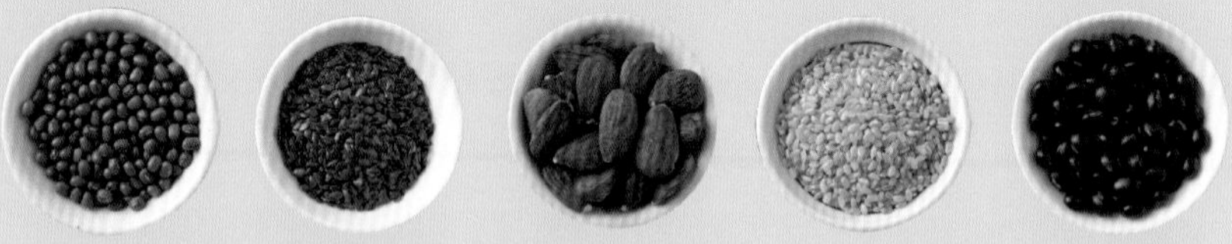

64 道孩子的排毒穀漿蔬果飲・家常菜

排毒・防癌・抗過敏・腸道健康・護眼・補鈣・長高・穩定情緒・經期前後・食慾不振・營養過剩＆肥胖・調節免疫・補充腦力・增強體力・戰勝痘痘・美白＆淡斑

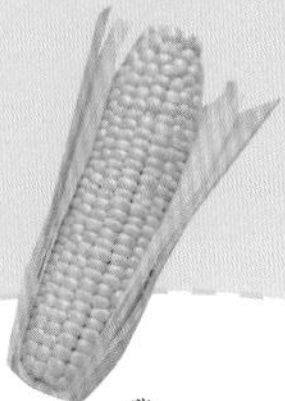

chapter 3

幫助孩子
喝出健康食療力

小朋友不太愛吃穀類及蔬果，該怎麼讓他們吃下肚？打成汁就是很好的方法，照著食譜的配方打出來的穀漿及蔬果汁，口感香甜，多數的小朋友都會喜歡，還可以依照孩子的成長與健康問題，依主題找適合的食譜調理喔！

排毒

孩子所處的大環境，充滿了各式各樣的毒素，不管是環境、食物、藥物、日常用品、玩具等，都隱含著毒害的危機，例如空氣污染、水中的氯氣、汽車的廢氣、含有重金屬的玩具、添加色素的食品、室內裝潢的甲醛、生病時吃的藥物等等。

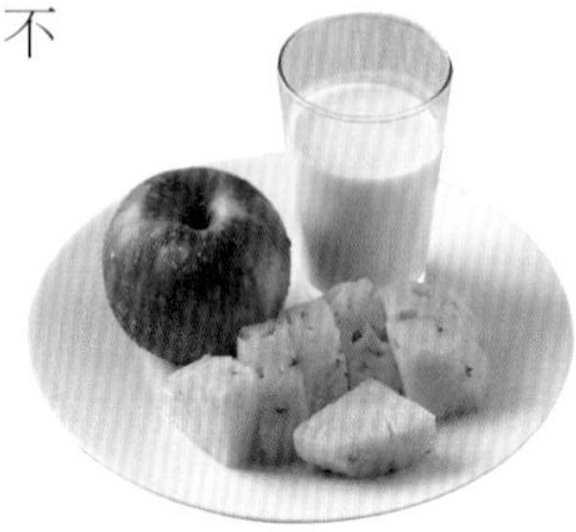

攝取膳食纖維、益生菌，可排除毒素。

這些毒素無形之中都可能累積在孩子的身體裡，所以，不只是大人要排毒，孩子更要排毒，尤其孩子還在成長發育中，如果不趁早將不好的物質排出體內，長期下來不但影響身體健康、學習發展，累積到最後還會導致長期性的過敏及可怕的癌症。

而排便、排尿、排汗就是身體排毒最直接的方式，此外，利用飲食提高身體的循環，使不好的物質縮短停留在體內的時間，讓身體產生良好的新陳代謝，就可以幫助身體進行大掃除。

排毒飲食關鍵要訣

1 加強幫助排便：便秘會累積體內的毒素，所以，要讓孩子多攝取膳食纖維、益生菌，可加速腸道蠕動，增加體內的好菌，讓孩子減少便秘的困擾。另外，有些孩子不太愛喝水，如果喝水量不足，也會影響毒素的代謝，所以，多喝蔬果汁及穀飲可增加體內水分，同時又能促進排便。

2 **增加抵抗力**：讓孩子多從食物中攝取植化素、維生素C及β胡蘿蔔素，可減少生病的機會，並讓孩子提升抵抗力，讓毒素不容易進入體內。

3 **注意血膽固醇和血脂肪**：現在很多孩子從小就有體重過重的困擾，所以，應該多攝取有助降低血膽固醇和血脂肪的酸性多醣體，讓孩子從小打好健康的基礎，以免將來容易發生慢性病。

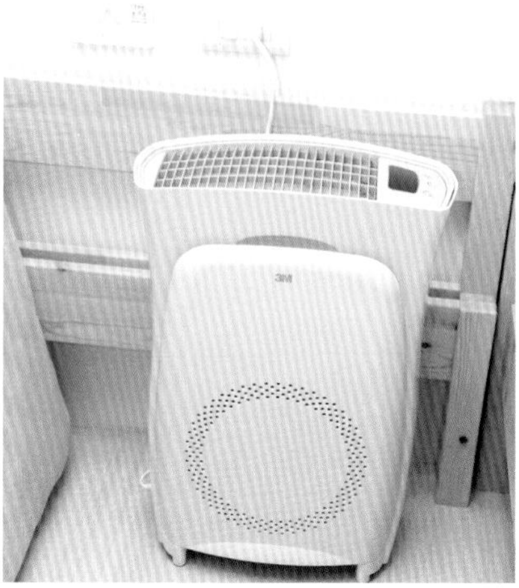

空氣清淨機可幫助清潔空氣。

生活 改善方式

- 多運動、多流汗可以增加身體的新陳代謝，對於排除毒素幫助大。
- 家中保持清潔以及空氣的流通，必要時可以使用空氣清淨機，如果有進行室內裝潢要選擇安心的建材及塗料。
- 要有良好的睡眠品質，肝臟及腎臟才能發揮最好的排毒效率。

（食譜請參見 P126）

防癌

一般人印象中會覺得癌症及慢性疾病都是發生在成人身上，而忽略了其實健康是從小累積的，尤其現在很多兒童及青少年都有肥胖、近視、便秘、過敏等問題，甚至也有青少年就面臨癌症的發生，所以，防癌的概念一定要從小建立，不能等到將來身體已經出現問題，才想到要找尋健康之道，預防勝於治療是不變的定律。

有許多研究指出，蔬果攝取不足與慢性疾病與多種癌症相關，因此，要提醒家長從小就要重視孩子均衡營養的攝取，尤其要讓孩子多吃防癌的蔬果食物，從中獲得足夠的植化素，幫助孩子建立預防癌症的防護網。

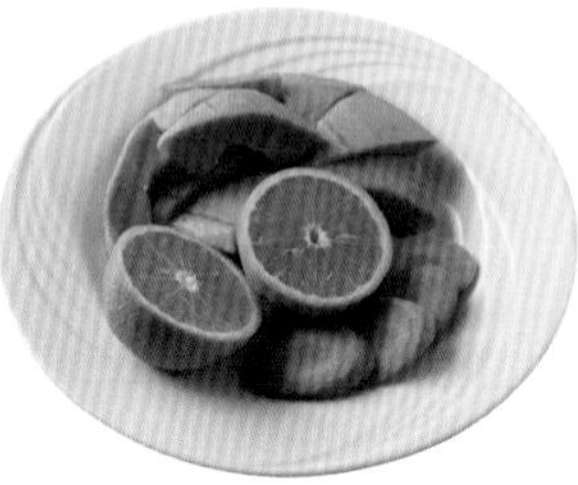
多吃蔬果是防癌要訣。

1 防癌飲食關鍵要訣

多吃蔬菜水果：蔬菜水果含有許多防癌的元素，各種顏色的蔬果尤其是深綠色、深黃色類、深紅

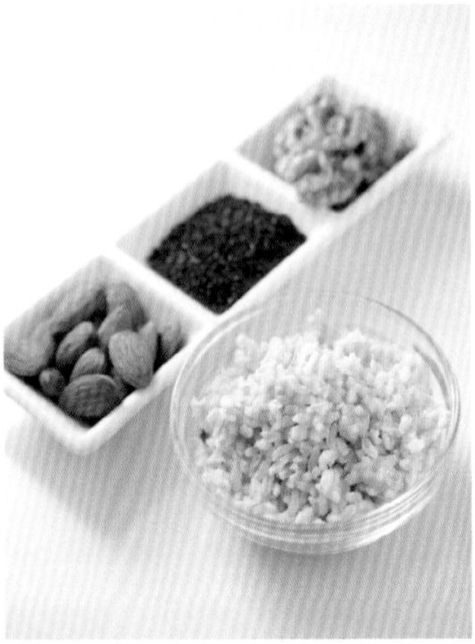
用全穀類代替精緻穀類，有助排除體內毒素。

色都可以多吃，這些蔬果中都含有豐富的植化素，另外，十字花科的蔬菜例如：高麗菜、花椰菜、青花菜等，也是防癌的優質食物。

2 多吃穀類食物：穀類食物含豐富的纖維、維生素、礦物質等是很好的防癌食物，建議可以用全穀類代替精緻穀類，例如利用胚芽米、糙米、全麥等來取代白米與麥，有助身體打好健康的底子。

3 少吃鹽醃、煙燻、加工食物：食物在醃漬及煙燻、加工過程，常易出現致癌物質，像是鹹蛋、豆腐乳、豆瓣醬、煙燻肉、火腿、熱狗等食品，都最好不要讓小朋友食用。

4 少吃油炸及烤物：市售的油炸及烤物因為可能使用不好的油品，或是反覆油炸，在烹調的過程中易產生致癌物，所以，這些食物盡量不要讓小朋友吃，如果小朋友喜歡吃炸雞，媽媽可以考慮偶爾自己做，比較能控制油的品質。

生活改善方式

- 肥胖也會增加罹癌的風險，提醒爸爸媽媽從小就要帶孩子去運動，讓孩子適度的流汗，也能增加身體的抵抗力，同時避免體重過重的問題。
- 生活中減少接觸致癌物，例如甲醛、苯、四氯化碳、二氯甲烷等致癌物質。
- 不要讓孩子吸到二手煙、蚊香、工業廢氣、汽車廢氣。

（食譜請參見 P130）

抗過敏

近幾年過敏人口不斷上升，許多小朋友也深受過敏所苦，平均每三個兒童就有一人過敏，而過敏主要可分為三大症狀，包括異位性皮膚炎、過敏性鼻炎、過敏性氣喘。當過敏發作時，不但影響小朋友的日常作息，家長看了也很心疼及無奈。

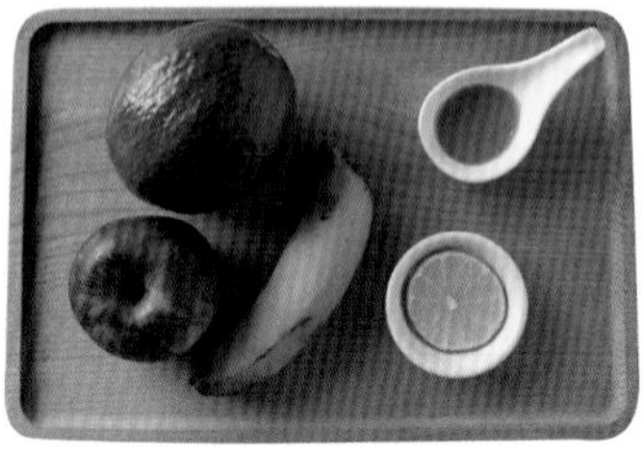

多吃植化素食材可減少過敏。

過敏是體質的問題，必須先將體質調整好，再減少生活中接觸過敏原，才有辦法讓孩子遠離過敏的困擾。所以，透過飲食來調整體質，幫孩子從體內打好抗過敏的基礎，才能預防過敏的復發。

特別是建議多攝取含有高植化素的食物，可讓身體慢慢轉變為抗發炎、抗過敏的好體質，久而久之過敏的狀況就會逐漸下降。

1 抗過敏飲食關鍵要訣

少吃易過敏的食物：螃蟹、蝦子、蝦米等有殼海鮮，以及不夠新鮮的海鮮都是容易引起過敏的食物，另外，加工或是添加色素的食品，例如：蛋糕、蛋捲、巧克

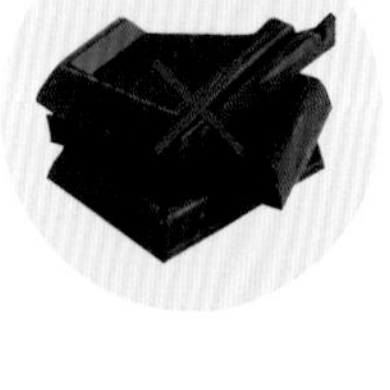

力、糖果也有可能會造成過敏。

2 多吃抗發炎的食物：過敏就是受刺激之後引起的發炎不適反應，所以，多吃含有植化素、omega-3、維生素E、維生素C等具有抗發炎成分的食物，可減少小朋友出現過敏症狀。

3 提升免疫力：讓孩子藉由好的飲食來提升身體的免疫力及淨化身體，例如多吃牛蒡、洋蔥、咖哩、三寶粉都可以讓身體充滿能量，同時減少發炎的問題，而且好的飲食可以讓體質越來越好，只要身體調整好了，過敏就不容易發生。

生活 改善方式

- 減少接觸過敏原，尤其是塵蟎與黴菌是引起過敏最主要的禍首，所以，居家生活環境要保持清潔，小朋友的床單、棉被要經常清洗並曝曬陽光。
- 注意天氣的變化、增減衣物，太熱或太冷都容易引發孩子過敏。
- 壓力也是過敏形成原因之一，讓孩子保持愉快的心情、多到戶外運動很重要。

（食譜請參見 P134）

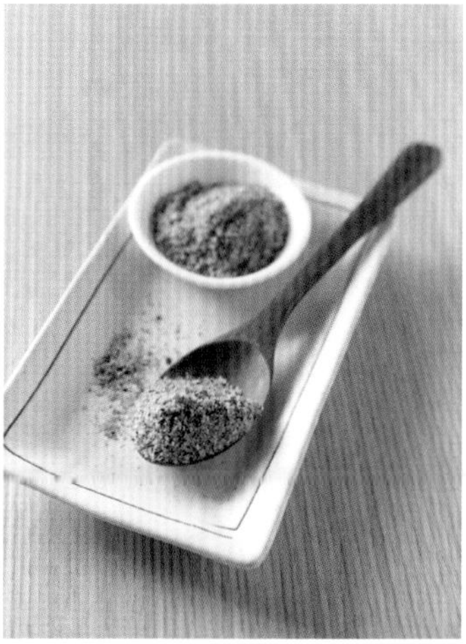

在穀飲及蔬果汁中加入三寶粉，可提升免疫。

腸道健康

腸道是非常重要的免疫器官，有百分之七十的淋巴都分佈在腸道，如果經常性的便秘或是經常生病吃藥，腸道內就容易累積毒素，使腸道內的好菌大量減少，造成身體機能下降，引發許多不好的疾病，甚至是增加癌症的風險。

現在的小朋友，因為飲食過於精緻化，而且不愛吃蔬菜水果的小朋友也非常多，加上讀書精神壓力也不小，很多孩子都有便秘的困擾。不過，每個人的排便習慣不太一樣，通常如果三天以上才排便一次，以及糞便過於乾硬就要考慮有便秘的問題。便秘代表身體循環已經出狀況，要立即找出方法來改善，藉由多補充好菌，多攝取水份及纖維來改善腸道環境，腸道健康了身體自然會健康。

腸道健康飲食關鍵要訣

1 多攝取食物纖維：穀物、蔬菜、水果都有很高的纖維，是非常好的腸道保健食物，媽媽每天至少要讓小朋友吃到五份蔬菜水果及適量的穀物。

2 補充益生菌：益生菌有助於腸道健康，像是優酪乳、養樂多或是益生菌產品都有益生菌，益生菌可以促進腸道蠕動，提高腸道機能，增加體內的好菌，讓排便更順暢。

3

多喝開水：水分不足是便秘的主因之一，要提醒孩子在學校時也要多喝水，另外，媽媽每天可以製作蔬果汁來補充孩子身體的水分，而且也能攝取到蔬果汁中的纖維及植化素。

4

增加水溶性纖維：亞麻仔、薏仁和燕麥都含有豐富的膳食纖維，對於潤腸幫助大，製作成穀飲就很方便讓孩子攝取到水溶性纖維。

生活 改善方式

- 養成定時排便的好習慣，盡量讓孩子每天有固定如廁的時間。
- 多運動才能促進身體的新陳代謝，現在小朋友多數時間都從事靜態活動，家長要多安排一些戶外運動，讓孩子有機會多跑跑跳跳，對於改善便秘也有幫助。
- 少吃油炸類的食物，可以減少腸道的負擔，讓消化更為順暢。

（食譜請參見 P138）

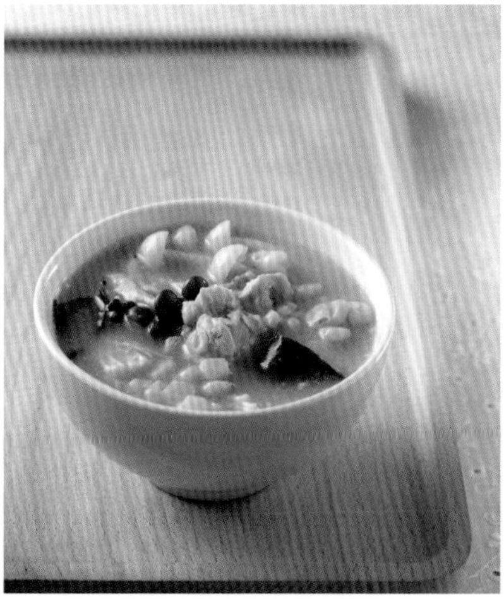

多攝取膳食纖維有助腸道健康。

護眼

護眼是現在孩子非常重要的課題，根據國民健康署統計，國小學童就有高達六成多的小朋友是近視一族，到了大學幾乎是九成以上的人都有視力困擾。

主要是因為現代人經常接觸電視、電腦、手機、平板等３Ｃ產品，很多小朋友幾乎每天都會使用電子產品，加上課業壓力也不小，需要長時間寫作業或看書，因此，對於眼睛是很大的負擔。

眼睛是學習非常重要的管道，視力保健一定要從小重視，要吃對護眼食物，同時要留意電子產品的使用時間，才能讓孩子成為耳聰目明的小孩。

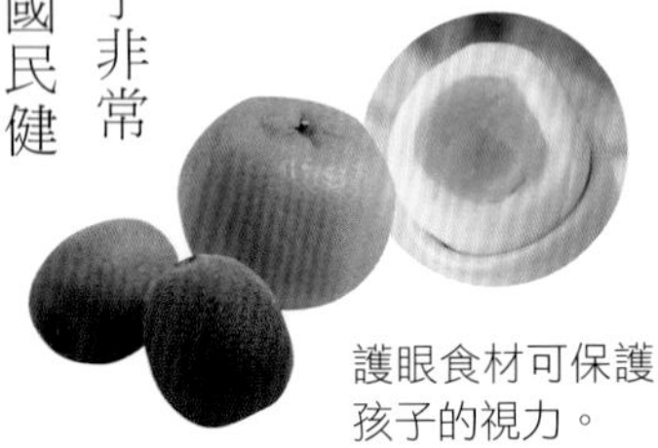

護眼食材可保護孩子的視力。

護眼飲食關鍵要訣

1 多補充葉黃素：葉黃素是大家熟知的護眼最佳幫手，藍莓、金盞花、奇異果、葡萄、柳橙等都富含葉黃素。

2 多吃護眼食物：補充維生素Ａ，例如胡蘿蔔、蛋黃、魚油、黃綠色蔬菜；維生素Ｃ，例如綠色蔬菜、水果、黃紅色蔬菜；補充維生素Ｅ，例如堅果類及小麥胚芽。

DHA幫助視力發展：DHA是構成視網膜的重要成分之一，所以，小朋友從出生之後媽媽如能餵母奶可以幫助補充DHA，較大之後則可以讓孩子多吃深海的鮭魚、鮪魚、鯖魚、秋刀魚都含有豐富DHA。

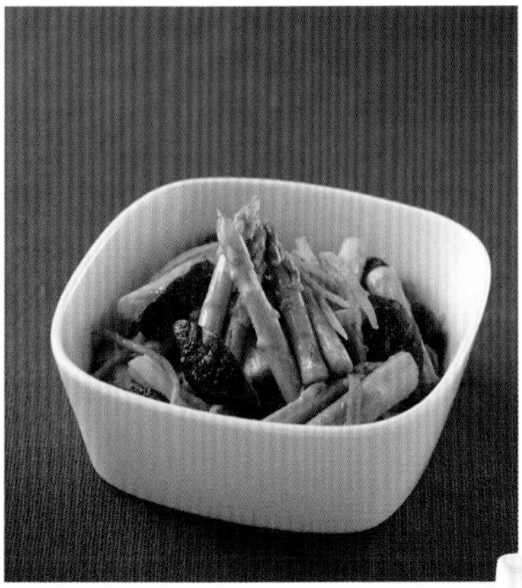

維生素 A 及 DHA 有助孩子視力發展。

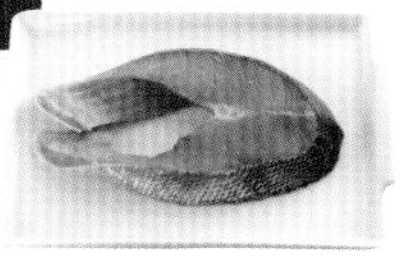

生活 改善方式

- 留意孩子用眼的時間，最好是進行三十分鐘的靜態活動，例如看書、打電腦，就起來走動十分鐘，讓眼睛可以休息一下。
- 如有機會多看遠方及綠色的草木，讓眼睛有更多看遠的機會。
- 定期每半年或一年帶孩子去眼科檢查，以了解近視度數的變化。
- 寫作業及看書的姿勢要端正，如果書桌位置不夠明亮，也要搭配檯燈的使用。

（食譜請參見 P142）

補鈣

人的一生中從嬰幼兒時期，到兒童、青少年一直到中老年，補鈣都是非常重要的事。

如果小朋友缺鈣會影響骨骼的成長，無法長得又高又壯，還會影響睡眠造成夜晚盜汗、腳抽筋的情況。在學齡前小朋友每日鈣質需求約為三百到五百毫克，學齡兒童約八百到一千毫克，青少年約為一千兩百毫克，不過，根據國民健康署調查很多小朋友每日的鈣攝取量都是不足的。

另外，很多人會認為直接吃鈣片補鈣比較快，但是如果沒有選擇成份合適的鈣片，身體就沒辦法有效吸收。而且最好的鈣質是來自純天然的食物，例如葉菜根莖、魚類、起司、黑芝麻等，吃天然的食物來補鈣，效果比吃合成的營養品來得好。

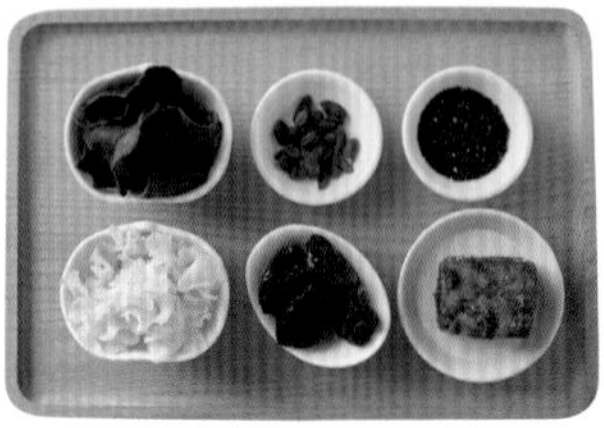

從天然食材攝取鈣質吸收更好。

高鈣飲食關鍵要訣

1 多吃含鈣穀物：糙米、黑芝麻、低溫烘焙的綜合堅果、黃豆都含有很高的鈣質，而且只要打成一杯綜合穀飲當早餐，簡單又好喝就可以快速補充孩子每日需要的鈣質。

2 魚類、蝦米有豐富鈣質：越小

的魚鈣質越豐富，小魚乾就是很好的鈣質來源，另外，蝦米也有豐富的鈣質，不過，要注意購買新鮮的食物。

牛奶也是補鈣的方式：牛奶含有豐富的鈣質，如果覺得只喝牛奶太單調也可以加入一些穀物打成穀物牛奶，讓牛奶口感更豐富。

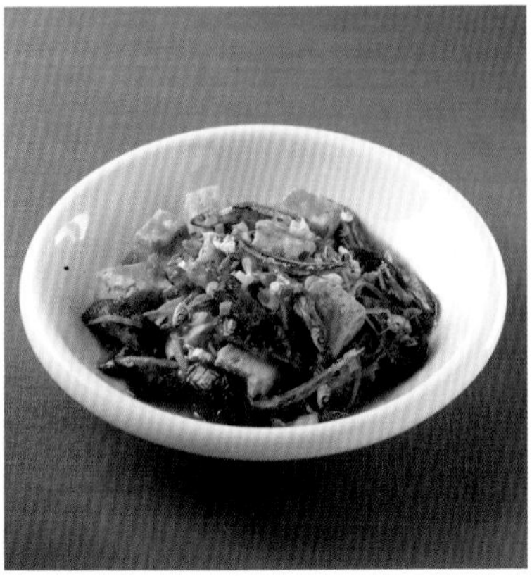

將小魚乾、豆腐等補鈣食材入菜，是幫孩子補鈣的好方法。

葉菜根莖食物：很多人可能不知道蔬菜也有鈣質，其實，葉菜根莖食物也含有豐富鈣質，而且多吃蔬菜類還可以補充纖維質是一舉兩得。

生活 改善方式

- 維生素 D 有助鈣質的吸收，皮膚經太陽照曬後會自製維生素 D，所以，可以利用早晨及傍晚適度曬一下太陽。
- 鈣質存在很多的食物中，所以，培養孩子從小不挑食、不偏食，這樣才不容易發生鈣不足的問題。
- 如果孩子不愛喝牛奶或是有乳糖不耐的問題，那麼藉由穀飲等其他食物的補充就非常重要。

（食譜請參見 P146）

長高

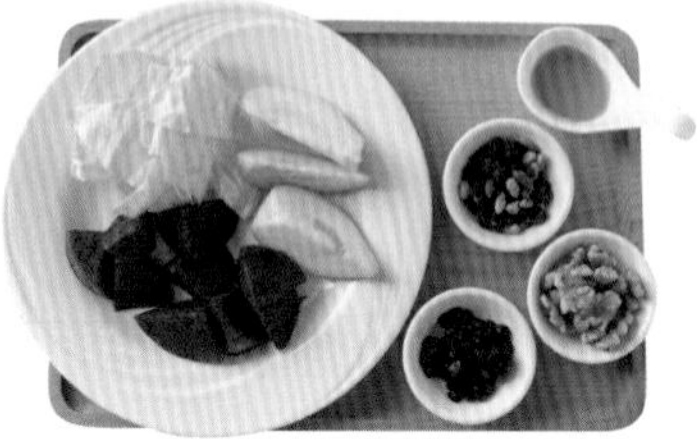

綜合堅果和蜂蜜含豐富營養有助長高。

「別人的小孩看起來好像都長很高，我家小孩比別人矮怎麼辦？」這是許多家長共同的心聲，也因此坊間非常流行許多轉骨、長高的偏方，不過，如果偏方來路不明，最好不要亂吃，以免反而傷害孩子的健康。

遺傳和身高有很大的關係，父母如果都長得高，孩子原則上就是會比較高，而通常男孩身高是父母平均身高再加七點五公分，女生則是五點五公分，不過，雖然先天影響大，但是後天的加強對於身高還是有極大的幫助，而後天長高三大要件分別為：良好的飲食、適當的運動及充足的睡眠，如果能夠把握這三要件，小朋友就有機會長得比預期身高來得高。

1 長高飲食關鍵要訣

補鈣很重要：鈣質可以讓骨骼發育得更好，對於長高影響大，可以多攝取含鈣高的食物，例如牛奶、小魚乾、黑芝麻、核桃等。

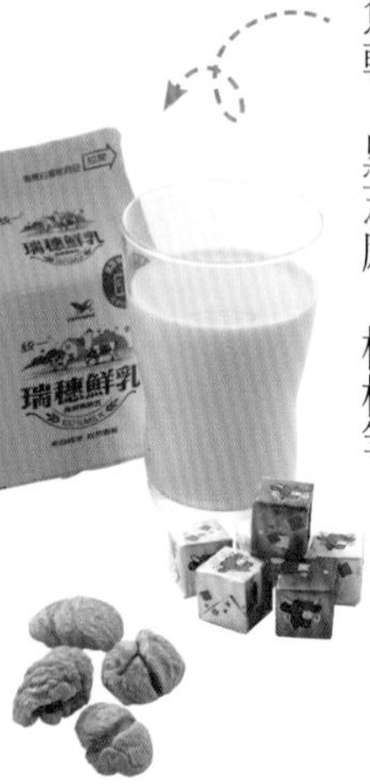

2 **蛋白質、氨基酸食物不可少：**孩子要長高就要有蛋白質及氨基酸來幫忙，黃豆和黑豆含豐富的優質蛋白，同時含精氨酸和離胺酸，另外，綜合堅果含豐富的蛋白質，蜂蜜含有大量易被人體吸收的氨基酸。而蝦、雞胸肉、魚、蛋黃等則含有動物蛋白質。

3 **缺鋅也會影響發育：**小朋友要長高就要補充適量的鋅，這種微量元素人體無法自行合成，所以，從飲食中補鋅就很重要。南瓜子含鋅和鎂，是補鋅的理想食物，另外像是貝類、魚、肉類、肝臟、堅果類也都含有鋅。

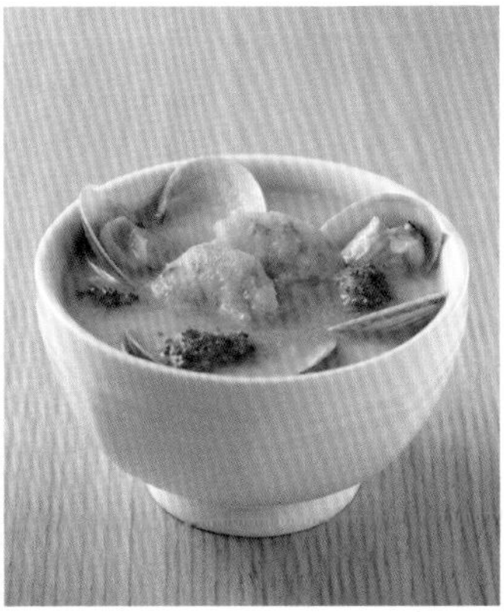
補充魚蝦貝類中的鋅也有助孩童長高。

生活 改善方式

- 進入青春期開始可以多做跳躍性及伸展性的運動，例如打籃球、跳繩、跑步等運動。
- 充足的睡眠非常重要，一定要養成良好的睡眠習慣，盡量不要熬夜。
- 從小就要飲食均衡，不要有挑食及偏食的習慣，盡量每天都攝取七大類（六大類加上植化素）的食物，使身體儲存足夠的長高能量。

（食譜請參見 P150）

穩定情緒

不只是大人有情緒，其實孩子的情緒更是直接而明顯，有時候家長會覺得孩子情緒波動大，動不動就生氣或是焦慮，其實影響因素除了來自於ＥＱ的培養和飲食也有關係。

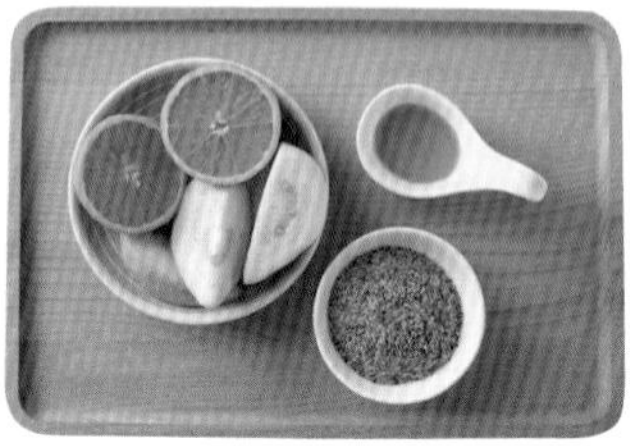

芭樂具有天然鎮定效果。

根據研究，有些孩子有過動及注意力不集中的狀況，除了受到環境影響之外，像是經常吃巧克力、可樂、糖果，也會引起過動及注意力不集中，所以，幫孩子做好飲食的把關才能穩定情緒，讓他每天都能有好心情。

另外，現在小朋友也經常有課業或是學習才藝的壓力，所以，家長也要多關心孩子的情緒發展，適時幫助孩子調整情緒，因為不好的情緒累積太多，也是會影響生理的健康。

穩定情緒飲食關鍵要訣

1 豐富Ｂ群讓情緒穩定：如果缺少Ｂ群會讓身體出現疲累、注意力不集中症狀，全穀類、動物內臟、豆類、蛋類、鮭魚、奶類、全麥麵包都是含有Ｂ群的好食物。

2 吃香蕉心情好：香蕉含有豐富的氨基酸和芸香素，同時也含鎂和葡萄糖，這些成份除了能讓人恢復能量及體力，還可以讓孩子維持快樂情緒。

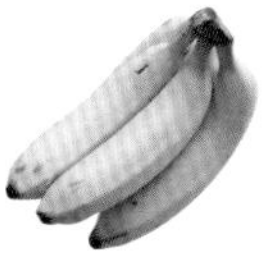

3 多吃魚：可以多吃像是鮭魚、鮪魚及沙丁魚等含有 Omega-3 脂肪酸的食物，因為 Omega-3 脂肪酸可以幫助血清素腦部神經傳導物質的生成，有助於情緒平穩。有研究發現，經常食用魚類的人罹患憂鬱症的比例較低。

生活 改善方式

- 吃對食物心情好，吃錯食物對心情也有影響，所以，辛辣刺激、油炸、高糖、添加色素香料的食物都最好不要讓小朋友食用。
- 家長是孩子模仿的對象，所以，家長平常做事不要急躁，和孩子說話語氣也要和緩，孩子自然能從中學習情緒控制及表現。
- 充足的睡眠也是孩子情緒平穩的要點，因為沒睡飽孩子就容易脾氣暴躁。

（食譜請參見 P154）

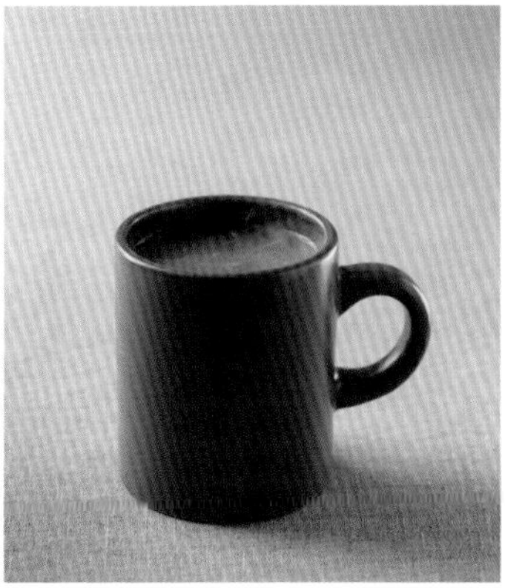

穀漿含有豐富的 B 群可讓情緒穩定。

經期前後

女孩子大約在十至十四歲進入青春期，開始會有生理期，不過，最初一年的經期還是不太穩定，所以，要注意良好的飲食及清潔習慣，才能讓發育更為順利。

在經期來時有些人會有腹痛、抵抗力下降、情緒煩躁、腰痠、疲勞、水腫等症狀。所以，經期前後可以藉由飲食來調理生理，同時補足身體流失的鐵質，會讓經期較為平順，不易疼痛。

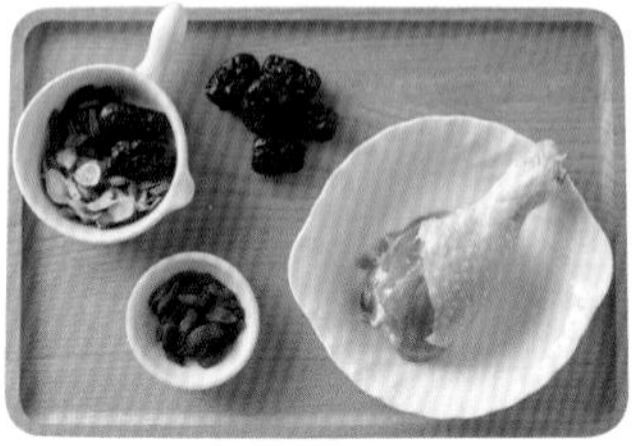

黃耆等補氣食材很適合經後飲用。

1 經期前後飲食關鍵要訣

需要多補充鐵質：經期來時或結束後會需要補充鐵質，可以多喝甜菜根和桑椹的飲品，另外，也可以多吃豬肝、瘦肉等含豐富鐵的食物。

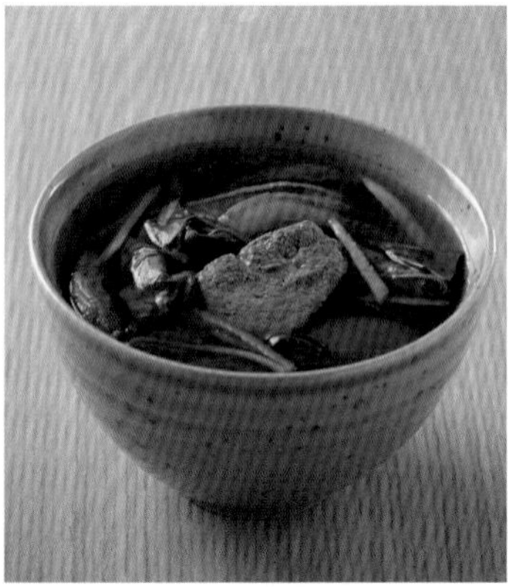

補充含鐵食材是女孩經期很好的保養法。

不宜吃生冷的食物：女孩子平時最好能少吃生冷的食物，尤其在經期來時，最好不要喝冷飲，因為如果體質太寒會阻礙經血的排除，或是引發生理痛。

可吃消水腫的食物：因為生理期會讓身體產生水腫的困擾，所以，可以多吃紅豆或薏仁這種可以消水腫及補血的食物。

預防感染可以吃蔓越莓：很多女孩偶爾會有泌尿道感染的問題，而蔓越莓因為具有花青素、類黃酮，可以抗氧化及預防感染，所以，媽媽能夠讓女孩多吃蔓越莓飲品。

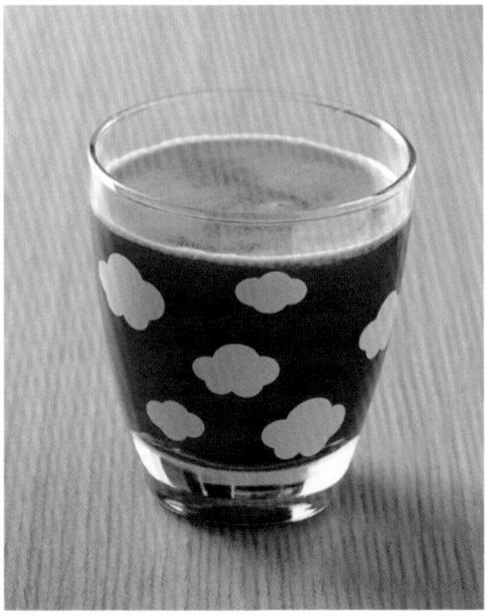

蔓越莓飲品可預防泌尿道感染。

生活 改善方式

- 生理期盡量注意保暖，尤其是減少腹部受寒，而且最好不要淋雨、吹風。
- 生理期私密處要維持良好的清潔，最好採用淋浴，多更換衛生棉，以減少細菌感染的可能。
- 生理期要有良好的睡眠及休息，會讓經期較為平順，也能預防因為抵抗力下降而感冒。

（食譜請參見 P158）

食慾不振

有些孩子是屬於胃口太好，吃太多而體重超標，但也有些孩子是屬於對吃沒太大興趣，而且還會挑食，因為營養攝取不均衡，於是會長得比同齡孩子來得瘦小，體力也比較差，長久下來對於成長及學習都可能產生負面的影響。

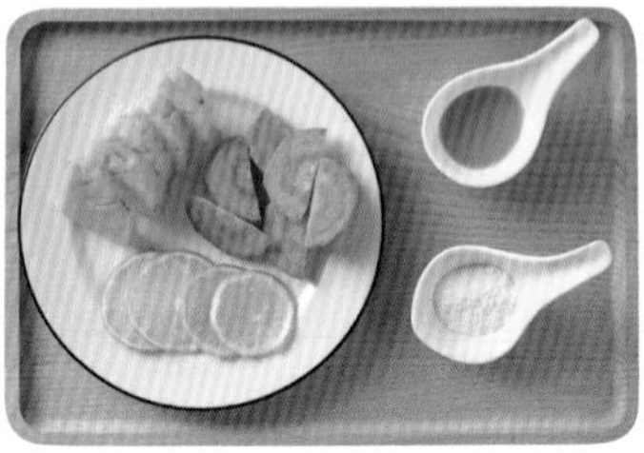
微酸的水果可以幫孩子開胃。

良好飲食習慣的建立從小就要注意，媽媽從孩子一、二歲開始吃成人化的食物時，就要留意讓孩子漸進吃均衡且足夠的食物，如果孩子有挑食的習慣也要趁早找出解決之道，例如改變菜色、利用綜合性的穀物飲品來補充多元的營養、讓孩子一起做菜等，盡量讓孩子三餐均衡、不挑食，這樣才能有更多的體力及能量面對將來的學習。

1 好食慾飲食關鍵要訣

讓食物變好吃：挑食的孩子通常是對某些食物味道有特殊偏好，所以，媽媽可以多了解孩子喜歡吃什麼類型的食物，然後在這個原則下做不同的菜色變化，只要孩子覺得食物好吃，自然就會吃得比較多。

多設計開胃食譜：到了夏天天氣炎熱，經常會覺得沒胃口，所以，可以準備一些開胃又營養的水果飲品或果凍，酸酸甜甜的滋味自然能提高食慾。

清爽又好消化的料理：有些孩子比較不喜歡油膩的菜色，這時可以多做一些清爽的魚類料理，因為咀嚼上比較不費力，而且魚類也有很好的營養，是增加食慾的好選擇。

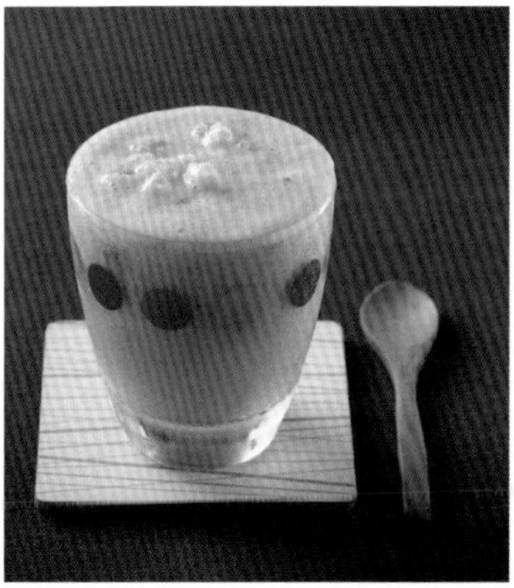

請孩子自己調配飲品的口味，他會更樂意吃。

生活 改善方式

- 可以為孩子安排一些運動課程，例如學游泳、學跳舞，因為動得多自然容易肚子餓，胃口也會比較好。
- 不要用強迫的方式要求孩子吃什麼食物，以免孩子對於吃某些食物更為反感，而是多改變食物的烹調方式，吸引孩子對吃的興趣。
- 讓較大的小朋友有機會一起來做菜，例如帶他去買菜、讓他幫忙準備洗菜、調配穀飲口味，因為有參與對於自己完成的食物也會有比較想吃的意願。

（食譜請參見 P162）

營養過剩・肥胖

根據調查，台灣兒童有四分之一有過重或肥胖的現象，肥胖不只是會影響小朋友的健康，讓小朋友增加將來發生高血壓、糖尿病、高血脂等慢性疾病的機率，而且在人際關係及自信心上也會有影響。

造成兒童肥胖的最大主因，就是飲食不當及運動量不足，因此，如何幫助孩子控制及調整飲食，以及如何增加孩子的運動量，是減重最重要的二件事。

如果家長想了解孩子是否為過胖一族，可以先了解他的BMI值。

BMI=體重（公斤）÷身高^2（公尺^2）。

可至衛生署的網頁去了解不同年齡的孩子，過重及肥胖的BMI值標準，然後幫助孩子一起拒絕肥胖，找回健康。

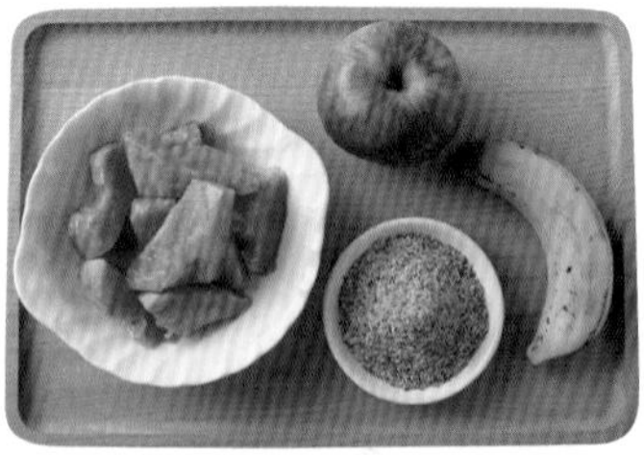

食用助排便食材也有助減重。

1 拒絕肥胖飲食關鍵要訣

努力戒掉紅燈食物：像是薯條、洋芋片、油炸豆腐、炸雞、炸豬排、糖果、巧克力、汽水、可樂、珍珠奶茶等都是高熱量的紅燈食物，不但對健康沒有好處，而且還會造成身體負擔，讓體重增加太多，所以，這些食物最好都能少吃或戒掉。

2 可以多吃綠燈食物：低油、低鹽、低糖的七大類食物都是綠燈的優質選擇，例如糙米飯、低脂牛奶、涼拌豆腐、清蒸魚、蒜泥瘦肉、燙蔬菜及新鮮水果、現打蔬果汁等。

3 多增加高纖維的攝取：很多體重過重的小朋友都不太愛吃高纖維的食物，而且多半也有便秘的困擾，所以，媽媽最好讓孩子多喝一些有助消化的穀類飲品，或是高纖維的蔬果汁。

生活 改善方式

- 家有胖小子的爸爸媽媽本身多半也是過胖一族，因為通常全家人飲食習慣是相近的，所以，爸媽應該要審視全家的飲食及運動是否都需要調整。
- 現在小朋友多半都只做靜態活動，例如看書、玩電子產品、看電視，所以，應該加入動態活動，孩子才有機會消耗熱量。
- 可以幫孩子報名游泳班、減重班，讓孩子更有規律及效率來控制體重。

（食譜請參見 P166）

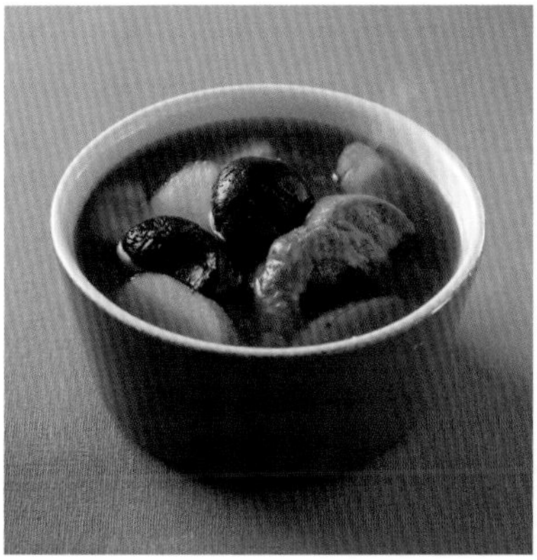

增加高纖維食物，對改善肥胖也相當有效。

調節免疫

人難免有傷風感冒，尤其是感冒流行期來臨時，小朋友更是容易因為抵抗力不夠而被傳染感冒，出現發燒、咳嗽、流鼻涕等症狀。感冒可以分為一種是普通感冒，主要是體力不夠或衣服穿太少受寒引起的，這時候通常多休息，大約五到七天就會痊癒，症狀不會太嚴重，是否需要看醫師可以先觀察小朋友的症狀再決定；另一種則是流行性感冒，是因為感染病毒引起的感冒，如果是流感很快就會覺得全身不舒服、高燒不退、肌肉酸痛，需要盡快就醫並留意病情的變化，以免引起併發症。

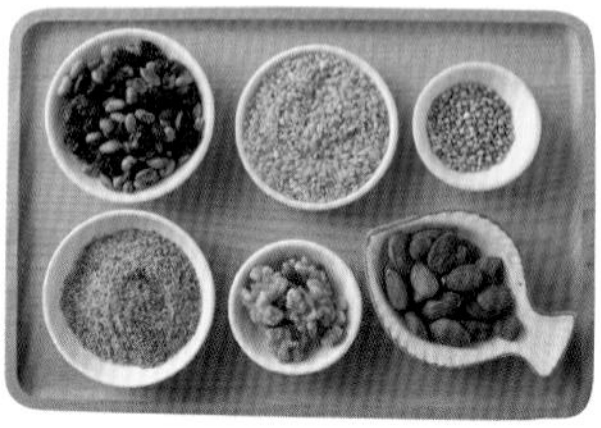
補充營養的種子穀物，可調節免疫。

如果想要感冒快快好，除了看醫師之外，主要還是要靠個人免疫力的提升，所以，多吃一些可以增加體力及免疫力的食物，然後多補充水分，加上多休息，自然感冒就會好的比較快。

1 感冒快快好飲食關鍵要訣

增加體力飲食：感冒時人會變得虛弱，這時間要多吃增強體力的食物，例如杏仁可以潤肺、核桃可以抗發炎，另外，多補充含有維生素B群的食物，也能消除疲勞感。

2. **補充豐富維生素C**：維生素C可以提升免疫力，幫助感冒緩解，像是桑椹、檸檬、葡萄、鳳梨、芭樂都是維生素C含量高的水果。

3. **清爽飲食增加食慾**：感冒時很容易讓人沒食慾，不過，水分的補充還是很重要，所以，媽媽可以做一些酸甜的果汁來增加孩子的食慾，也能多補充水分，另外，也可以煮一些清爽的湯品，例如山藥蛤蜊湯，既可以提升體力，也讓沒胃口的孩子補充營養。

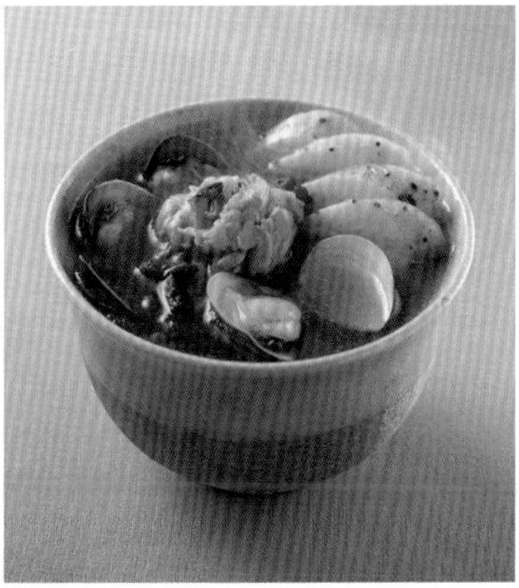

山藥蛤蜊湯可以幫沒胃口的孩子補充營養。

生活 改善方式

- 可以泡泡溫水浴，增加身體的循環，讓身體更快流汗。
- 如果有吼嚨痛的狀況，可以用鹽水多漱口，會有殺菌的效果。
- 感冒期間盡量減少外出，如果可以的話，可以讓小朋友請假在家休息一、二天，感冒未癒時，如果上學記得要戴上口罩，以免傳染給其他同學。

（食譜請參見 P170）

補充腦力

想要孩子腦袋更靈光、讀書更輕鬆，吃出好腦力就非常重要。因為良好的飲食習慣及吃對食物，除了有助於身體健康，對於大腦的思考力及記憶力，影響也很大。

想要增進好腦力，要多吃一些健腦的食物，同時也要避免吃一些傷腦的食物，像是加工食品、油炸食物、過量咖啡因等，才不會讓頭腦混沌。

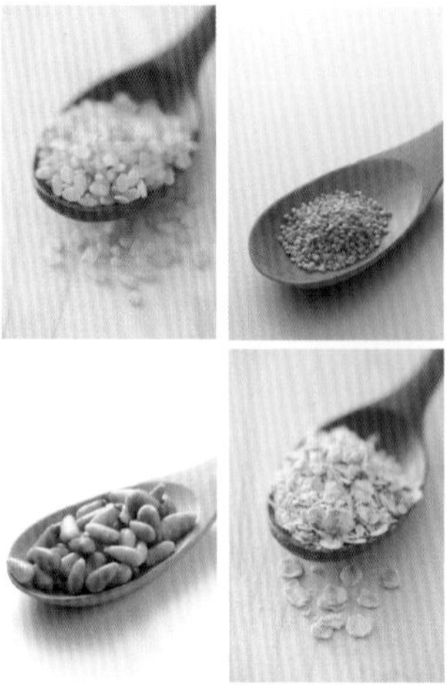

另外，小朋友一定要吃早餐，因為早上起來之後就需要開始重新為腦力「加油」，所以，吃了早餐才能提供身體運作的能量，讓孩子有活力面對整天的學習及活動。

1 好腦力飲食關鍵要訣

健腦食物天天吃：燕麥、堅果、小米、糙米、南瓜、南瓜子都是非常好的健腦食物，這些食物除了可以當主食，也可以製作成穀類飲品，輕鬆就能補足需要的營養。

2 **香蕉和鳳梨吃了變聰明**：香蕉是含有高鉀的食物，而且是健康的碳水化合物可提供大腦能量，另外，香蕉中的氨基酸可製造開心激素，讓孩子情緒平穩有助學習，鳳梨則是含有維生素C和微量元素錳，對於提升記憶力有幫助。

3 **魚類也是健腦好物**：特別是鮭魚等深海魚油中含有豐富的omega-3脂肪酸，根據研究，在日常飲食中多攝取好脂肪，可以防止記憶衰退，同時保健大腦。

生活 改善方式

- 充足的睡眠，可以讓大腦好好休息，孩子自然能保持清晰的思緒。
- 想要有好腦力，就先要有好體力，所以，每天適度運動，大腦會產生多巴胺、血清素、正腎上腺素等神經傳導物質，對於腦力健康有幫助。
- 培養孩子的好奇心，讓孩子有機會多動腦、多思考，腦袋轉得快，自然更聰明。

（食譜請參見 P174）

好體力

有些孩子每天好像有用不完的精力，非常活潑好動，不過，也有很多孩子卻是看起來懶洋洋的，爬爬樓梯或上體育課就會覺得很累，如果體力不夠，不但容易生病，而且讀書或寫功課常常會是心有餘而力不足。

有些家長可能會覺得孩子體力不好，容易累那就讓他多休息、多睡覺，其實，反而應該是要多動才會讓孩子增加肌耐力及心肺功能，這樣體力才會越來越好。

另外，飲食和體力也很有關係，要多吃一些可以增加體力的飲食，例如保肝及護肝的食物或是可以促進新陳代謝的食物，以及食補養生最常見的雞湯料理都是有助增加體力的飲食。

1 好體力飲食關鍵要訣

養肝護肝的飲食：肝臟是人體排除毒素重要的器官，如果肝功能不好，不但容易疲累，很多疾病也會找上門，所以，從小孩子就要多

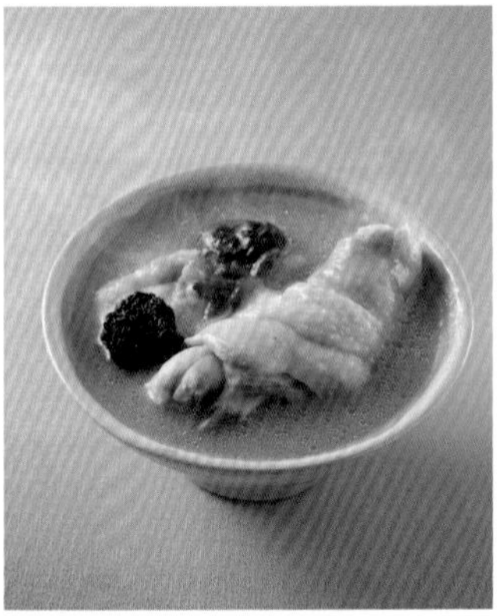

雞湯是補充蛋白質及增強體力的飲食。

吃護肝的食物，例如亞麻子、胡蘿蔔、蘋果、石蓮花等，只要肝功能良好，體力就會充沛。

2 養生雞湯：很多人在生病時都是利用喝雞湯來補充蛋白質及增強體力，所以，日常生活中媽媽也可以經常燉雞湯來照顧孩子的健康，增加孩子的體力。

3 維生素B群不可少：想要增強體力及消除疲勞，很多人都會想到維生素B群，市面上也有很多B群的營養品，不過，最好是從天然的食物中來補充維生素B群，比較不會對孩子造成負擔。

生活 改善方式

- 跑步、打球、跳繩、騎腳踏車都是很適合孩子增加體力的運動，這些運動家長也可以跟著一起做，全家都動起來，運動效果才會持續。
- 讓孩子練習做家事，做家事對孩子有很多的好處，例如訓練手眼協調、訓練肌力、訓練解決問題，無形中就可以鍛鍊出孩子的體力。
- 多到戶外跑跑跳跳、曬曬太陽，體力就會增強。

（食譜請參見 P178）

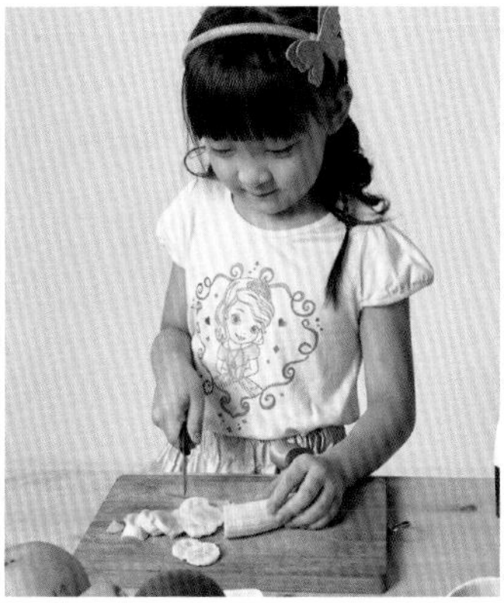

訓練孩子做家事，對手眼協調等都有助益。

戰勝痘痘

到了青春期，青春痘可說是非常多學生的大困擾，由於荷爾蒙分泌旺盛，皮脂分泌量大，如果肌膚沒有辦法維持良好的清潔就會發生毛孔堵塞現象，造成滿臉痘花的煩惱青春期。

因為青春期荷爾蒙容易失調，加上飲食及睡眠，還有壓力都有可能會讓青春痘變得更嚴重，所以，想要戰痘一定要多管齊下，從內到外都要面面俱到，才能將青春痘控制良好。

而如果青春痘非常嚴重時，還是需要找皮膚科醫師治療，不要自行用手擠壓，以免造成傷口引發感染，還可能留下凹洞形成痘疤。

戰痘飲食關鍵要訣

1 補充鋅：有些孩子長痘痘是因為身體缺少了鋅的成分，所以，多補充含鋅的食物，例如南瓜子、栗子、芝麻、雞肉等。

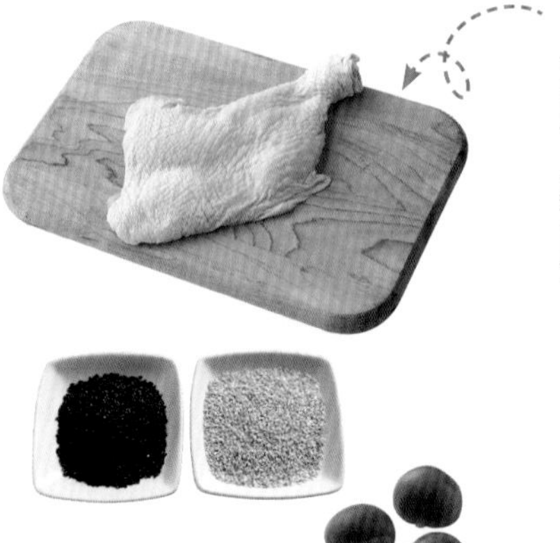

2

消炎降火氣：青春期的孩子荷爾蒙分泌旺盛，要多吃消炎、降火氣及解毒的食物，對於控制青春痘很有幫助，例如綠豆、薏仁、冬瓜、苦瓜都是很好的食物。

3

增加皮膚的修護：多吃含有維生素E的食物，可以提高肌膚的防禦力，讓肌膚比較光滑柔嫩，減少痘疤的產生，像是小麥胚芽、堅果、大豆、柳橙、檸檬、橄欖油都含有維生素E。

生活 改善方式

- 生活作息要正常規律，避免熬夜，而且要少吃油炸的食物。
- 做好臉部清潔，可以使用適當的洗面乳，每天洗臉二～三次。
- 症狀嚴重時，需要依照醫師指示，口服或使用外用藥物，避免不當的擠壓、接觸，以免引起感染。

（食譜請參見 P182）

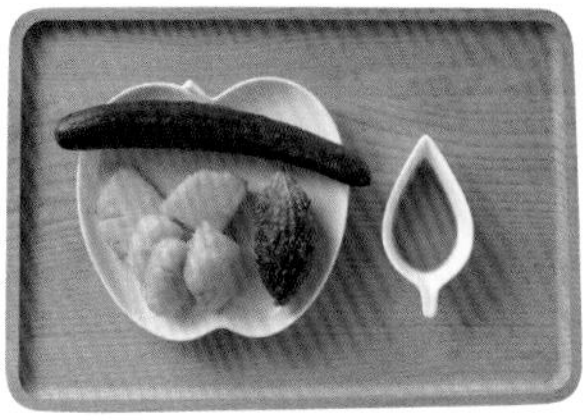

苦瓜、小黃瓜等食材都有助消炎降火可改善痘痘肌。

美白・淡斑

美白防曬是從小就要注意的事，因為現在的紫外線越來越強，如果沒有從小就注意美白防曬及淡斑，肌膚不但會變黑、老化，而且長久累積下來也會對孩子的肌膚造成致癌的威脅。

加上現在年輕學生很早就開始注意外表，所以，美白淡斑不再是成人會注重的事，青少女們也會希望自己看起來肌膚白晰、亮麗。想要美白除了日常要做好防曬之外，飲食上也有許多可以幫助美白的飲食，媽媽除了準備給孩子飲用之外，自己也可以一起喝，讓母女一起變美麗吧！

1 美白淡斑飲食關鍵要訣

維生素C是美白利器：維生素C是最佳的美膚聖品，可使肌膚明亮健康，如果能經常飲用高C蔬果汁，就能發揮美白淡斑的功效，而檸檬、芭樂、草莓、聖女番茄、火龍果都是高C的水果。

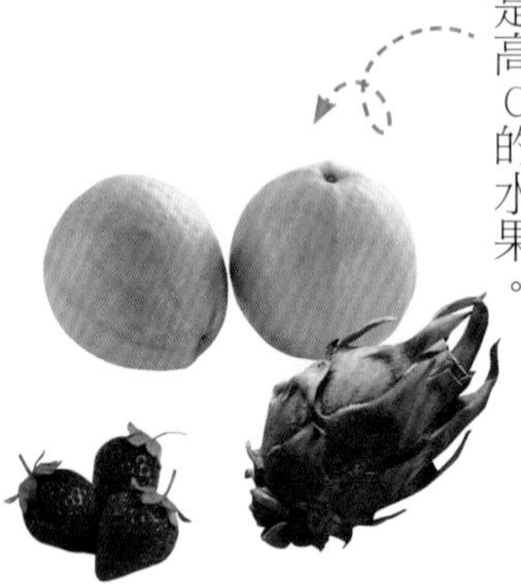

2 **薏仁也是美白首選：**薏仁富含蛋白質、碳水化合物，具有很好的美白功效，可使肌膚光滑細緻，還能消除色素斑點。如能多飲用薏仁飲品，對於美白會有很大的幫助。

3 **攝取豐富膠原蛋白及膠質：**肌膚要透亮水嫩，膠原蛋白及膠質是非常重要的元素，日常食物中，像是動物性的豬皮、豬腳、雞腳、魚肉都含有膠原蛋白，另外，植物性的白木耳有「平民燕窩」之稱，是非常棒的膠質來源，可以多做一些白木耳甜品，會很受孩子的喜愛。

生活 改善方式

- 早上 10 點至下午 2 點盡量不要直曬太陽，而且出門時除了塗抹防曬乳，也最好戴太陽眼鏡、撐傘、戴帽來隔離紫外線。
- 有些食物是屬於感光食物常吃會使肌膚變黑，包括香菜、芹菜、九層塔，應盡量少吃。
- 除了飲食及防曬之外，肌膚的保濕及修護對於美白也影響，可以使用一些美白的產品讓肌膚更加明亮。

（食譜請參見 P186）

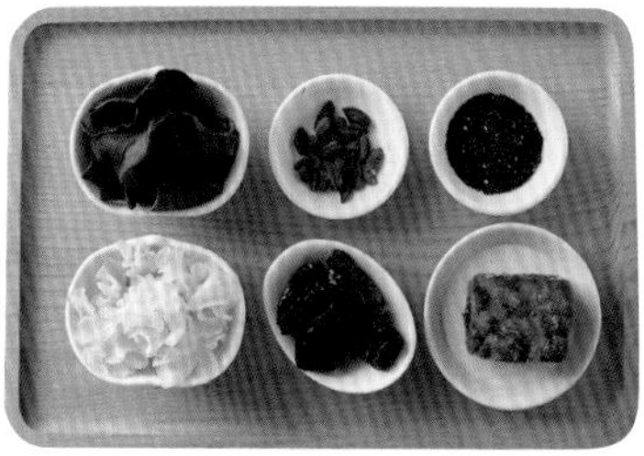

補充膠質可讓肌膚水嫩。

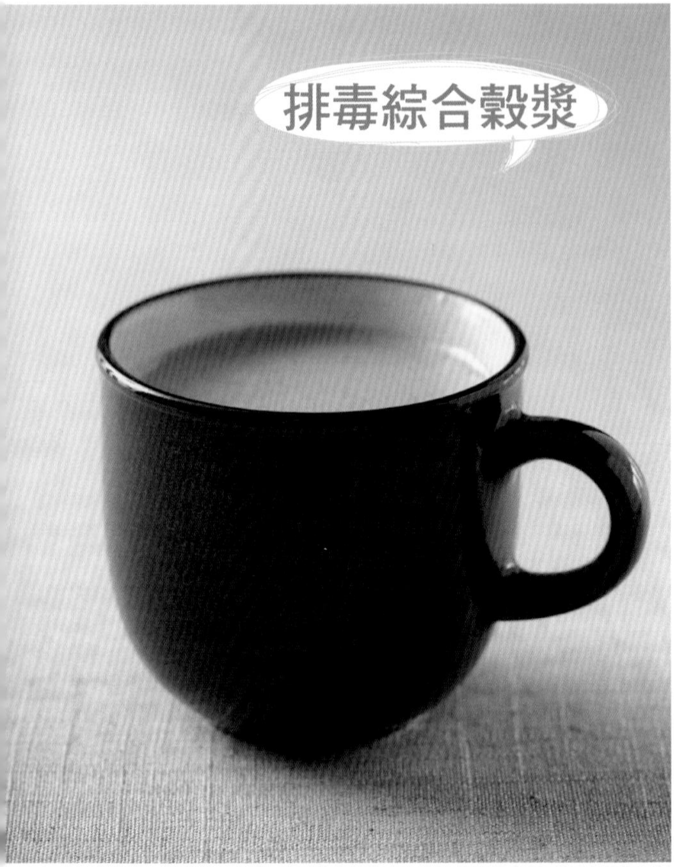

材料

材料 1

糙米	30g
亞麻籽	10g
燕麥	20g
紅豆	20g

材料 2

綜合堅果	4 匙
黃金三寶粉	2 匙
熱水	800cc

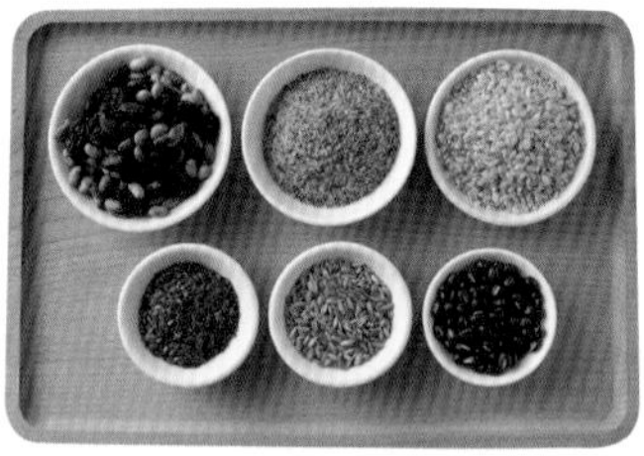

作法

智慧型調理機

1. 將材料 ❶ 洗淨，所有材料（免浸泡）和熱水放入智慧型調理機杯內，蓋緊蓋子。
2. 按下豆漿鍵，再按 START 鍵，5 分鐘穀漿自動完成。

一般調理機

1. 將材料 ❶ 洗淨，浸泡 1～2 小時，放入電鍋外鍋加 1 杯水蒸煮，待冷卻。
2. 將所有材料放入一般調理機，攪打均勻，直到穀漿完成。

君君老師小叮嚀

糙米、亞麻籽、燕麥、紅豆含豐富的膳食纖維，可促進腸道有益菌增殖，加速腸道蠕動。糙米、紅豆含維生素 B_1，是水溶性纖維，可清除體內多餘的乳酸堆積，幫助排便。黃金三寶粉中的啤酒酵母含豐富的鉻，對代謝有很大幫助。這道穀漿的口感香濃，孩子的接受度很高，有排便困擾的孩子可以多喝。

排毒蔬果汁

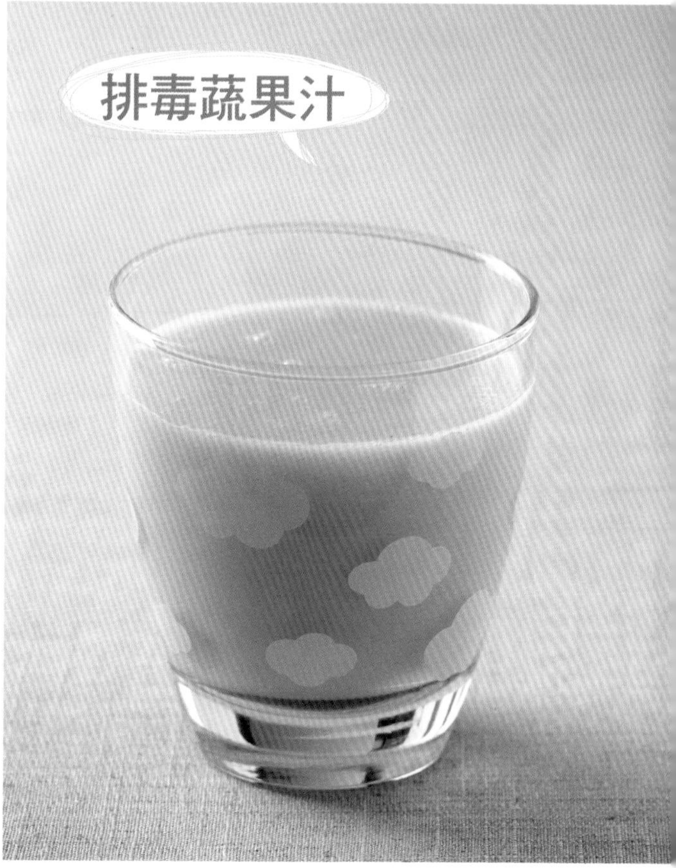

材料

鳳梨	200g
蘋果	150g
優酪乳	200cc
開水	300cc

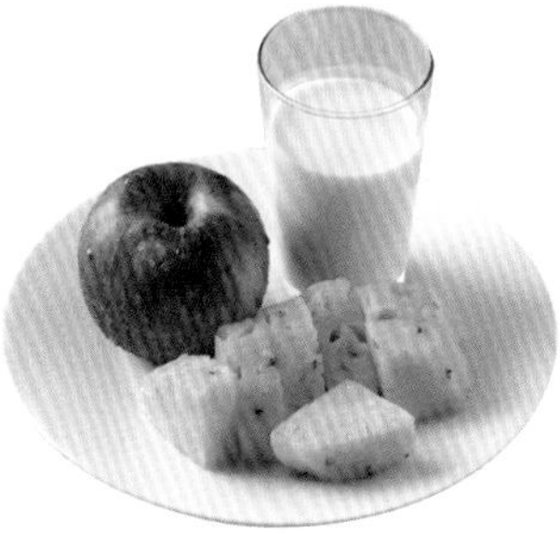

君君老師小叮嚀

鳳梨含豐富酵素與維生素 C，蘋果含豐富的纖維質和果膠，可改善便秘，清除體內毒素，優酪乳則可增加腸道好菌。這一道蔬果汁帶有水果及優酪乳天然酸甜的口感，很受孩子喜愛，既能滿足味蕾又能兼顧健康，一舉兩得。

作法

智慧型調理機

1. 水果洗淨，鳳梨去皮、切塊；蘋果連皮籽切塊，將所有材料和水放入智慧型調理機杯內，蓋緊蓋子。
2. 按下精力湯鍵，再按 START 鍵， 30 秒蔬果汁自動完成。

一般調理機

· 將作法 ❶ 放入一般調理機，攪打均勻，直到蔬果汁完成。

排毒黑木耳露

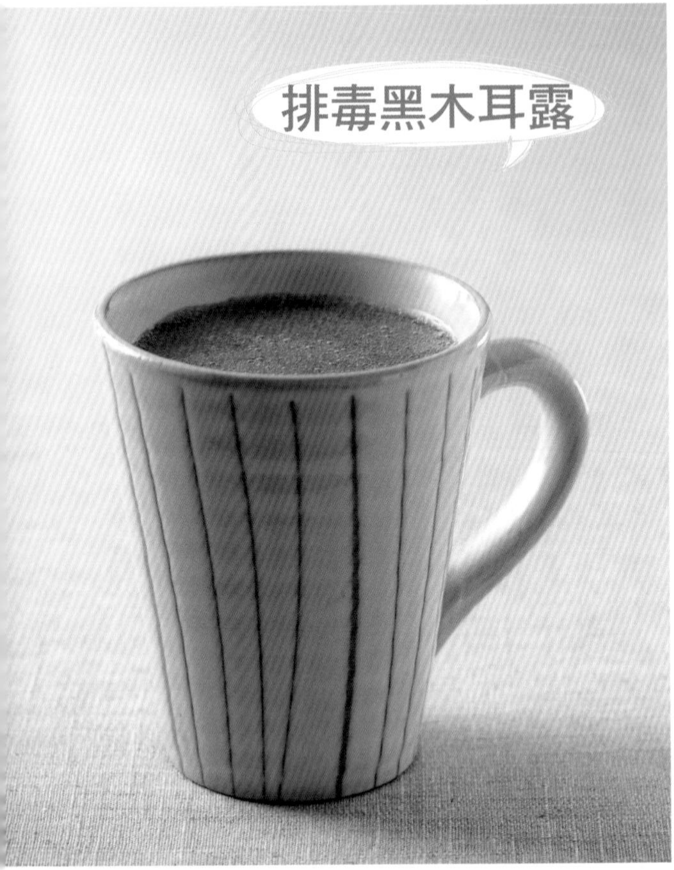

材料

黑木耳	20g
枸杞	適量
薑片	5g
黑糖	適量
黃金三寶粉	1 匙
熱水	800cc

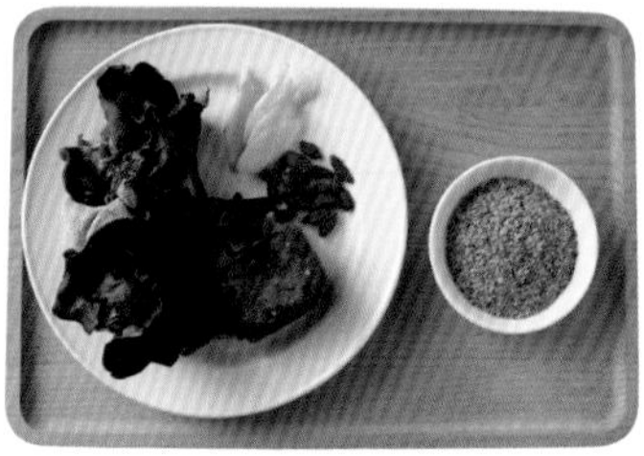

君君老師小叮嚀

黑白木耳有素中之葷之稱，所含的酸性多醣體能降血膽固醇和血脂肪，同時加黃金三寶粉有相乘的效果，是保護心血管的好幫手。枸杞含枸櫞酸，可加速排毒。現代孩子有些從小就有體重過重的困擾，從小就注意血膽固醇和血脂肪是很健康的飲食觀。

作法

智慧型調理機

1. 黑木耳、枸杞以滾水沖淋，將所有材料和熱水放入智慧型調理機杯內，蓋緊蓋子。
2. 按下濃湯鍵，再按 START 鍵，5 分鐘即自動完成。

一般調理機

1. 黑木耳、枸杞以滾水沖淋。黑木耳浸泡 10 分鐘後水煮 5 分鐘。
2. 將所有材料放入一般調理機，攪打均勻，直到黑木耳露完成。

排毒果汁

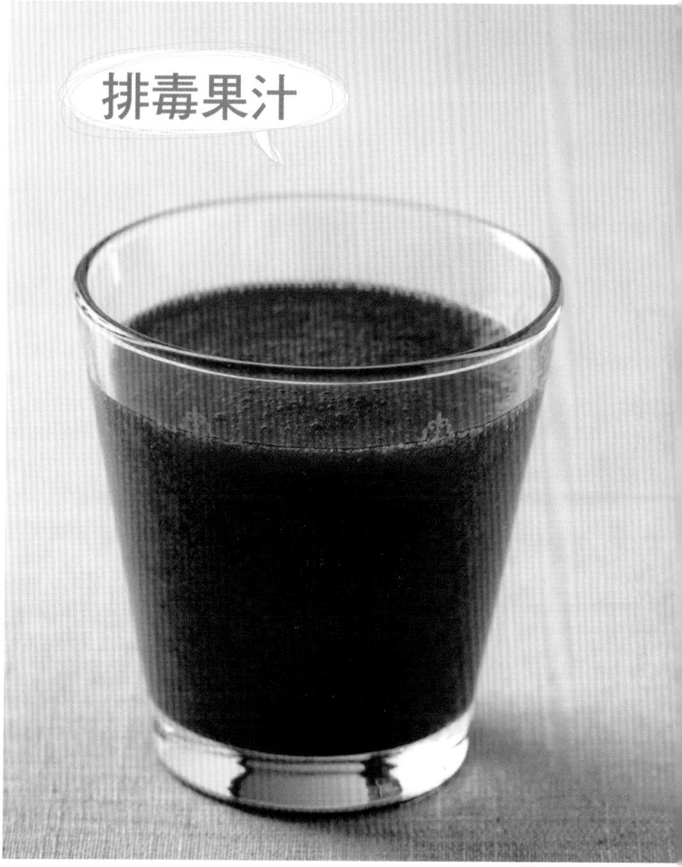

材料

紅色火龍果……150g
檸檬……10g
蜂蜜……適量
開水……300cc

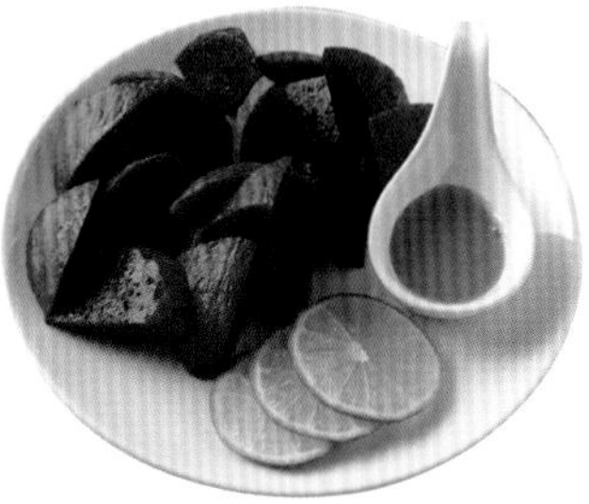

君君老師小叮嚀

紅色火龍果含植化素、礦物質、花青素和水溶性纖維；花青素能抗氧化，其植物性蛋白具活性物質，可協助將體內重金屬排出體外，達到解毒作用。紅色火龍果顏色鮮艷，籽多，加上檸檬，口感甜中帶微酸，大人小孩都愛喝喔！

作法

智慧型調理機

1. 水果洗淨。火龍果去皮切塊，檸檬連皮籽切片。將所有材料和水放入智慧型調理機杯內，蓋緊蓋子。
2. 按下精力湯鍵，再按 START 鍵，30 秒蔬果汁自動完成。

一般調理機

・將作法 ❶ 放入一般調理機，攪打均勻，直到蔬果汁完成。

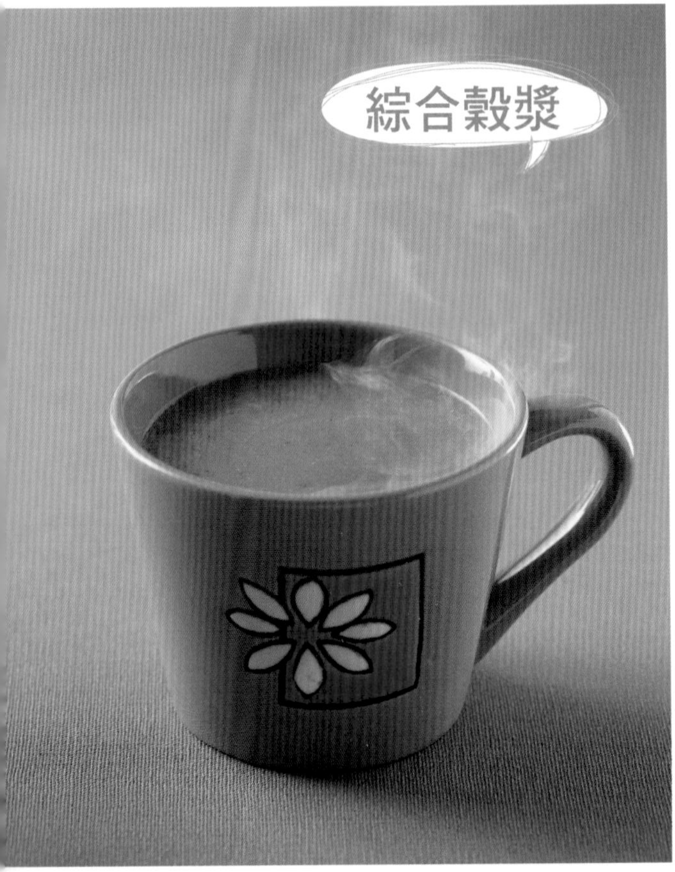

材料

材料 1

綠豆……20g
黑豆……20g
亞麻籽……20g
糙米……20g

材料 2

杏仁……20g
綜合堅果……4 匙
熱水……800cc

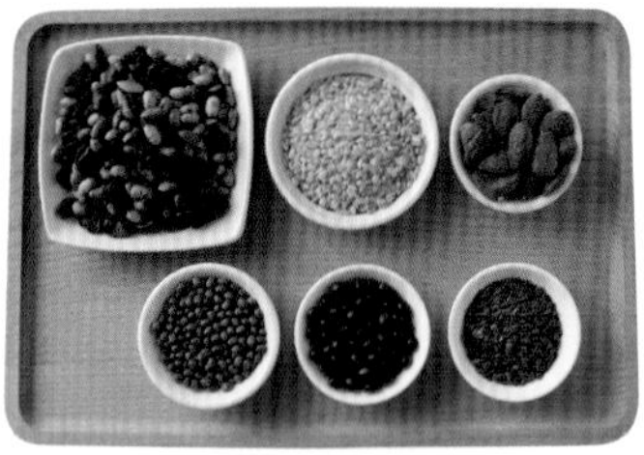

君君老師小叮嚀

綠豆、糙米含豐富維生素 B 及 B17，可抑制癌細胞的生成；黑豆含優質蛋白和卵磷脂，黑豆皮含天冬素；亞麻籽含豐富亞麻油酸和木質素；杏仁含扁桃苷和 β- 胡蘿蔔素，能潤肺。多飲用健康綜合穀漿，能增強孩子免疫力、預防癌症發生。

作法

智慧型調理機

1. 將材料 ❶ 洗淨，所有材料（免浸泡）和熱水放入智慧型調理機杯內，蓋緊蓋子。
2. 按下豆漿鍵，再按 START 鍵，5 分鐘穀漿自動完成。

一般調理機

1. 材料 ❶ 洗淨，浸泡 1～2 小時，放入電鍋，外鍋加 1 杯水蒸煮，待冷卻。
2. 將所有材料放入一般調理機，攪打均勻，直到穀漿完成。

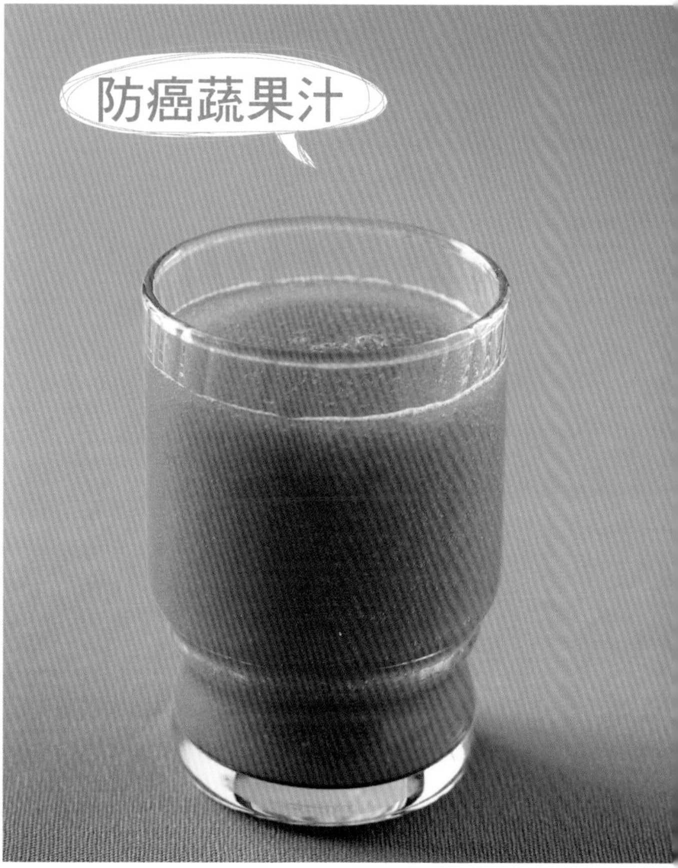

材料

紅蘿蔔……50g
木瓜……100g
柳橙……50g
開水……300cc

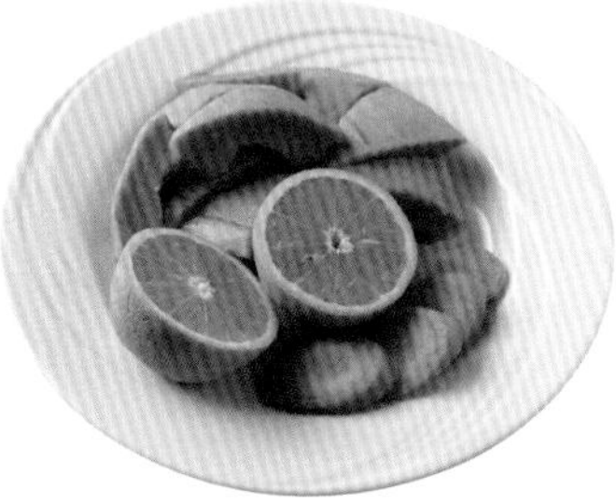

君君老師小叮嚀

漢方認為紅蘿蔔有補血的作用，故紅蘿蔔汁被喻為活的血液。木瓜含有維生素A、B、C及各種酵素。柳橙則有豐富維生素C及維生素E、生物類黃酮等防癌營養成分。由這幾樣水果製成的果汁，口感香甜，是大人小孩都會喜歡的日常防癌、護眼養生飲品。

作法

智慧型調理機

1. 蔬果洗淨。紅蘿蔔切塊，木瓜去皮去籽、柳橙去皮切塊，將所有材料和水放入智慧型調理機杯內，蓋緊蓋子。
2. 按下精力湯鍵，再按 START 鍵，30 秒蔬果汁自動完成。

一般調理機

・將作法 ❶ 放入一般調理機，攪打均勻，直到蔬果汁完成。

防癌排毒穀漿

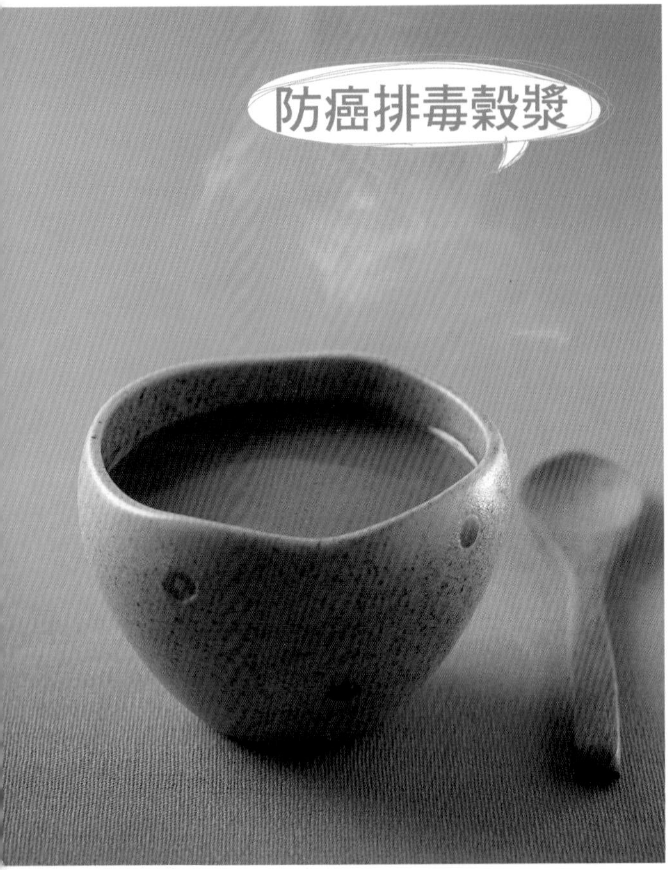

材料

糙米	50g
熟地瓜	200g
三寶粉	1 匙
蜂蜜	適量（可省略）
熱水	800cc

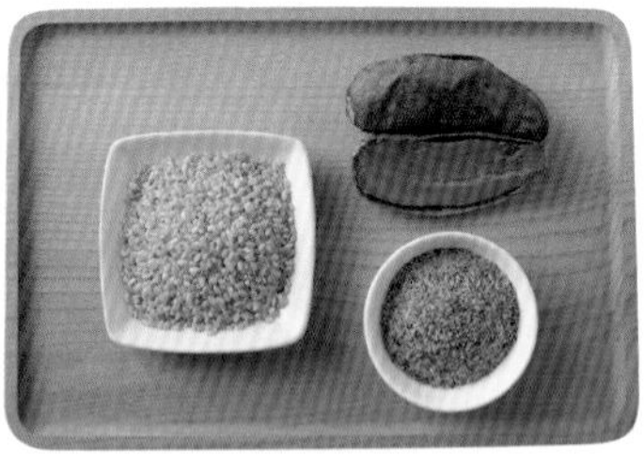

君君老師小叮嚀

糙米含穀維素、亞油酸及豐富的維生素 B 群，能提升免疫力和防癌。地瓜含大量纖維素及豐富的 β- 胡蘿蔔素、維生素 C 和葉酸。這一道穀漿的口感香濃好喝，具飽足感，是預防癌症的健康點心。

作法

智慧型調理機

1. 將糙米洗淨（免浸泡），所有材料和熱水放入智慧型調理機杯內，蓋緊蓋子。
2. 按下豆漿鍵，再按 START 鍵，5 分鐘穀漿自動完成。

一般調理機

1. 先將糙米洗淨、浸泡 1～2 小時，放入電鍋，以外鍋 1 杯水蒸煮，待冷卻。
2. 將所有材料放入一般調理機，攪打均勻，直到穀漿完成。

蒜汁炒綠花椰

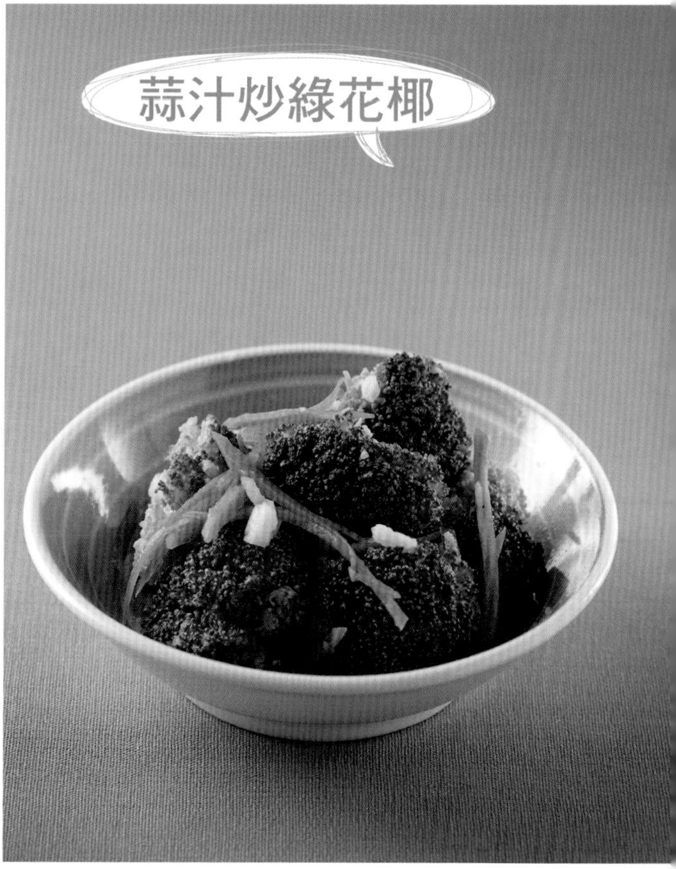

材料

材料 1

大蒜……10g
開水……200cc

材料 2

綠花椰朵……300g
胡蘿蔔絲……70g

調味料

海鹽……適量
調味料……適量

冷壓亞麻油……30cc
冷壓白芝麻油……20cc

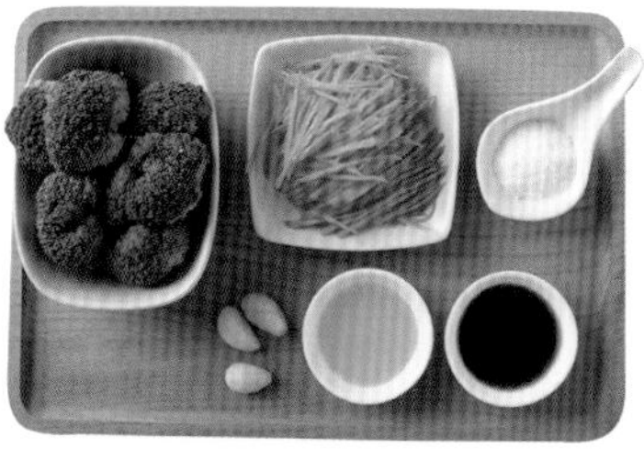

君君老師小叮嚀

大蒜含多種植物生化素，像硫丙烯、二烯丙基硫化物，可以抑制致癌毒素，具防癌效果。綠花椰含豐富 β-胡蘿蔔素與維生素 B17，是預防癌症的好食材。這道菜口感清爽，作法簡單，偶爾排入家常菜單中，可讓孩子身體更加健康。

作法

智慧型調理機

1. 將材料 ❶ 放入智慧型調理機杯內，蓋緊蓋子。
2. 按下精力湯鍵，再按 START 鍵。
3. 熱油鍋加入亞麻油，放入材料 ❷ 以中火拌炒，再將作法 ❷ 的蒜汁倒入炒菜鍋。
4. 加入調味料調味熄火，淋上白芝麻油即可食用。

一般調理機

- 使用一般調理機將材料 ❶ 打成汁，其他作法同上。

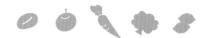

抗過敏穀漿

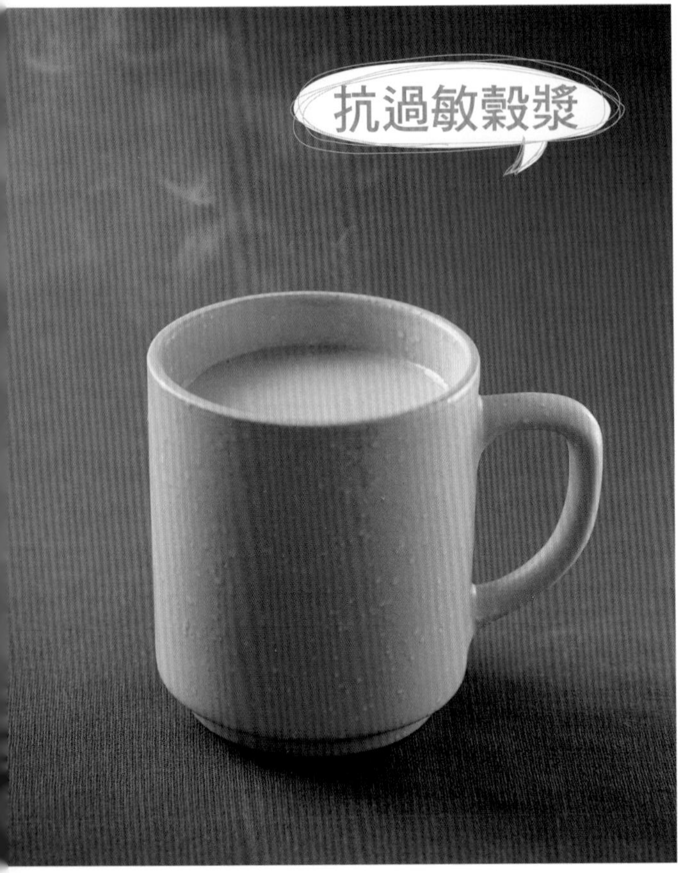

材料

材料 1

藜麥……20g
糙米……30g

材料 2

亞麻籽……20g
葵瓜子……20g
生機三寶粉……2 匙
冰糖……適量
熱水……800cc

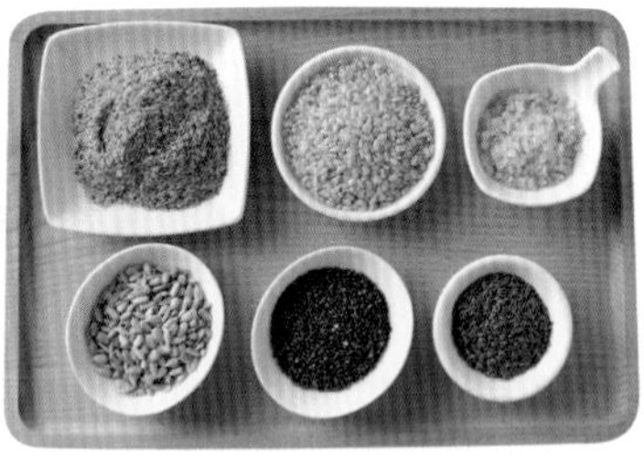

君君老師小叮嚀

亞麻籽含豐富omega-3可以抗發炎。葵瓜子含有木酚素，是抗氧化非常高的植化素，加上三寶粉中的大豆卵磷脂含亞麻仁油酸，與小麥胚芽中豐富維生素 E，具有抗發炎作用。藜麥含豐富的蛋白質、鈣、鐵、鋅，是兒童健康成長所必需的元素，且不含麩質，非常適合過敏的孩子飲用。

作法

智慧型調理機

1. 將材料 ❶ 洗淨，所有材料（免浸泡）和熱水放入智慧型調理機杯內，蓋緊蓋子。
2. 按下豆漿鍵，再按 START 鍵，5 分鐘穀漿自動完成。

一般調理機

1. 將材料 ❶ 洗淨，浸泡 1～2 小時，放入電鍋外鍋加 1 杯水蒸煮，待冷卻。
2. 將所有材料放入一般調理機，攪打均勻，直到穀漿完成。

抗過敏葡萄汁

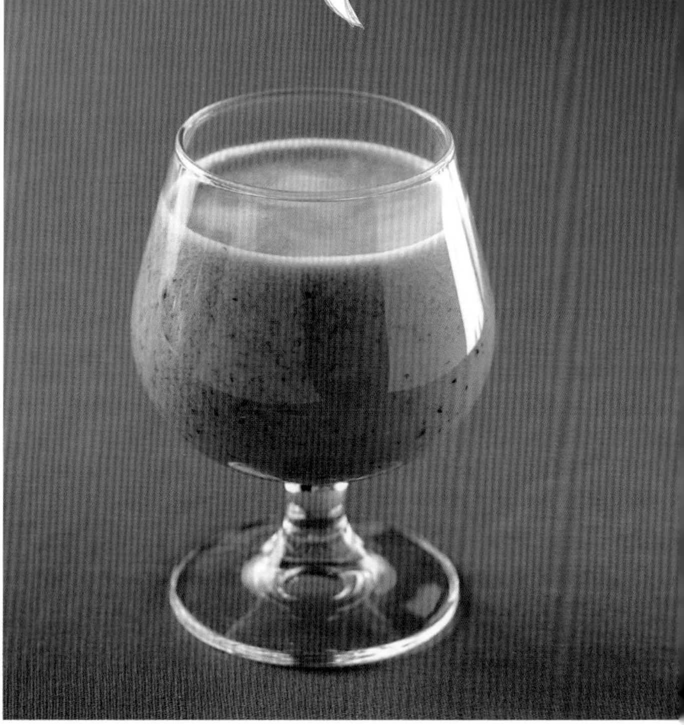

材料

葡萄	150g
蜂蜜	適量
優酪乳	200cc
開水	300cc

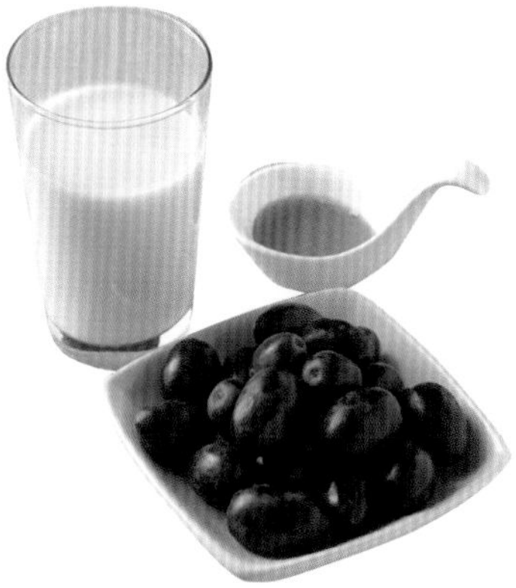

君君老師小叮嚀

葡萄皮中的白藜蘆醇能抑制發炎。優酪乳含益生菌，可協助腸道分解過敏原，對改善身體因過敏而引起的發炎，有很大的幫助。淡紫色的微甜抗敏果汁，很適合孩子夏日飲用。

作法

智慧型調理機

1. 將葡萄洗淨，所有材料放入智慧型調理機杯內，蓋緊蓋子。
2. 按下精力湯鍵，再按 START 鍵，30 秒蔬果汁自動完成。

一般調理機

· 將所有材料放入一般調理機，攪打均勻，直到蔬果汁完成。

抗過敏蔬果汁

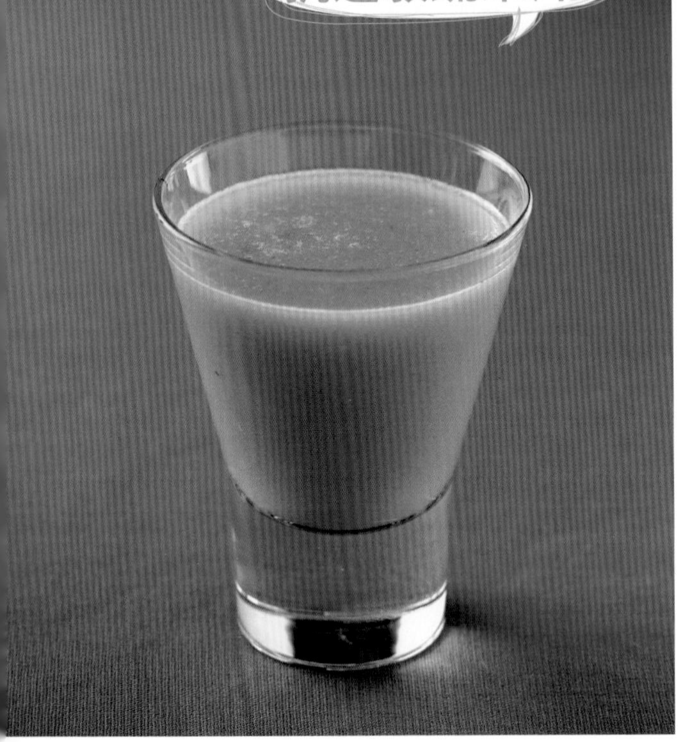

材料

酪梨	70g
香蕉	1 條
檸檬	5g
蘋果	50g
蜂蜜	適量
開水	300cc

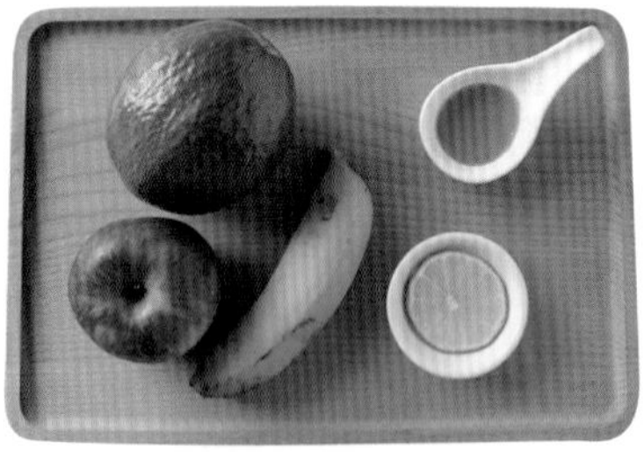

君君老師小叮嚀

酪梨含 Omega-3 脂肪酸，可抗發炎、抗氧化，是對身體非常有益的食材，蘋果含豐富的槲黃素可抗發炎，香蕉含豐富的抗氧化物、維生素E、C、β-胡蘿蔔素，及豐富的氨基酸，能製造情緒賀爾蒙，有助孩子的情緒穩定。口感香濃好喝，是一道非常適合當點心的抗敏飲品。

作法

智慧型調理機

1. 水果洗淨。酪梨去皮去籽切塊，香蕉去皮切塊，檸檬、蘋果連皮籽切塊，所有材料放入智慧型調理機杯內，蓋緊蓋子。
2. 按下精力湯鍵，再按 START 鍵，30 秒蔬果汁自動完成。

一般調理機

- 將作法 ❶ 放入一般調理機，攪打均勻，直到蔬果汁完成。

材料

材料 1

洋蔥絲……200g
咖哩粉……2 匙
三寶粉……2 匙
水……100cc

材料 2

馬鈴薯塊……300g
紅蘿蔔塊……200g
雞胸肉……200g

調味料

調味粉……適量
亞麻油……適量
飯……適量

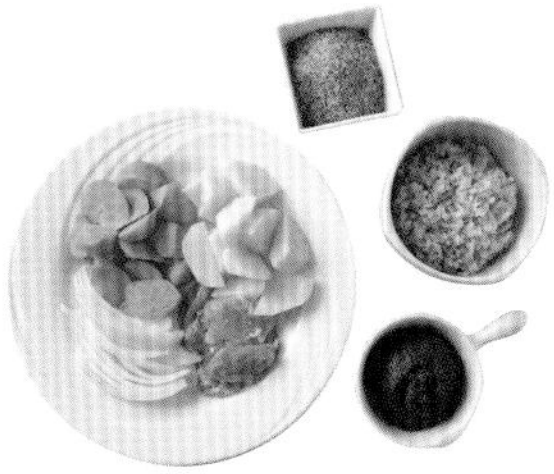

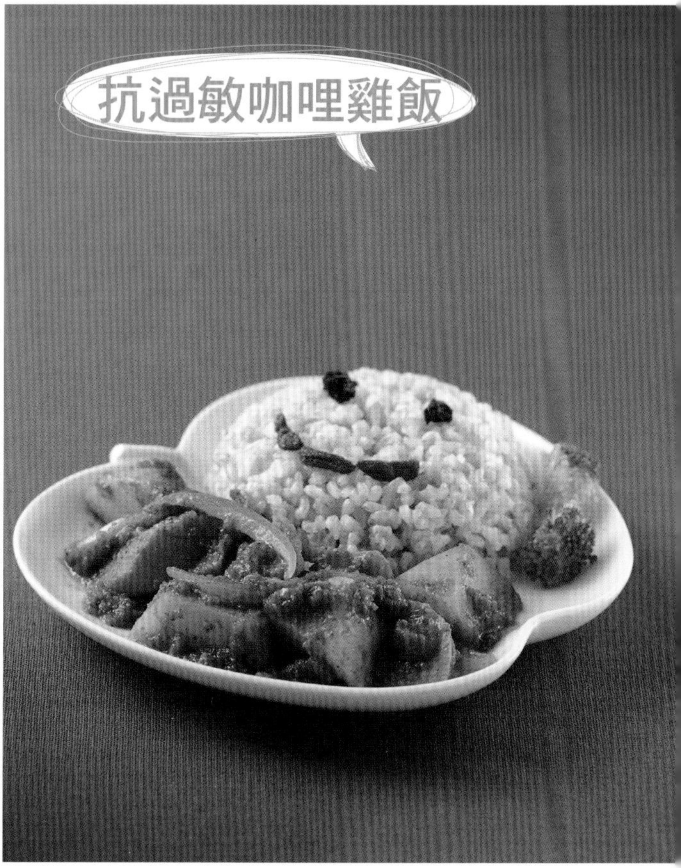

君君老師小叮嚀

洋蔥含大量的槲皮素，可以抗過敏。咖哩中的薑黃素與薑醇素都含有高度抗發炎作用的物質，可控制身體抗發炎的表現，預防過敏。馬鈴薯含高鉀和人體必需氨基酸及優質蛋白質。胡蘿蔔的類胡蘿蔔素，加上黃金三寶粉可有效提升孩子的免疫力，減少過敏的發生。

作法

智慧型調理機

1. 先將材料 ❶ 放入智慧型調理機杯內，蓋緊蓋子。
2. 按精力湯鍵，再按 START 鍵打成汁。
3. 將材料 ❷ 洗淨、切塊。熱油鍋，於鍋中加入少許亞麻油，加入材料 ❷，以中火拌炒。再將材料 ❶ 的成品倒入拌炒至熟加入調味粉即可熄火。
4. 淋在飯上即可食用。

一般調理機

· 使用一般調理機將材料 ❶ 打成汁，其他作法同上。

清腸穀漿

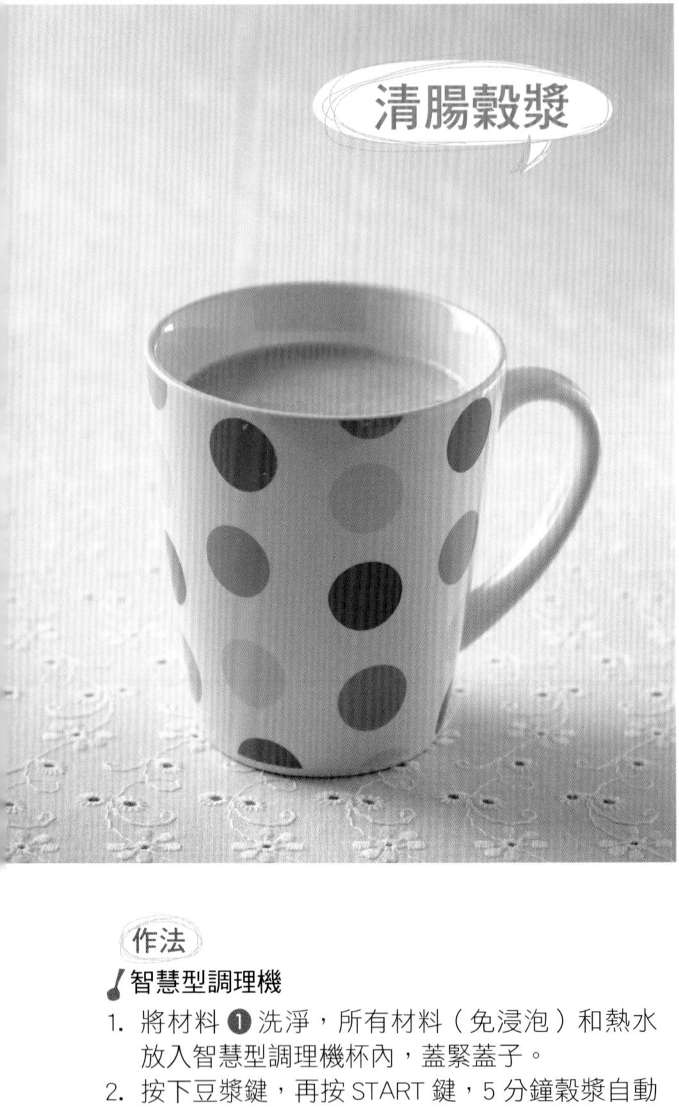

材料

材料 1

燕麥 ………… 20g
薏仁 ………… 30g
糙米 ………… 20g

材料 2

亞麻籽 ………… 20g
紅冰糖 ………… 適量
熱水 ………… 800cc

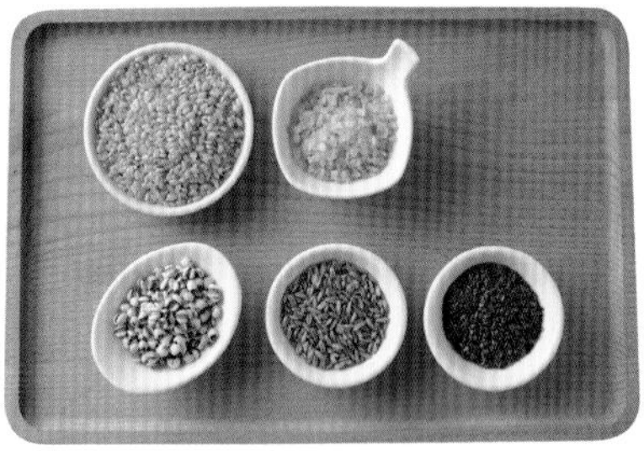

作法

智慧型調理機

1. 將材料 ❶ 洗淨，所有材料（免浸泡）和熱水放入智慧型調理機杯內，蓋緊蓋子。
2. 按下豆漿鍵，再按 START 鍵，5 分鐘穀漿自動完成。

一般調理機

1. 將材料 ❶ 洗淨，浸泡 1～2 小時，放入電鍋外鍋加 1 杯水蒸煮，待冷卻。
2. 將所有材料放入一般調理機，攪打均勻，直到穀漿完成。

君君老師小叮嚀

亞麻籽所含的木質素是所有種子最高的，薏仁、糙米和燕麥都含有豐富的膳食纖維，對維持腸道健康有很大幫助。這一道穀漿口感香濃，具有飽足感，可當作日常點心飲用，孩子的接受度很高。

清腸地瓜優酪乳

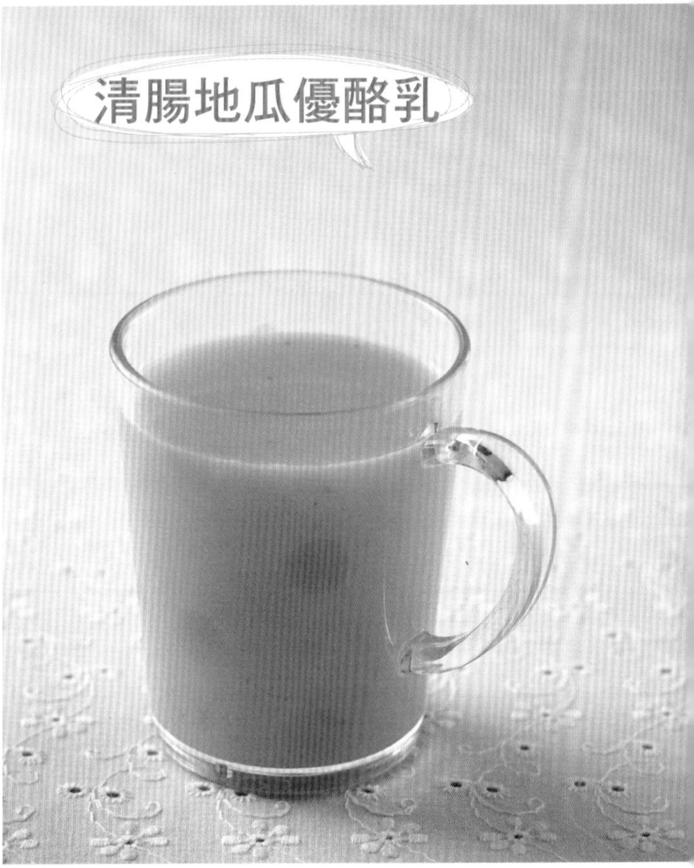

材料

熟地瓜……100g
蘋果……50g
優酪乳……200cc
蜂蜜……30cc
開水……300cc

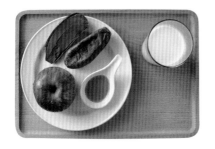

君君老師小叮嚀

地瓜含大量膠原及黏液多醣類物質，可去除脂肪，同時地瓜的膳食纖維占 40%，並有豐富的氨基酸，具預防便秘、排除宿便的功效。蘋果含膳食纖維可促進腸胃蠕動、排出體內毒素。現在很多孩子纖維質攝取不足，常有便秘的困擾，利用好喝的飲品來清腸胃是理想的做法。

作法

智慧型調理機

1. 將蘋果洗淨、連皮籽切塊，所有材料和水放入智慧型調理機杯內，蓋緊蓋子。
2. 按下精力湯鍵，再按 START 鍵，30 秒蔬果汁自動完成。

一般調理機

· 將作法 ❶ 放入一般調理機，攪打均勻，直到蔬果汁完成。

清腸高纖優酪乳

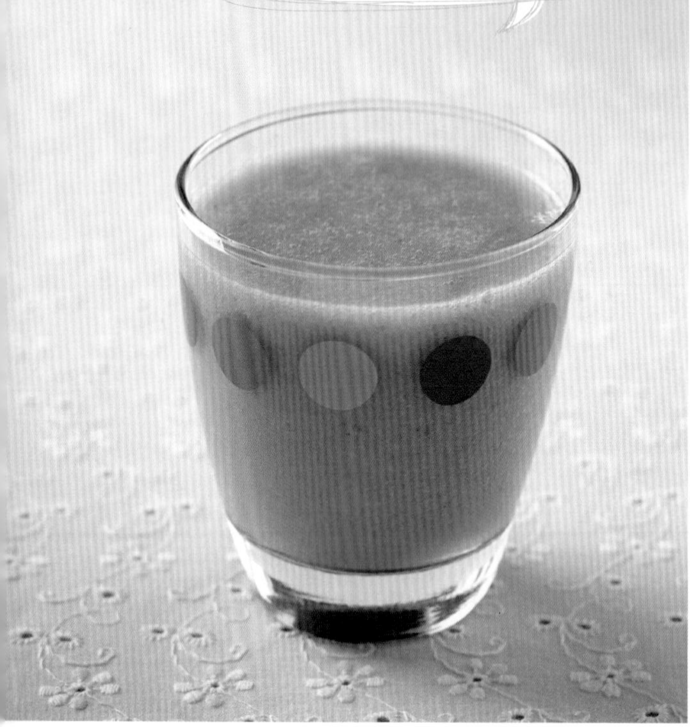

材料

蘋果	50g
香蕉	2 條
芭樂	70g
優酪乳	200cc
黃金三寶粉	2 匙
蜂蜜	30cc
開水	300cc

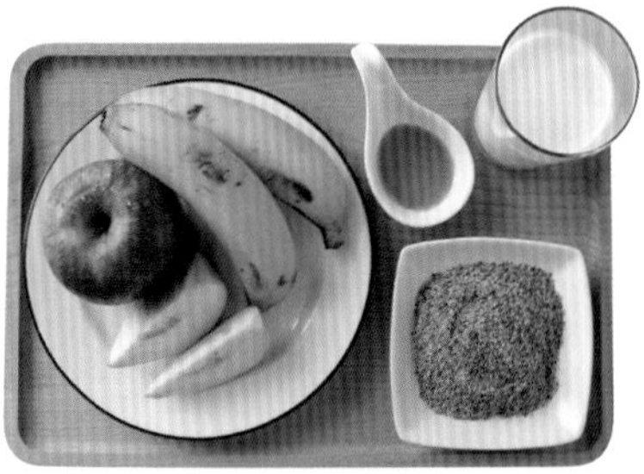

作法

智慧型調理機

1. 水果洗淨，蘋果連皮籽切塊，香蕉去皮切塊，芭樂連籽切塊。所有材料和水放入智慧型調理機杯內，蓋緊蓋子。
2. 按下精力湯鍵，再按 START 鍵，30 秒蔬果汁自動完成。

一般調理機

· 將作法 ❶ 放入一般調理機，攪打均勻，直到蔬果汁完成。

君君老師小叮嚀

香蕉和芭樂含有豐富的膳食纖維，具有很好的潤腸通便功能。此外，熟的香蕉中具有抗癌作用的物質TNF，能夠改善免疫系統的功能。蘋果含有豐富的水溶性纖維和果膠，果膠有保護腸壁的作用，優酪乳可增加腸道好菌，加上黃金三寶粉的營養，對清腸、預防便秘非常有幫助，且口感滑順，大人小孩都會喜歡喝。

材料

材料 1

糙米 50g
水 1000cc

材料 2

棒棒腿 500g
玉米粒 50g
綜合菇 50g
黑木耳絲 30g

調味料

海鹽 .... 適量

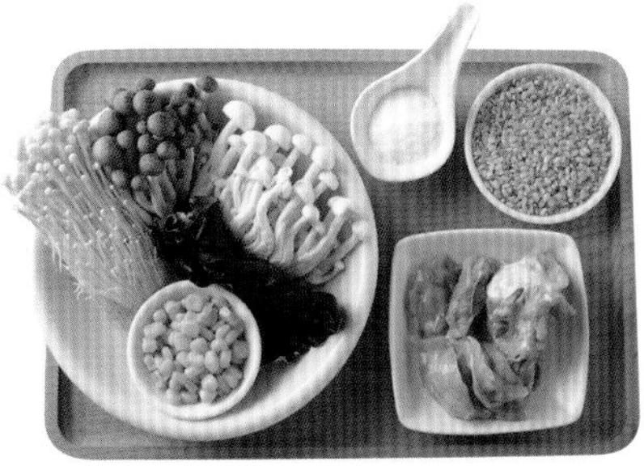

清腸糙米湯

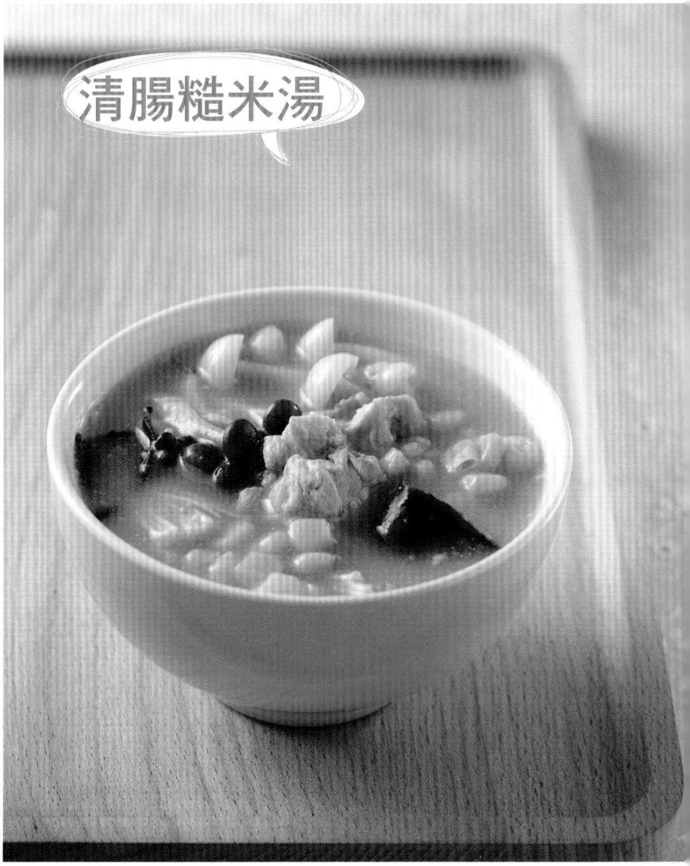

君君老師小叮嚀

糙米、玉米含豐富的纖維質，能促進腸胃蠕動，使排便順暢。黑木耳含有豐厚的纖維素和一種特殊的植物膠原，可以促進胃腸蠕動，避免便秘。這一道偽玉米濃湯，口感香甜，孩子接受度很高，可漸進式地改善孩子便秘的困擾。

作法

智慧型調理機

1. 先將材料❶放入智慧型調理機杯內，蓋緊蓋子。
2. 按豆漿鍵，再按 START 鍵打成汁。
3. 材料❷洗淨，綜合菇切除根部，棒棒腿切塊。取一湯鍋，將材料❶的成品倒入，煮滾後加入材料❷，煮 15 ～ 20 分鐘至熟，熄火加入調味料即可食用。

一般調理機

‧將糙洗淨，浸泡 1 ～ 2 小時，放入電鍋外鍋加 1 杯水蒸煮，待冷卻後，放入一般調理機打成汁，其他作法同上。

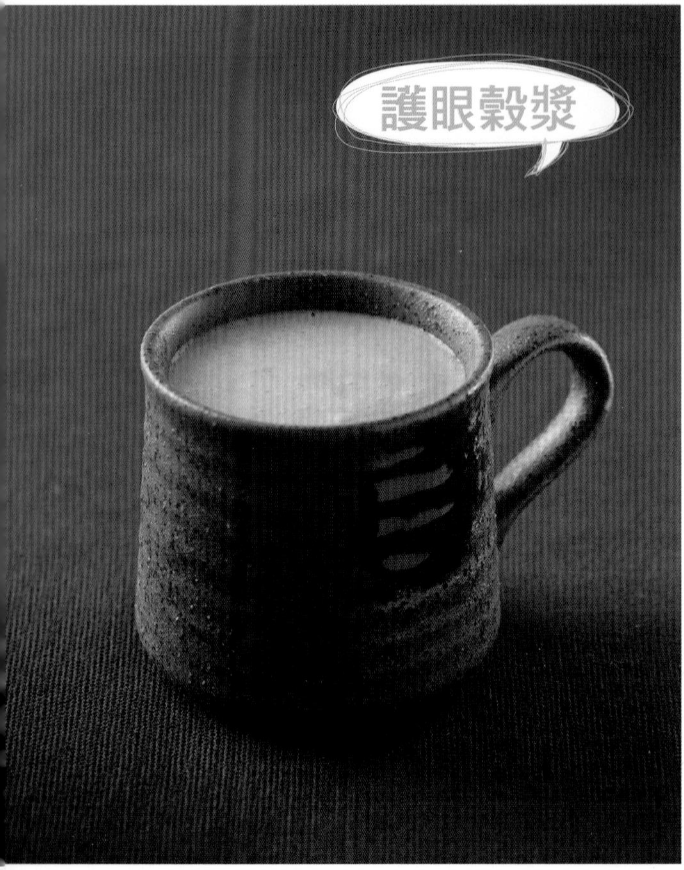

材料

材料 1

黑豆	20g
糙米	30g

材料 2

杏仁	30g
綜合堅果	2 匙
熱水	800cc

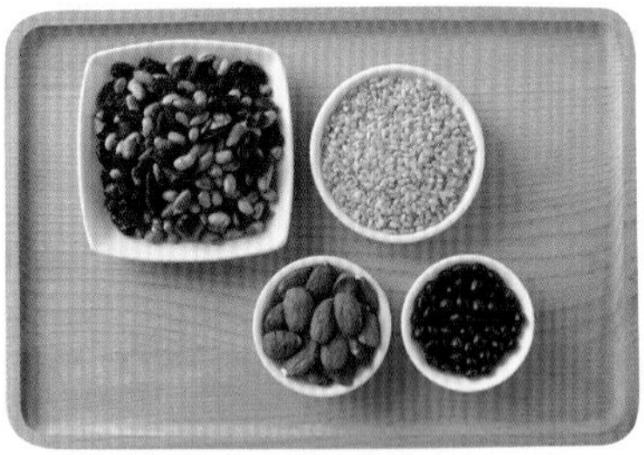

君君老師小叮嚀

黑豆含高濃度抗氧化物矢車菊素 -3- 配糖體，杏仁含杏桃苷，糙米含維穀素、亞油酸，加上三寶粉中的啤酒酵母含豐富維生素 B 群，小麥胚芽含維生素 E，對於經常用眼的孩子有護眼的效果。

作法

智慧型調理機

1. 將材料 ❶ 洗淨，所有材料（免浸泡）和熱水放入智慧型調理機杯內，蓋緊蓋子。
2. 按下豆漿鍵，再按 START 鍵，5 分鐘穀漿自動完成。

一般調理機

1. 將材料 ❶ 洗淨，浸泡 1 ～ 2 小時，放入電鍋以外鍋 1 杯水蒸煮。
2. 煮熟冷卻後將所有材料放入調理機，攪打均勻，直到穀漿完成。

護眼藍莓優酪乳

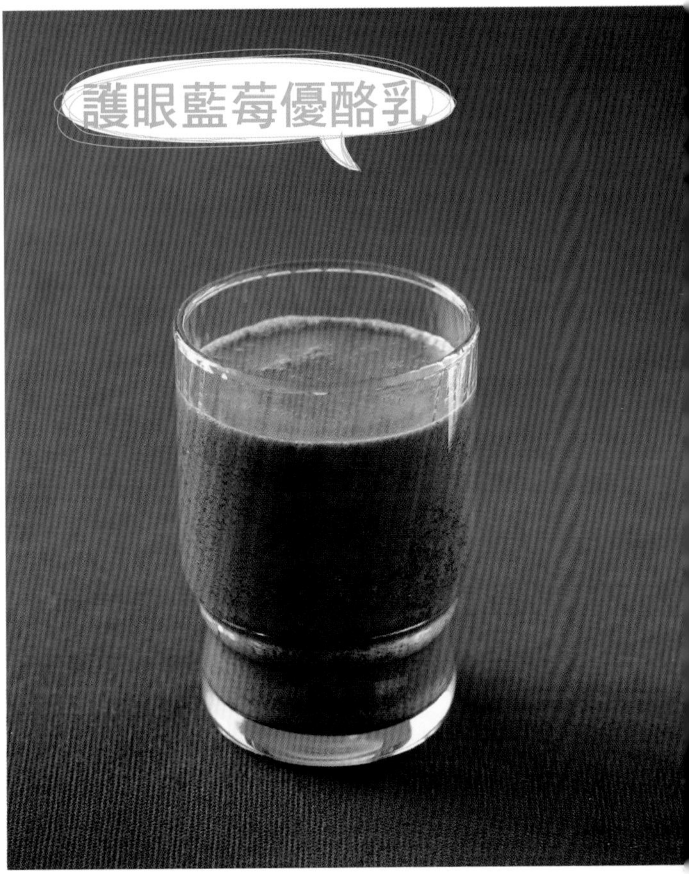

材料

藍莓	100g
優酪	200cc
三寶粉	2 匙
蜂蜜	適量
開水	300cc

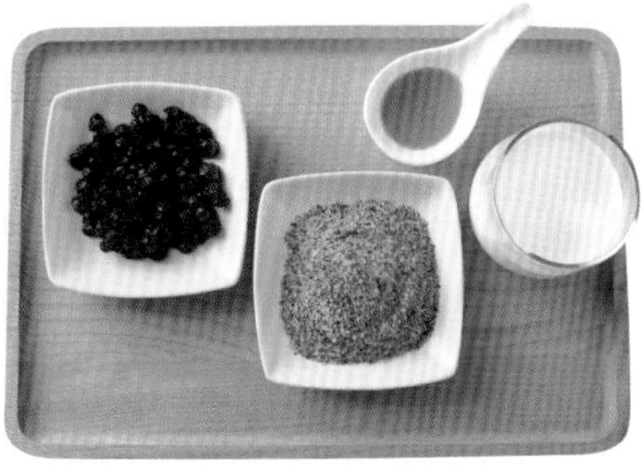

君君老師小叮嚀

藍莓含有豐富前花青素，可維持眼睛結締組織的正常結構，並強化眼睛微血管壁，讓眼睛發展更順利。加上優酪乳和三寶粉，也能提升身體的循環及新陳代謝，讓需要長期看書、看電腦的孩子保護眼睛。

作法

智慧型調理機

1. 將藍莓洗淨，所有材料放入智慧型調理機杯內，蓋緊蓋子。
2. 按下精力湯鍵，再按 START 鍵，30 秒蔬果汁自動完成。

一般調理機

· 藍莓洗淨，所有材料放入一般調理機，攪打均匀，直到蔬果汁完成。

胡蘿蔔炒蘆筍

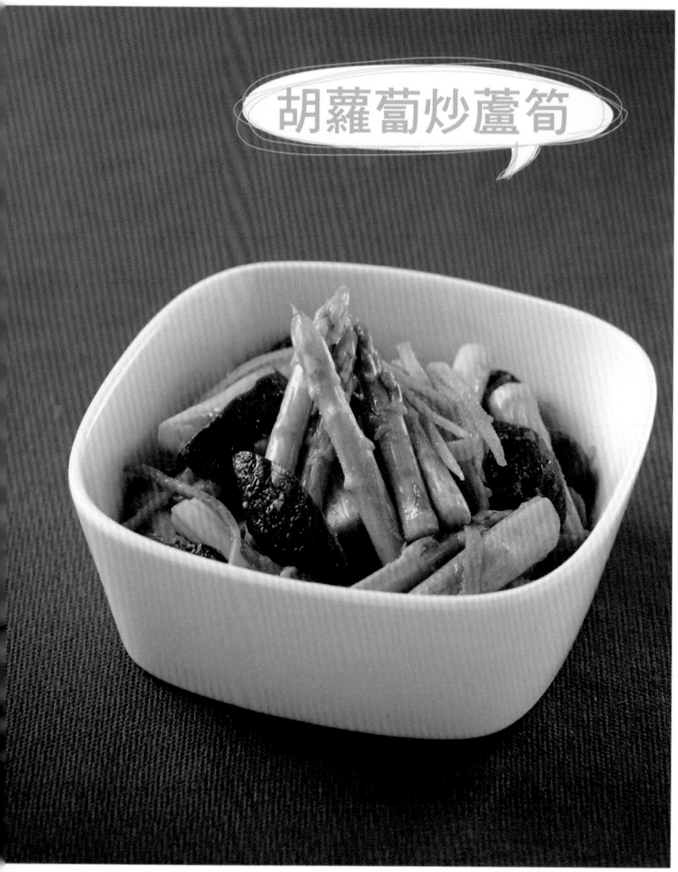

材料

材料 1

胡蘿蔔塊	70g
枸杞	30g
水	200cc

材料 2

胡蘿蔔絲	100g
蘆筍段	100g
香菇絲	30g

調味料

海鹽	適量
香菇調味粉	適量
黑麻油	適量

亞麻油	適量

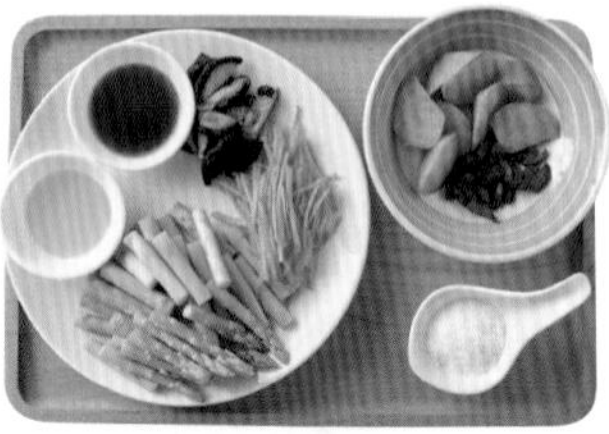

作法

智慧型調理機

1. 將材料 ❶ 洗淨，放入智慧型調理機杯內，蓋緊蓋子。
2. 按精力湯鍵，再按 START 鍵打成汁。
3. 將材料 ❷ 食材洗淨。胡蘿蔔切絲；蘆筍去除根部，削去較硬外皮，切段；香菇泡軟切絲。
4. 於鍋中倒入少許亞麻油，放入材料 ❷ 以中火拌炒至熟，再將材料 ❶ 的成品倒入，再加入調味料，煮開後淋上黑麻油，熄火即可食用。

一般調理機

· 使用一般調理機將材料 ❶ 打成汁，其他作法同上。

君君老師小叮嚀

枸杞及胡蘿蔔都是護眼的明星食物，含豐富維生素 A，對視網膜感光有很大幫助，另外，蘆筍含豐富維生素 B 群，可維護視神經、角膜的健康。這道食譜口感清爽、色彩豐富，可做為家中常備菜，為孩子的視力加分。

薏仁玉米濃湯

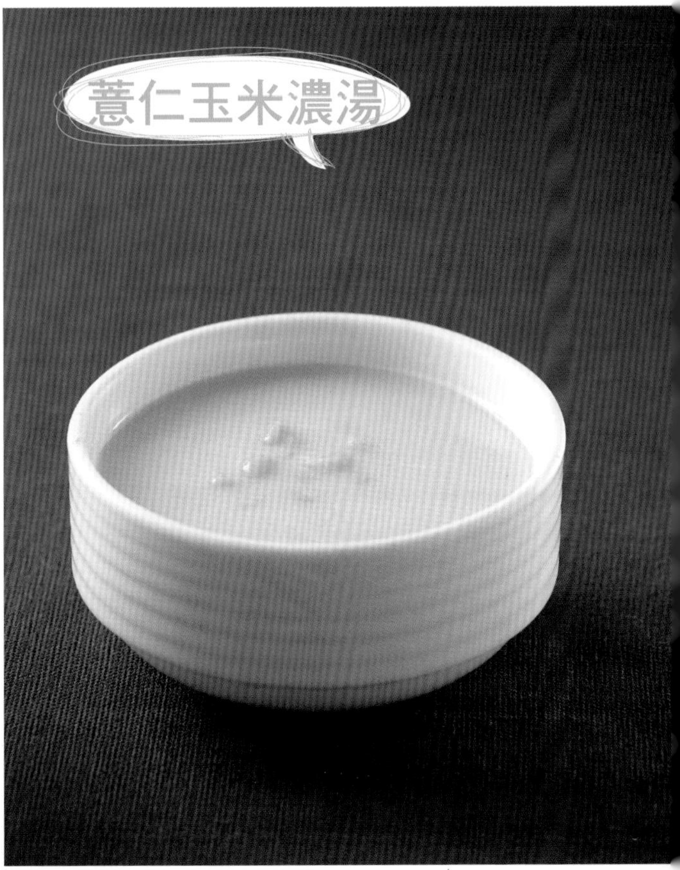

材料

材料 1

薏仁……100g
熱水……800cc

材料 2

玉米粒……300g
海鹽……適量

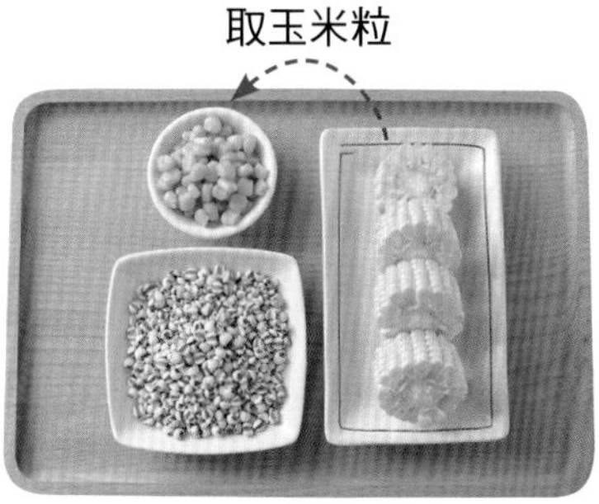

君君老師小叮嚀

玉米含葉黃素和玉米黃素，具抗氧化作用，可延緩視力退化。此外，玉米還含有胡蘿蔔素、維生素 A，是極佳的護眼食材。這一道湯品口感香甜濃郁，很受孩子歡迎。若要讓玉米濃湯更香濃可於材料 ❶ 中加入烘焙腰果，若要增加濃稠度，可再增加少許糙米。

作法

智慧型調理機

1. 先將材料 ❶ 放入智慧型調理機杯內，蓋緊蓋子。
2. 按豆漿鍵，再按 START 鍵打成汁。
3. 將玉米粒，與材料 ❶ 的薏仁漿倒入鍋中，煮滾後加入海鹽調味即可食用。

一般調理機

· 將材料 ❶ 洗淨，浸泡 1～2 小時後，放入電鍋以外鍋 1 杯水蒸煮至熟，冷卻後再放入一般調理機，攪打均勻，直到薏仁漿完成，其他作法同上。

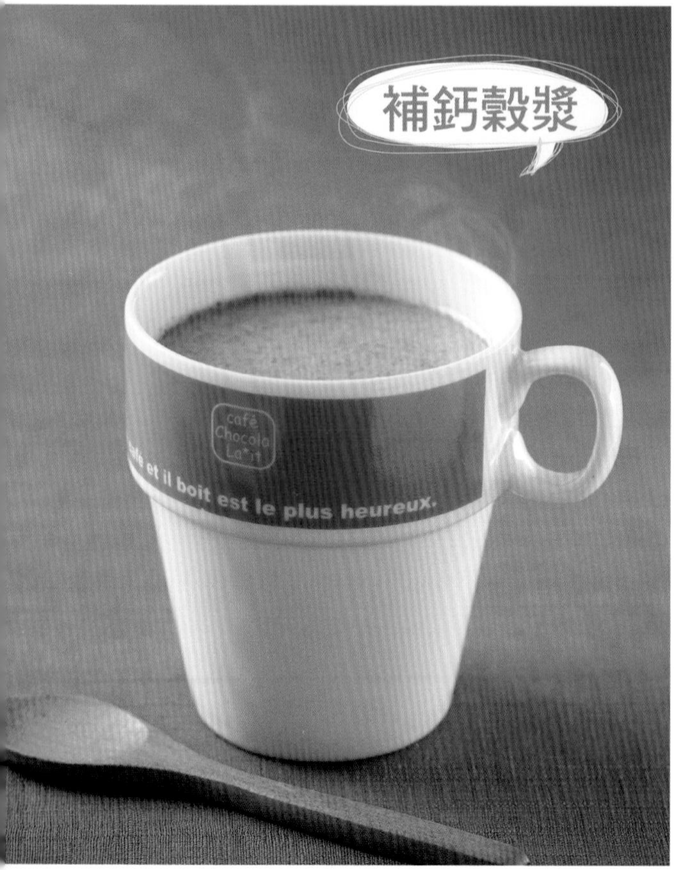

材料

黃豆	30g
黑芝麻	50g
亞麻籽	20g
綜合堅果	2 匙
熱水	1000cc

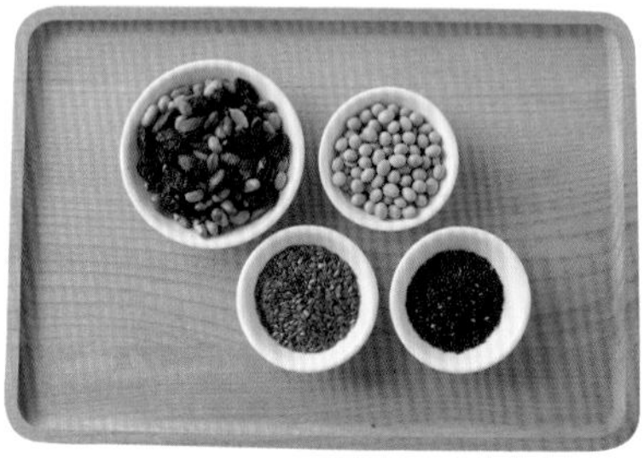

君君老師小叮嚀

黑芝麻含有非常高的鈣。黃豆的大豆異黃酮和亞麻籽的木質素也可以幫助鈣吸收。孩子成長中鈣質的攝取非常重要，除了從牛奶中獲得之外，多喝營養穀漿也是理想的補充鈣質做法。

作法

智慧型調理機

1. 將所有材料 （免浸泡）和熱水放入智慧型調理機杯內，蓋緊蓋子。
2. 按下豆漿鍵，再按 START 鍵，5 分鐘穀漿自動完成。

一般調理機

1. 將黃豆洗淨，浸泡 1 ～ 2 小時後，放入電鍋外鍋加 1 杯水蒸煮。
2. 煮熟冷卻後再將所有材料放入一般調理機，攪打均勻，直到穀漿完成。

補鈣雙耳露

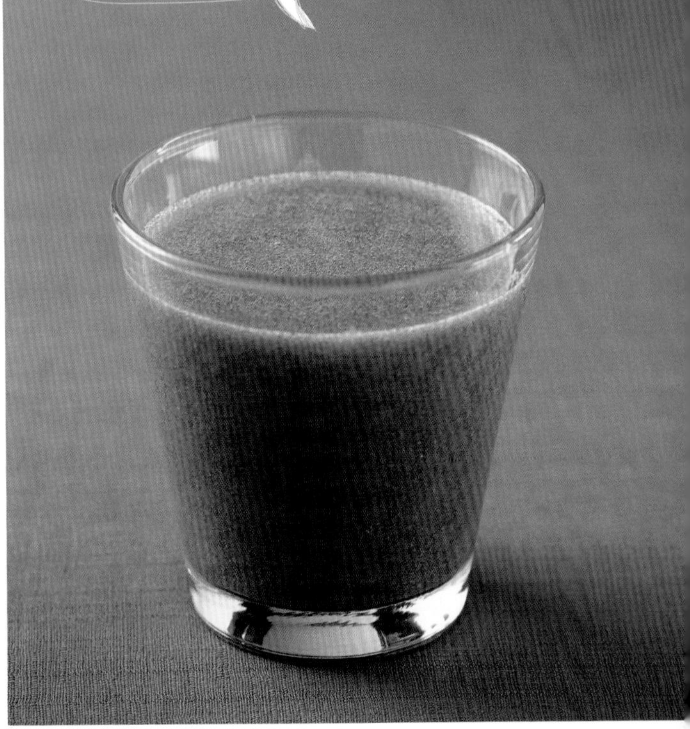

材料

材料 1

黑木耳	10g
白木耳	20g

材料 2

黑芝麻	20g
黑棗	8 粒
枸杞	10g
黑糖	適量
熱水	500cc

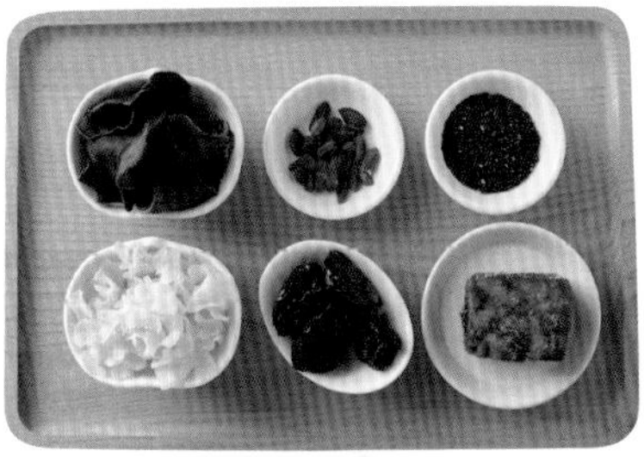

君君老師小叮嚀

白木耳含有非常高的膠質，加上黑木耳、黑芝麻、黑棗及黑糖，含豐富的鈣、鐵，對小孩筋骨發展有非常大的幫助。這道飲品可放入冰箱，冰涼口感很討孩子喜歡，經常來一杯，可補足孩子成長需要的鈣質。

作法

智慧型調理機

1. 將材料 ❶ 洗淨，以滾水沖淋。加入所有材料（免浸泡）及熱水放入智慧型調理機杯內，蓋緊蓋子。
2. 按下濃湯鍵，再按 START 鍵，5 分鐘自動完成。

一般調理機

1. 將材料 ❶ 洗淨、浸泡約 10 分鐘至軟，再放入鍋中煮約 5 分鐘。
2. 煮熟冷卻後，再將所有材料放入一般調理機，攪打均勻，直到完成。

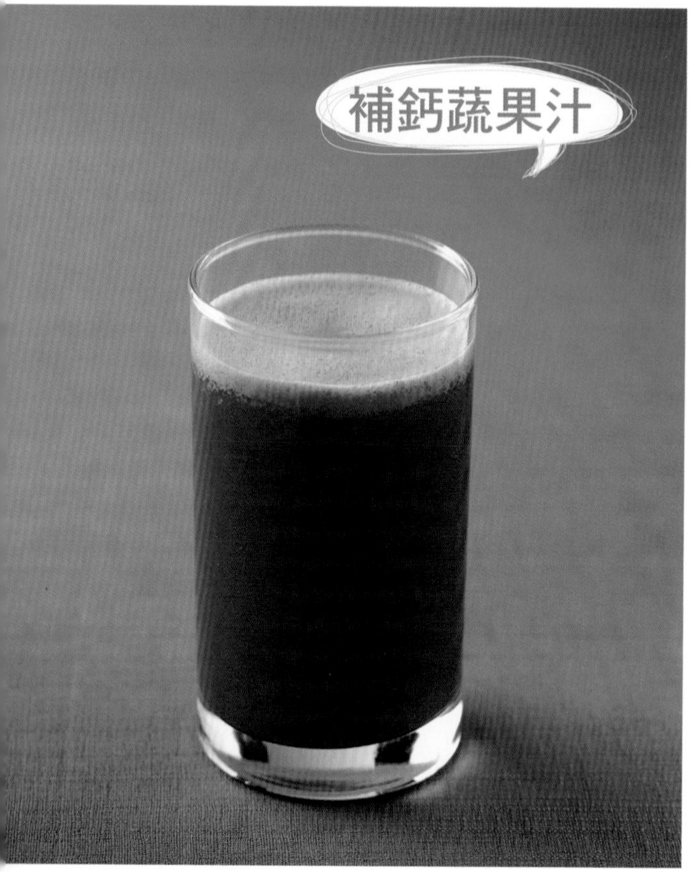

補鈣蔬果汁

材料

鳳梨	200g
甜菜根	50g
檸檬片	20g
蜂蜜	30g
開水	500cc

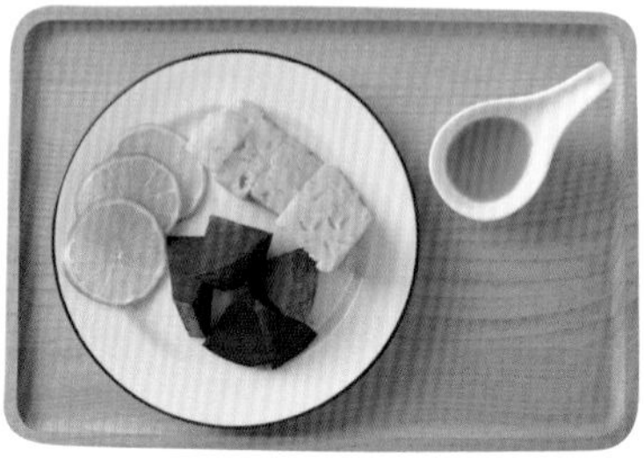

君君老師小叮嚀

甜菜根含豐富的鐵，可提升孩子的專注力。檸檬的維生素C及鳳梨的錳，都可以幫助鈣質在小腸的吸收。補鈣蔬果汁色彩鮮艷，口感酸甜，大人及孩子都會開心喝下肚。

作法

智慧型調理機

1. 水果洗淨，鳳梨去皮、切塊，甜菜根及檸檬連籽皮切塊，和水放入智慧型調理機杯內，蓋緊蓋子。
2. 按下精力湯鍵，再按 START 鍵，30 秒蔬果汁自動完成。

一般調理機

・將作法 ❶ 放入一般調理機，攪打均勻，直到蔬果汁完成。

香菇豆腐煮

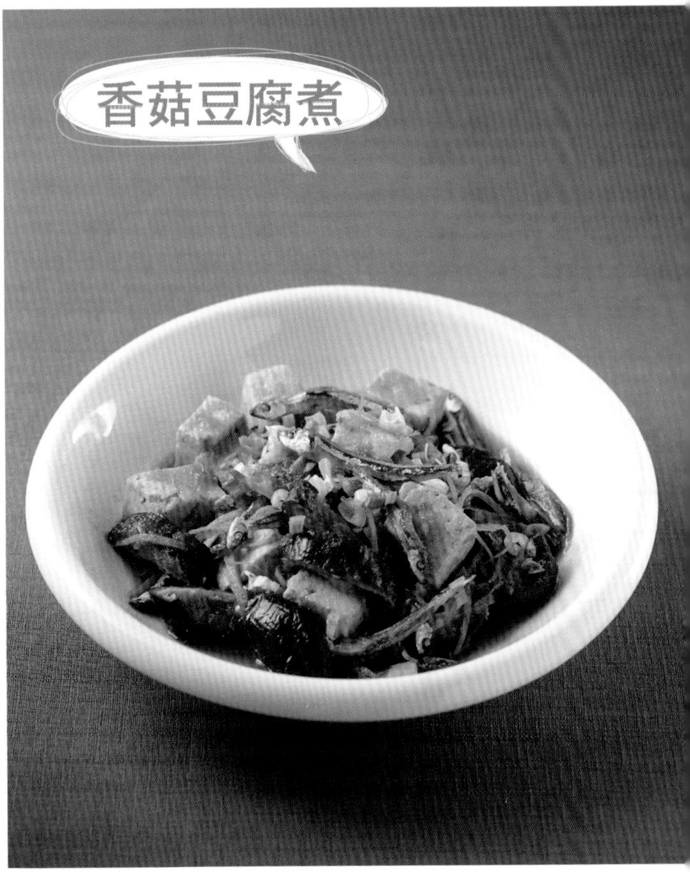

材料

材料 1

洋蔥……30g
大蒜……30g
水……200cc

材料 2

紅蘿蔔……30g
豆腐……2 塊
小魚乾……適量
香菇……3 朵

調味料

蔥花……適量
海鹽……適量
調味料……適量
亞麻油……適量

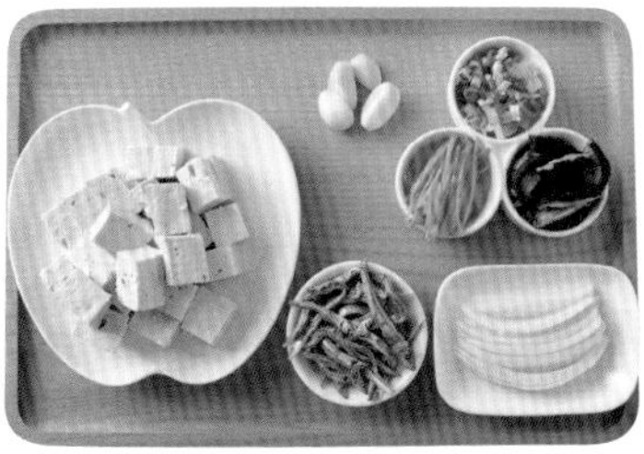

君君老師小叮嚀

洋蔥含胡蘿蔔素和鈣質。大蒜含木質素、異黃酮素可預防骨質疏鬆。小魚乾含大量鈣質，對成長中的孩子具有補鈣及護筋骨的功效。利用每日的家常菜多攝取鈣質，可讓孩子長得更高更壯。

作法

智慧型調理機

1. 先將材料❶洗淨去皮放入智慧型調理機杯內，蓋緊蓋子。
2. 按精力湯鍵，再按 START 鍵打成汁。
3. 將材料❷洗淨，紅蘿蔔切絲，豆腐切塊。小魚乾及香菇泡軟。
4. 取鍋倒入少量亞麻油加熱，放入豆腐煎至兩面焦黃，加入材料❷拌炒至熟，再將材料❶的成品倒入，煮開後，加入調味料即可。

一般調理機

・使用一般調理機將材料❶打成汁，其他作法同上。

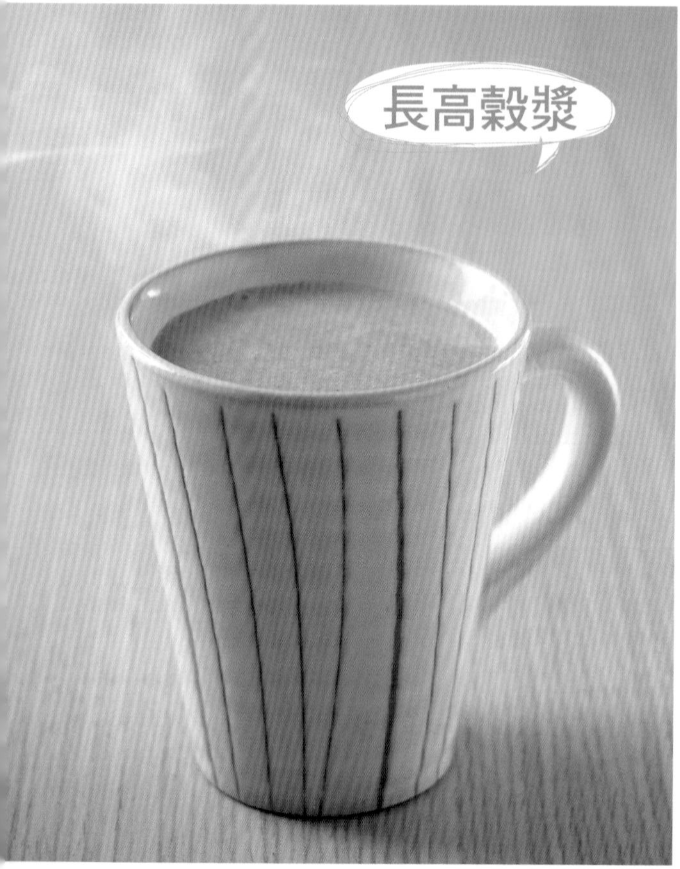

材料

材料 1

黃豆	10g
黑豆	10g
糙米	20g
藜麥	20g

材料 2

葵花子	20g
黑芝麻	20g
綜合堅果	3 匙
三寶粉	2 匙
熱水	800cc

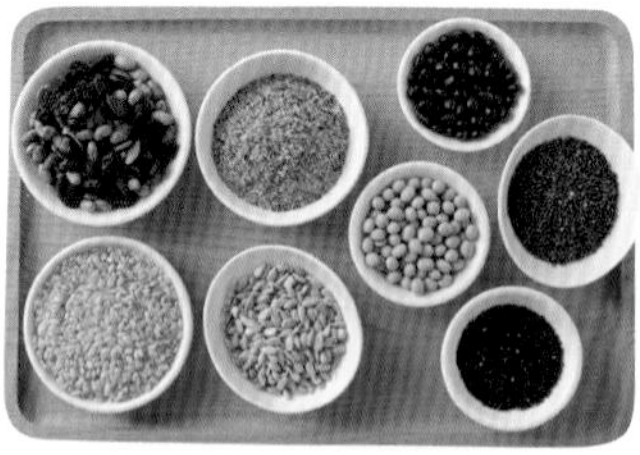

作法

智慧型調理機

1. 將材料 ❶ 洗淨，所有材料（免浸泡）和熱水放入智慧型調理機杯內，蓋緊蓋子。
2. 按下豆漿鍵，再按 START 鍵，5 分鐘穀漿自動完成。

一般調理機

1. 將材料 ❶ 洗淨，浸泡 1～2 小時，放入電鍋外鍋加 1 杯水蒸煮，待冷卻。
2. 將所有材料放入一般調理機，攪打均勻，直到穀漿完成。

君君老師小叮嚀

想讓孩子長高需要完整的營養素！黃豆和黑豆含豐富的優質蛋白，同時含精氨酸和離胺酸。糙米含鋅，藜麥含豐富的蛋白質、鈣、鐵、鋅是孩子成長必須的元素。葵花子含豐富的氨基酸，黑芝麻含豐富的鈣，加上綜合堅果含豐富的 B 群和蛋白質，可提供孩子長高不可或缺的完整營養。

長高蔬果汁

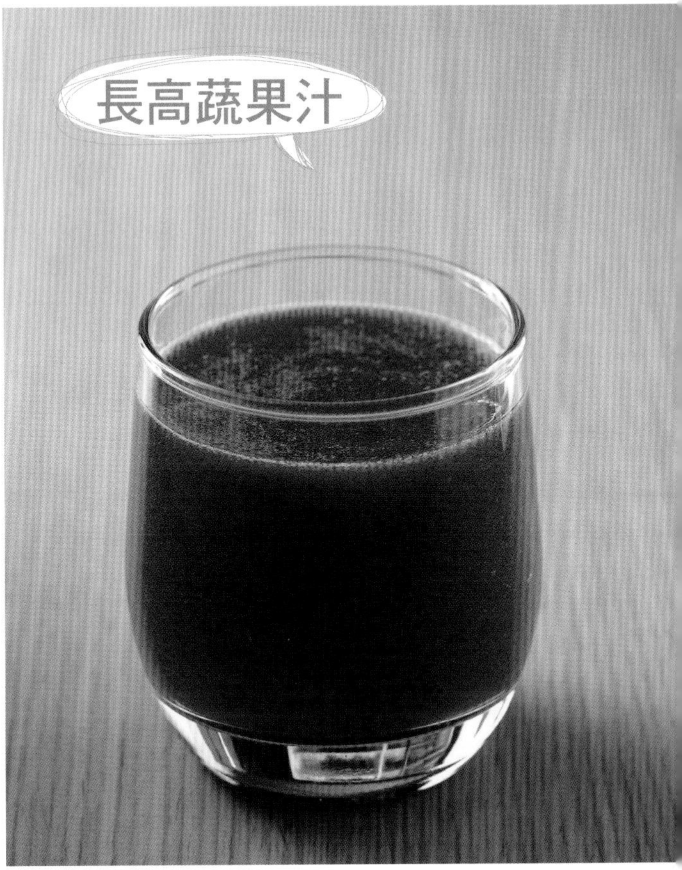

材料

材料 1

紅火龍果	150g
藍莓	50g
芭樂	50g
高麗菜	10g

材料 2

核桃	4 粒
蜂蜜	適量
綜合堅果	1 匙
開水	300cc

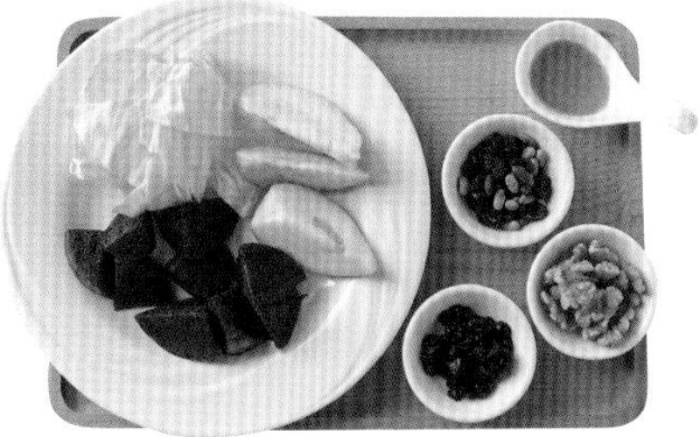

君君老師小叮嚀

火龍果含少有的植物性白蛋白及花青素，藍莓含有豐富前花青素和鐵，芭樂含維生素 C，高麗菜則含鈣和維生素 K，有助於身體對鈣、鐵的吸收。核桃含鈣和鋅，蜂蜜含有大量易被人體吸收的氨基酸，加上綜合堅果的豐富蛋白質，是可以幫助孩子長高的好喝蔬果汁。

作法

智慧型調理機

1. 將材料 ❶ 洗淨。火龍果去皮切塊，芭樂含籽切塊，高麗菜切塊。所有材料和水放入智慧型調理機杯內，蓋緊蓋子。
2. 按下精力湯鍵，再按 START 鍵 30 秒蔬果汁自動完成。

一般調理機

· 將作法 ❶ 放入一般調理機，攪打均勻，直到蔬果汁完成。

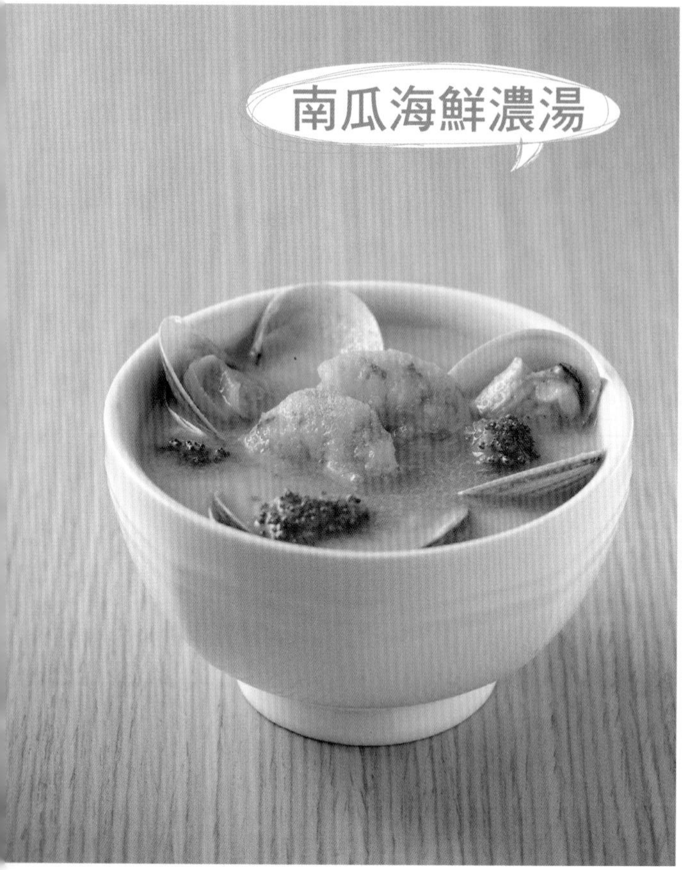

南瓜海鮮濃湯

材料

材料 1

生南瓜（含籽、皮）……200g
白芝麻……30g
糙米……30g
熱水……800cc

材料 2

綜合海鮮（蝦仁、白肉魚、文蛤、干貝等）……100g
海鹽……適量

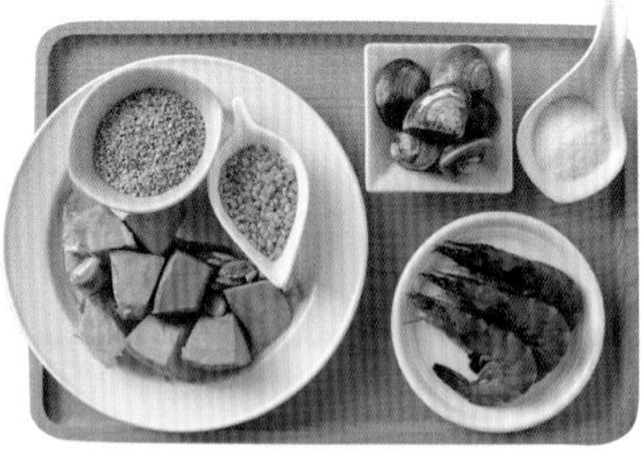

君君老師小叮嚀

缺鋅是造成孩子生長發育緩慢的主因，南瓜含豐富的鉻、胡蘿蔔素、胡盧巴鹼、天門冬素，南瓜籽含鋅和鎂，可補足孩子所需的營養。此外，糙米和綜合海鮮所含的鈣、鐵、鋅、蛋白質，都有助孩子長高，是成長發育期不可少的一道營養湯品。

作法

智慧型調理機

1. 將南瓜洗淨切塊。材料 ❶（免浸泡）和熱水放入智慧型調理機杯內，蓋緊蓋子。
2. 按下濃湯鍵，再按 START 鍵，5 分鐘濃湯自動完成。
3. 將材料 ❷ 的綜合海鮮汆燙至熟放入濃湯中，再加入海鹽調味即可。

一般調理機

1. 先將糙米洗淨並且浸泡 1～2 小時。分別將南瓜和糙米放入電鍋以外鍋 1 杯水蒸煮。
2. 冷卻後再放入調理機打細，倒入鍋中煮滾後再加入綜合海鮮再次煮滾即可。

薏仁魩仔魚炒莧菜

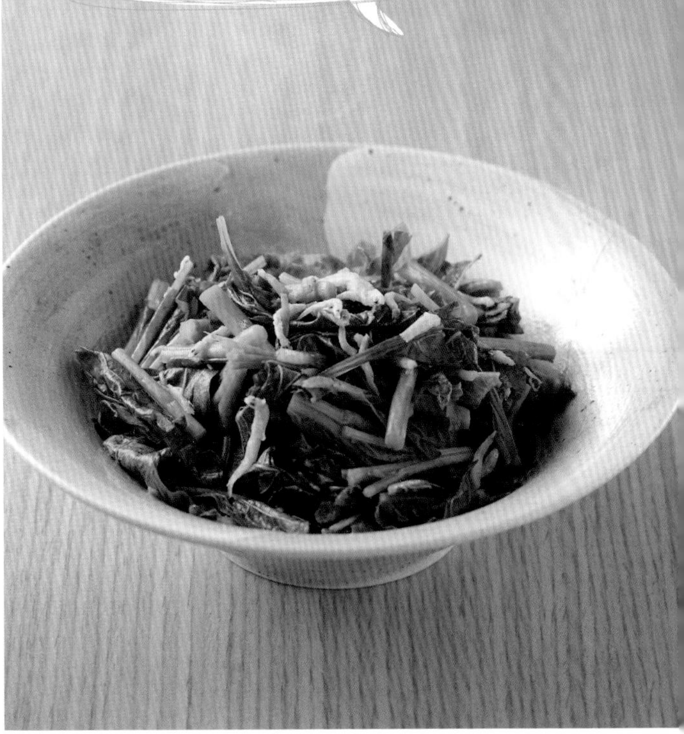

材料

材料 1

薏仁……50g
熱水……200cc

材料 2

魩仔魚……100g
莧菜……300g

調味料

大蒜海鹽……適量
香菇調味粉……適量

亞麻油……適量

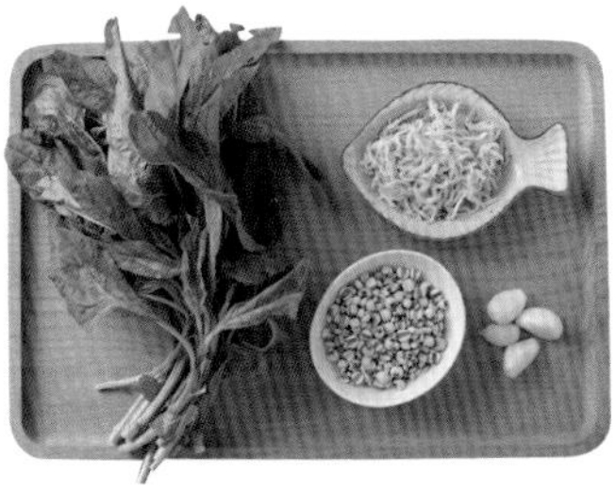

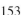

君君老師小叮嚀

魩仔魚含豐富的鈣、維生素 A 及 C。莧菜含鐵量豐富且含有草酸，其鈣、鐵很容易被人體吸收利用，對孩子的骨骼發育非常好，可做為家庭中固定的家常菜，經常食用可幫助孩子多攝取鈣質，讓孩子成長更健康。

作法

智慧型調理機

1. 先將材料 ❶ 洗淨（免浸泡）放入智慧型調理機杯內，蓋緊蓋子。
2. 按豆漿鍵，再按 START 鍵打成汁，成薏仁漿。
3. 將材料 ❷ 洗淨，莧菜切段。於鍋中加入少許油，加入材料 ❷ 以中火拌炒至熟，再將材料 ❶ 成品及調味料加入，煮開後熄火即可。

一般調理機

· 將薏仁洗淨，浸泡 1～2 小時，放入電鍋以外鍋 1 杯水蒸煮，煮熟冷卻再放入一般調理機，攪打均勻，直到薏仁漿完成，其他作法同上。

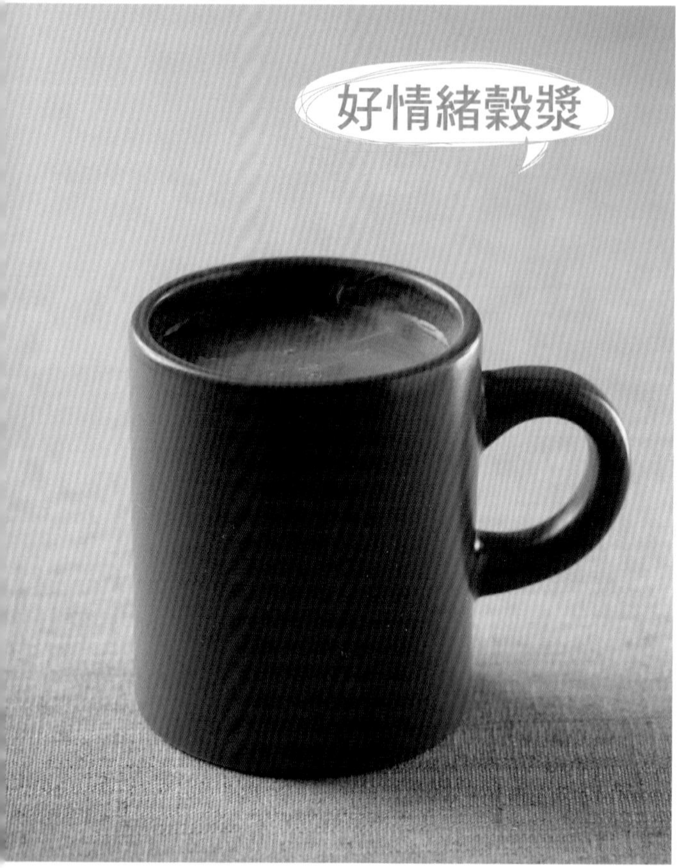

材料

材料 1

糙米……20g
燕麥……30g
蕎麥……10g

材料 2

核桃……20g
葵瓜子……20g
綜合堅果……3 匙
熱水……800cc

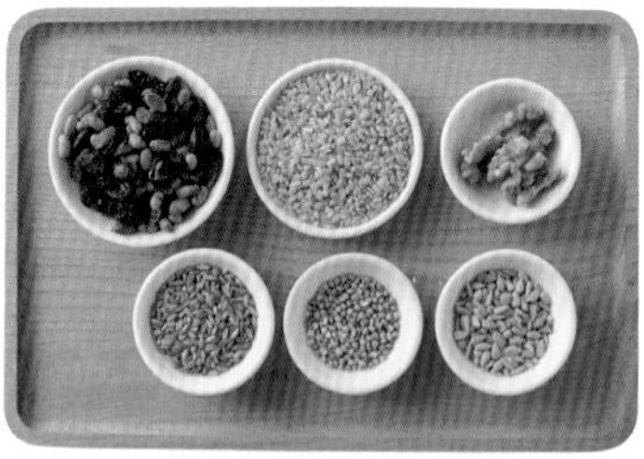

作法

智慧型調理機

1. 將材料 ❶ 洗淨，所有材料（免浸泡）和熱水放入智慧型調理機杯內，蓋緊蓋子。
2. 按下豆漿鍵，再按 START 鍵，5 分鐘穀漿自動完成。

一般調理機

1. 將材料 ❶ 洗淨，浸泡 1 ～ 2 小時，放入電鍋外鍋加 1 杯水蒸煮，待冷卻。
2. 將所有材料放入一般調理機，攪打均勻，直到穀漿完成。

君君老師小叮嚀

糙米和堅果含豐富的 B 群。燕麥內含碳水化合物能刺激腦部製造血清素，蕎麥含有豐富的鉻、云香醇，核桃中的亞麻油酸含量豐富，可以穩定情緒，葵瓜子含有多種氨基酸，這些元素都可以，可以穩定情緒，讓孩子保持愉悅的學習心情。

好情緒蔬香蕉果汁

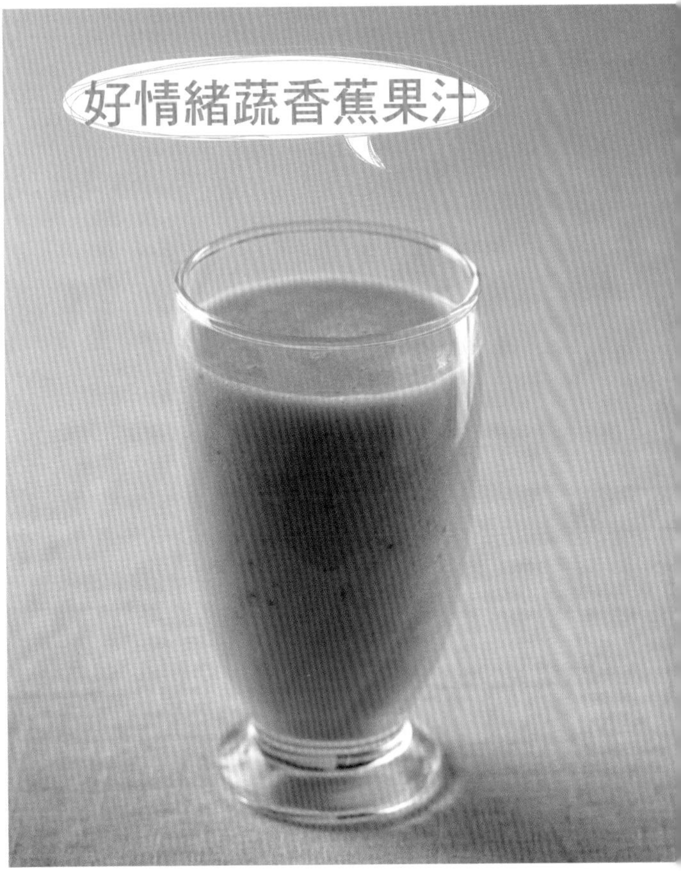

材料

香蕉	2 條
優酪乳	200cc
蜂蜜	適量
水	300cc

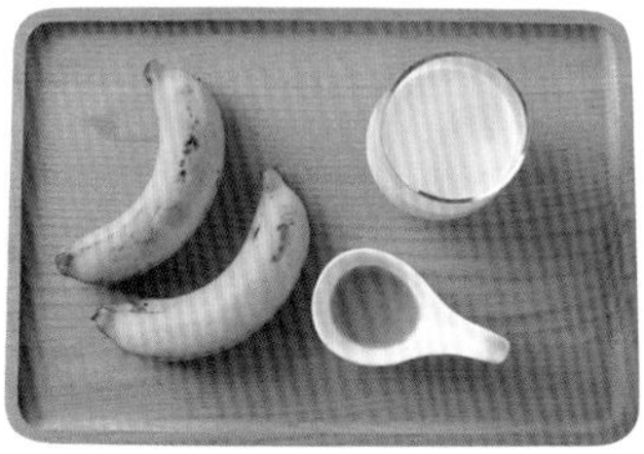

君君老師小叮嚀

香蕉含豐富的氨基酸和芸香素，是製造情緒荷爾蒙的原料，能幫助孩子情緒穩定；其所含的鎂則可讓人體快速吸收，讓身體迅速恢復能量，是一道可以讓孩子快樂有活力，促進良好學習的飲品。

作法

智慧型調理機

1. 將香蕉去皮切塊，所有材料放入智慧型調理機杯內，蓋緊蓋子。
2. 按下精力湯鍵，再按 START 鍵，30 秒蔬果汁自動完成。

一般調理機

· 將作法 ❶ 放入一般調理機，攪打均勻，直到蔬果汁完成。

好情緒蔬果汁

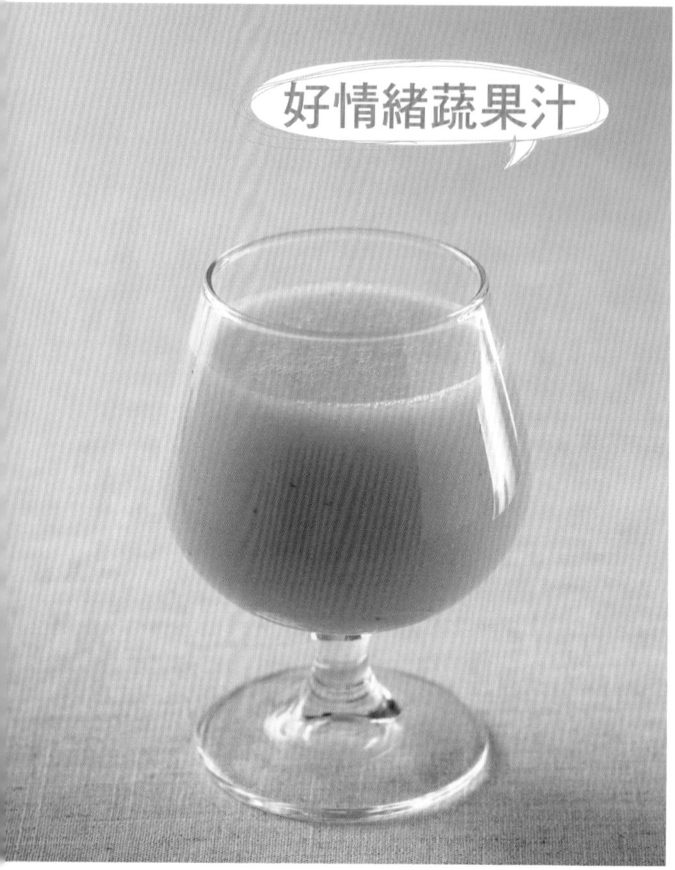

材料

芭樂	半顆
柳丁	1 顆
蜂蜜	適量
三寶粉	1 匙
開水	500cc

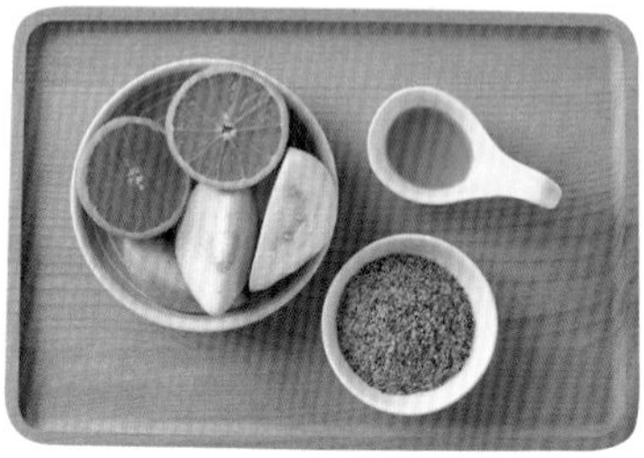

君君老師小叮嚀

芭樂的維生素 C 含量豐富，具有天然鎮定劑的效果，能夠幫助孩子穩定情緒，快樂學習成長。柳丁則含大量維生素 C 及維生素 P 的生物類黃酮，可刺激食慾、促進腸道蠕動、幫助清除宿便，避免毒素累積在體內。

作法

智慧型調理機

1. 將所有材料洗淨，芭樂含籽切塊，柳丁去皮切塊。所有材料放入智慧型調理機杯內，蓋緊蓋子。
2. 按下精力湯鍵，再按 START 鍵，30 秒蔬果汁自動完成。

一般調理機

- 將作法 ❶ 放入一般調理機，攪打均勻，直到蔬果汁完成。

好情緒豆花

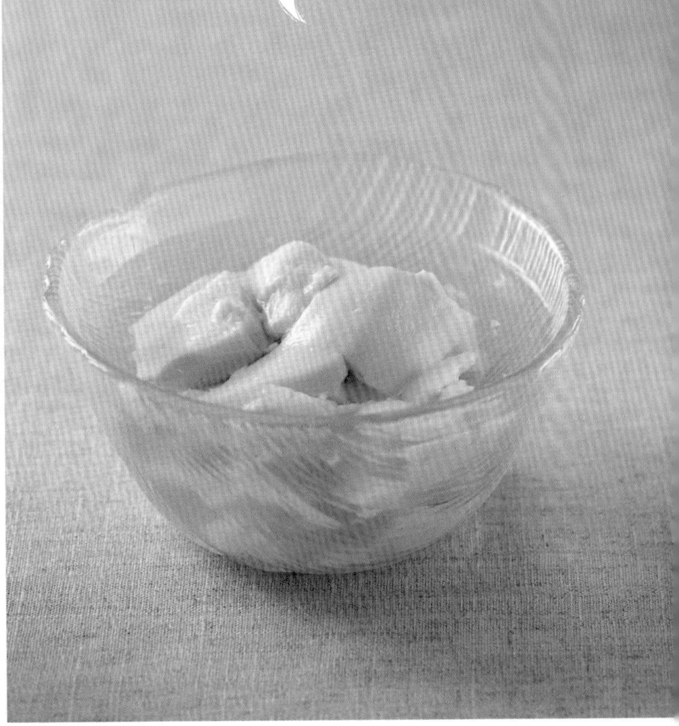

材料

黃豆	50g
膠凍粉	10g
熱水	500C.C

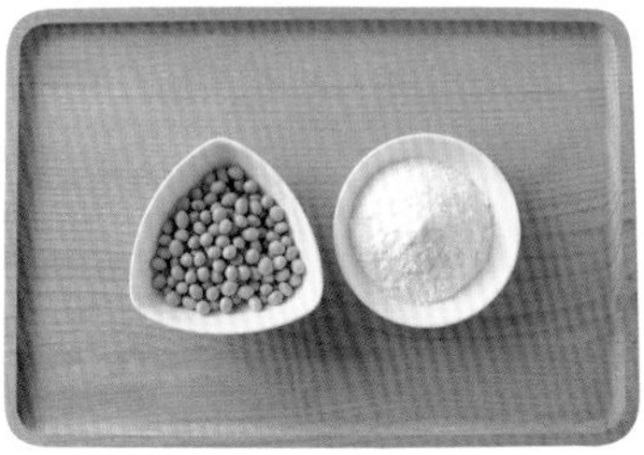

君君老師小叮嚀

黃豆含豐富卵磷脂，多吃可幫助頭腦清晰、不衝動、情緒穩定，同時其含豐富的色氨酸、維生素 B6、菸鹼素，是合成快樂荷爾蒙的血清素食物，可以讓孩子心情放鬆、減少焦慮感。多數孩子都喜歡吃豆花，是很健康的下課點心，也可淋蜂蜜食用！

作法

智慧型調理機

1. 將黃豆（免浸泡）和熱水放入智慧型調理機杯內，蓋緊蓋子。
2. 按下豆漿鍵，再按START鍵，5分鐘自動完成。
3. 將膠凍粉放入豆漿中，按下Flash鍵約5秒鐘，拌勻後倒入器皿，待冷卻後再放入冰箱冷藏30分鐘，即成豆花。

一般調理機

1. 將黃豆洗淨並且浸泡1～2小時，放入電鍋外鍋加1杯水蒸煮至熟。靜置冷卻，再放入一般調理機攪打均勻，直到豆漿完成。
2. 另取一鍋將膠凍粉放入熱水煮，加入作法❶混在一起攪拌，等待冷卻後放入冰箱冷藏30分鐘即可。

經前調養穀漿

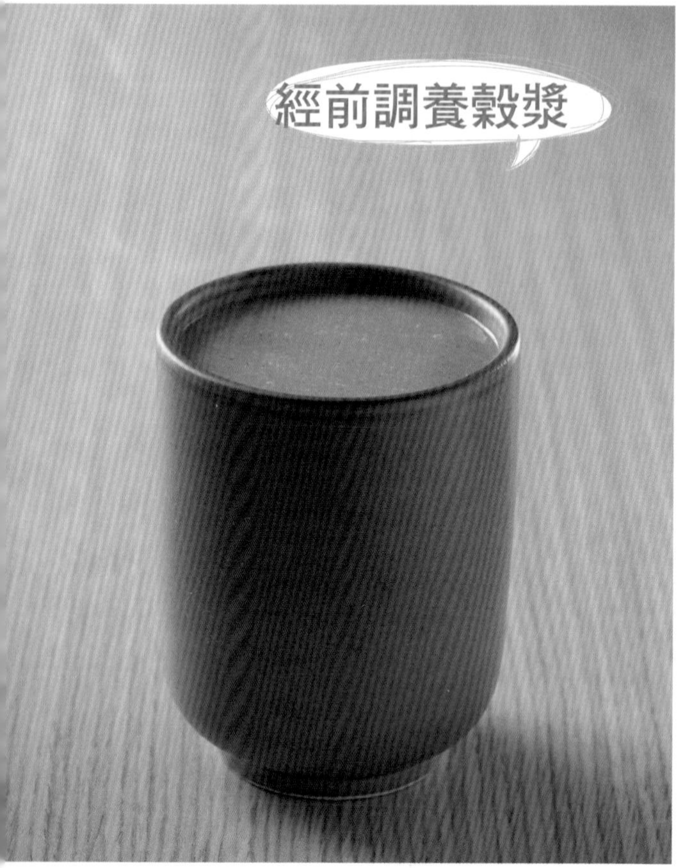

材料

材料 1

紅豆……30g
糙米……30g

材料 2

核桃……20g
小米……20g
綜合堅果……3 匙
熱水……800cc

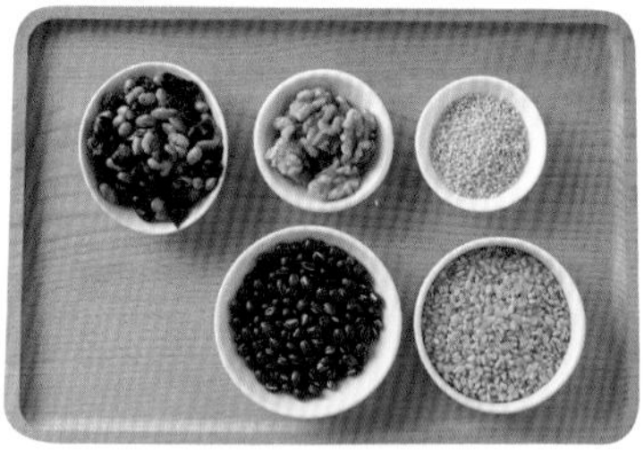

作法

智慧型調理機

1. 將材料 ❶ 洗淨，所有材料（免浸泡）和熱水放入智慧型調理機杯內，蓋緊蓋子。
2. 按下豆漿鍵，再按 START 鍵，5 分鐘穀漿自動完成。

一般調理機

1. 將材料 ❶ 洗淨，浸泡 1～2 小時；再與小米一起放入電鍋外鍋加 1 杯水蒸煮。
2. 冷卻後，再將所有材料放入一般調理機攪打均勻，直到穀漿完成。

君君老師小叮嚀

青春期因荷爾蒙改變，女孩體內的黃體素增加，身體易有水腫的困擾，在經前多吃紅豆有清熱解毒及補血的功效。糙米含有豐富的 B 群，可幫助製造血清素，可鎮定神經、穩定情緒、緩解經期前症候群。核桃含豐富的亞油酸、葉酸及微量元素有補血功效，可減少經期的不適。小米是含豐富的維生素 E 及多種氨基酸，能使排經順利。

經期前、中、後蔬果汁

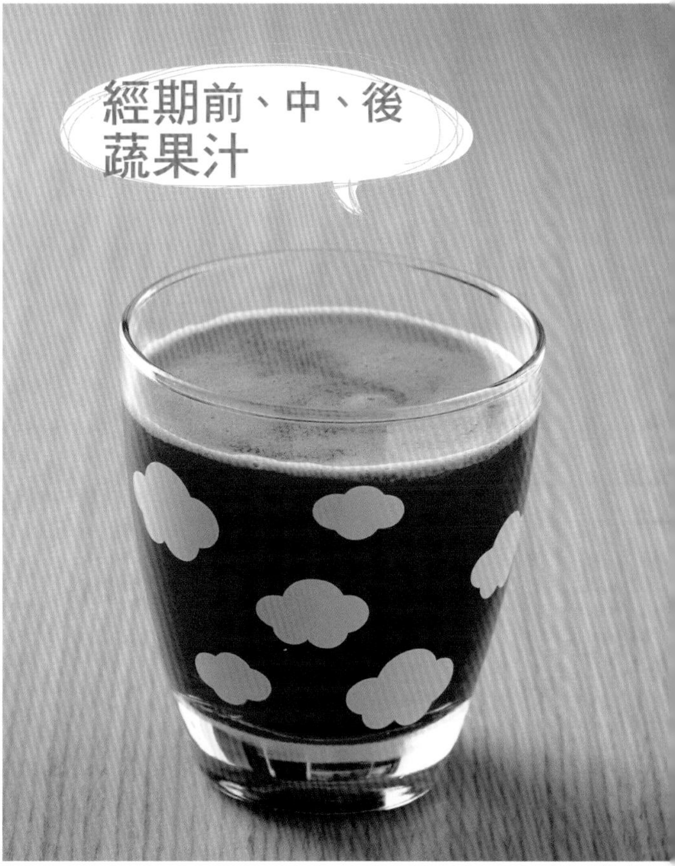

材料

甜菜根	30g
檸檬	10g
鳳梨	100g
蔓越莓	50g
蜂蜜	適量
開水	500 cc

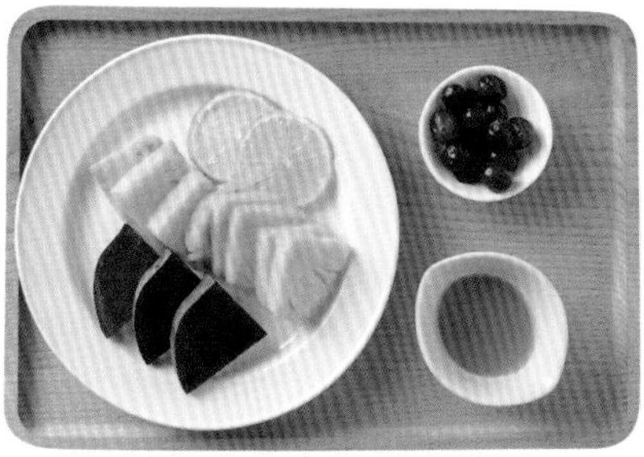

君君老師小叮嚀

甜菜根含豐富的鈣和鐵，是女孩經期補鐵很好的食材。鳳梨含錳、蔓越莓則含有原花青素，能預防泌尿道感染。檸檬則含大量的維生素C、E，及檸檬苦素和檸檬酸烯，能有效排出體內廢物，對於青春期的女孩是一道很好的保健飲品。

作法

智慧型調理機

1. 將水果洗淨，甜菜根、檸檬連皮切塊，鳳梨去皮、切塊。所有材料放入智慧型調理機杯內，蓋緊蓋子。
2. 按下精力湯鍵，再按 START 鍵，30 秒蔬果汁自動完成。

一般調理機

· 將作法 ❶ 放入一般調理機，攪打均勻，直到蔬果汁完成。

經期特調豬肝湯

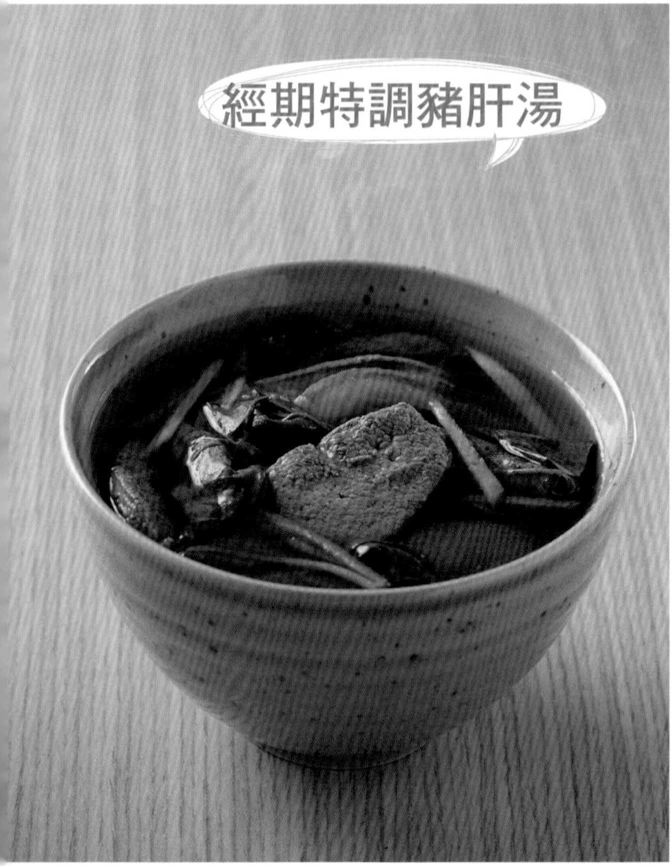

材料

材料 1

薑	20g
水	200cc

材料 2

番茄	100g
菠菜	100g
豬肝	200g
水	500cc

調味料

海鹽	適量
調味粉	適量

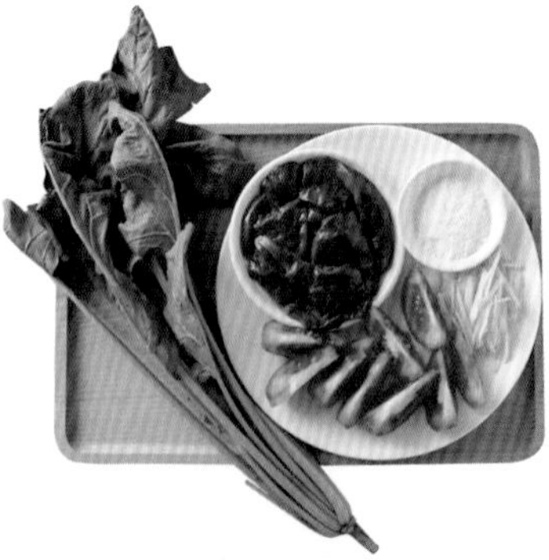

君君老師小叮嚀

豬肝中含豐富鐵質，經期來前食用可加強子宮保健。菠菜中含豐富的鐵質、葉酸，可以幫助補血，使氣色紅潤。煮熟的番茄茄紅素含量豐富，具抗氧化功能，可幫助經期中的細胞修復。

作法

智慧型調理機

1. 薑洗淨，含皮切塊和水放入智慧型調理機杯內，蓋緊蓋子。
2. 按下精力湯鍵，再按 START 鍵，30 秒薑汁自動完成。
3. 材料❷洗淨。番茄切塊，菠菜切段，豬肝切片。
4. 將薑汁加水放入鍋中，放入番茄煮至滾，再放菠菜與豬肝，即可熄火，加入調味即可。

一般調理機

1. 使用一般調理機將材料❶打成薑汁，其他作法同上。

經後補氣湯

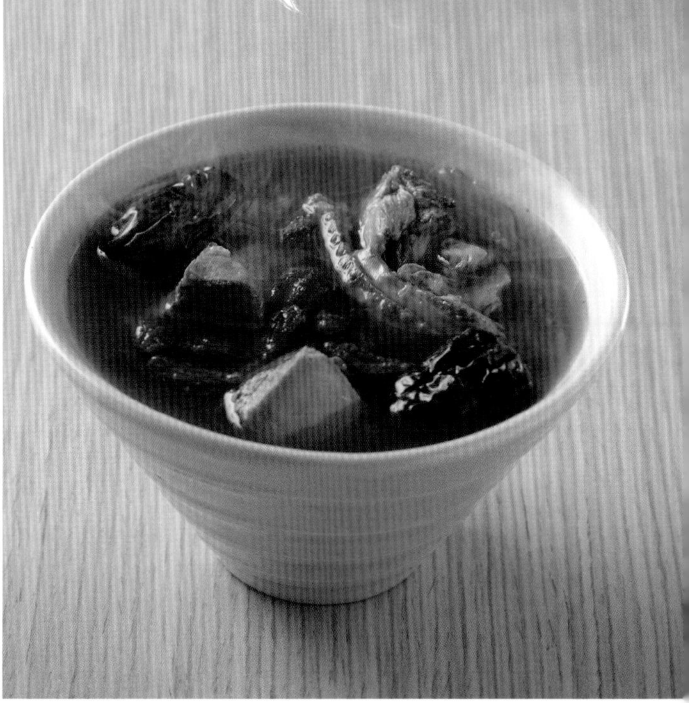

材料

材料 1

黃耆 30
枸杞 20g
紅棗 2 粒
水 200cc

材料 2

枸杞 10g
紅棗 5 粒
棒棒雞腿 300g
熱水 800cc

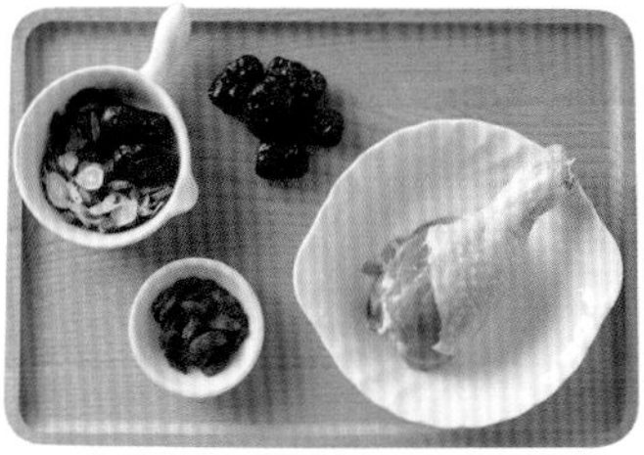

君君老師小叮嚀

黃耆可補氣、紅棗補血、枸杞含有 14 種氨基酸及胡蘿蔔素，以上述三種食材製成雞湯對於養氣補血及提升免疫力很有幫助，是少女經後補氣的好選擇。雞肉含有維生素 C、E 及豐富的蛋白質，容易被人體吸收，有增強體力、補虛益氣、活血、強壯身體的作用，也是經期後補身的好食材。

作法

智慧型調理機

1. 將材料 ❶ 洗淨，紅棗去籽，將材料 ❶ 放入智慧型調理機杯內，蓋緊蓋子。
2. 按下精力湯鍵，再按 START 鍵，30 秒黃耆枸杞紅棗水自動完成。
3. 材料 ❷ 洗淨。雞腿切塊。取一鍋加入熱水和材料 ❶ 的成品，煮滾後加入材料 ❷ 煮 15 至 20 分鐘即完成。

一般調理機

· 使用一般調理機將材料 ❶ 打碎成粉狀，其他作法同上。

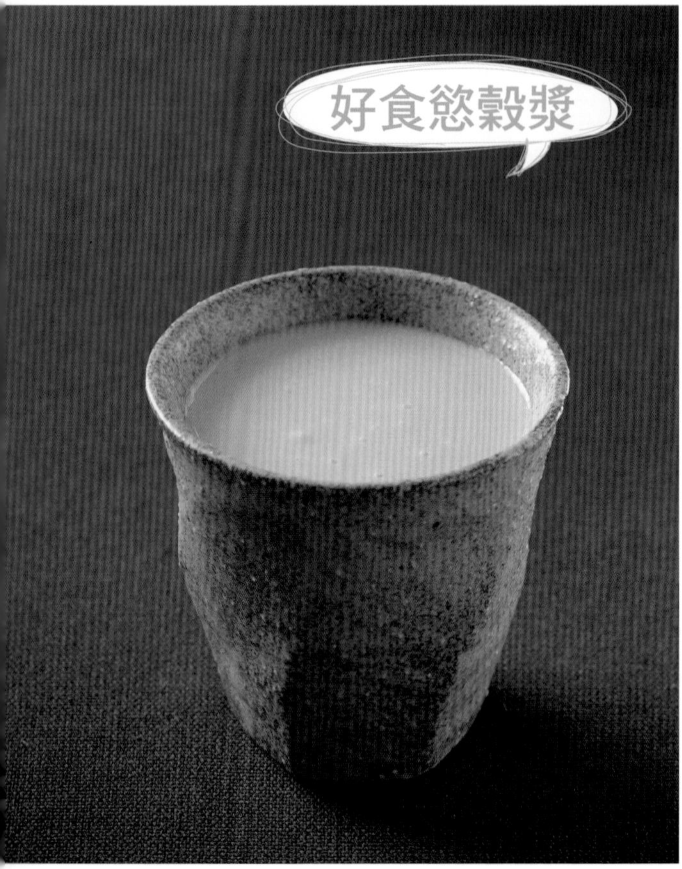

材料

材料 1

糙米	20g
小米	20g

材料 2

亞麻籽	20g
核桃	20g
葵瓜子	20g
紅冰糖	適量
熱水	800cc

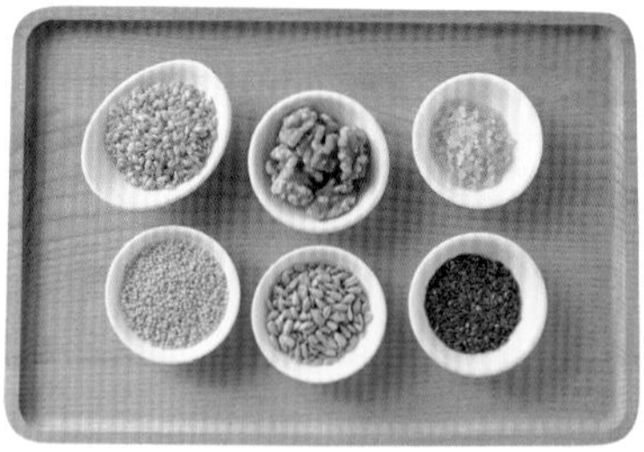

君君老師小叮嚀

小米含有胡蘿蔔素及維生素 A、E 等營養素，能保護胃壁，促進胃黏膜的修護，幫助消化。糙米含穀維素和豐富的 B 群，能穩定情緒促進好食慾。核桃、亞麻籽及葵瓜子均含豐富的 omega-3 脂肪酸，能幫助消化、增加食慾，很適合挑食的孩子喝。

作法

智慧型調理機

1. 將材料 ❶ 洗淨，所有材料（免浸泡）和熱水放入智慧型調理機杯內，蓋緊蓋子。
2. 按下豆漿鍵，再按 START 鍵，5 分鐘穀漿自動完成。

一般調理機

1. 將材料 ❶ 洗淨，浸泡 1 ～ 2 小時，放入電鍋外鍋加 1 杯水蒸煮，待冷卻。
2. 將所有材料放入一般調理機，攪打均勻，直到穀漿完成。

好食慾水果冰沙

材料

檸檬	10g
香蕉	2 條
冰塊	適量
蜂蜜	適量
水	100cc

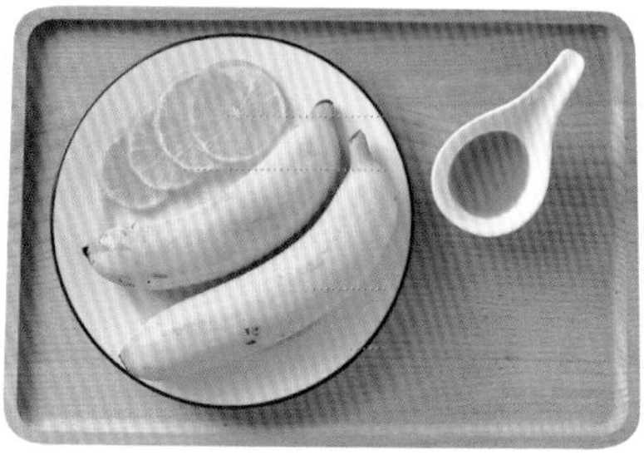

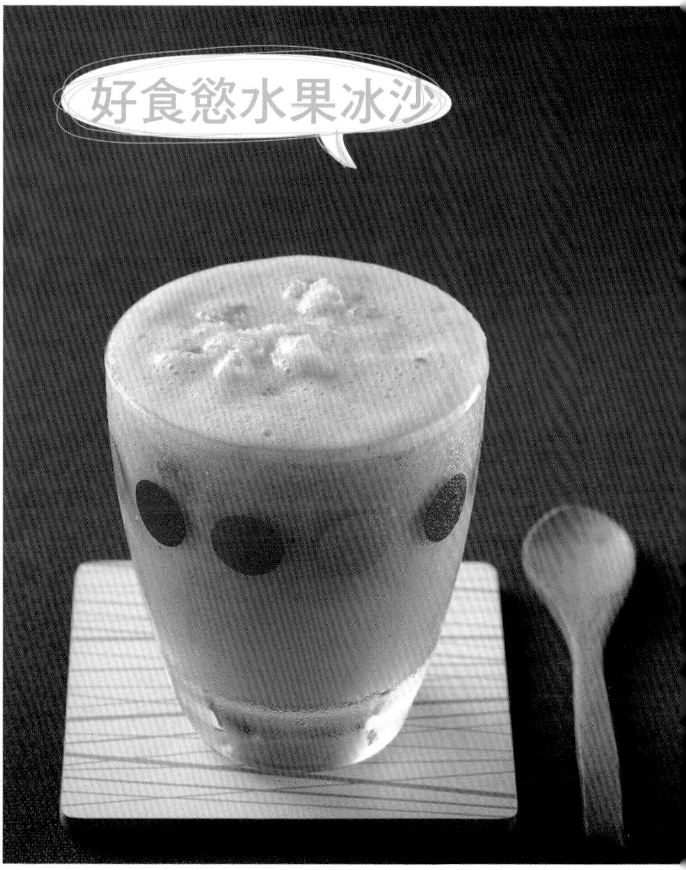

君君老師小叮嚀

檸檬含檸檬酸和鈣能增加腸蠕動、促進食慾。香蕉含氨基酸，可鬆弛壓力、平穩情緒，並含豐富鉀能提高孩子的專注力，對於學習很有所幫助。將上述的水果打成孩子喜歡喝的冰沙，既健康又美味，很適合夏日飲用。

作法

智慧型調理機

1. 水果洗淨，香蕉去皮切塊，檸檬連皮籽切片，將所有材料放入智慧型調理機杯內，蓋緊蓋子。
2. 按下冰沙鍵，再按 START 鍵，30 秒自動完成。

一般調理機

· 將作法 ❶ 放入一般調理機，攪打均勻，直到冰沙完成。

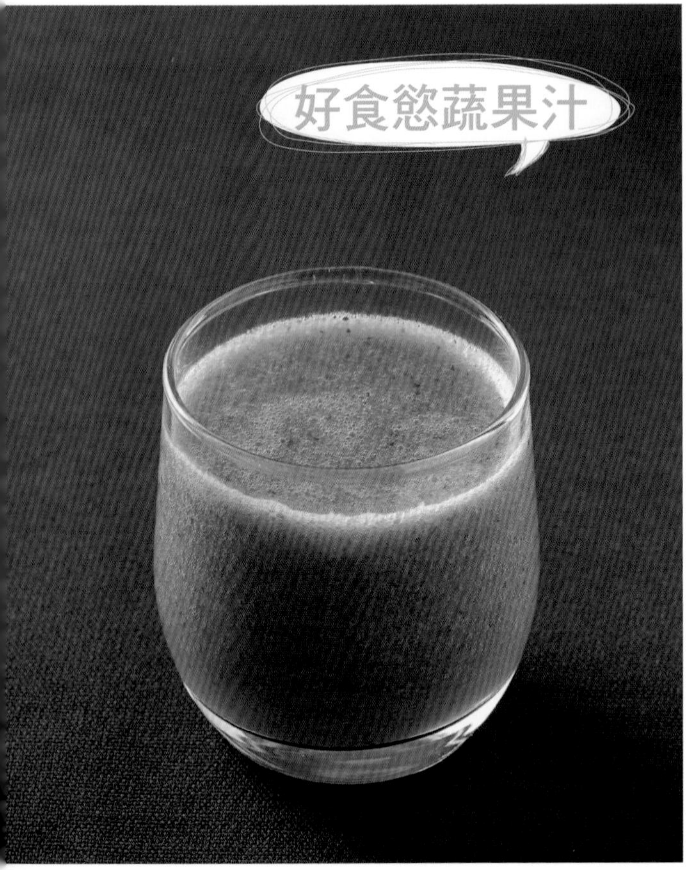

好食慾蔬果汁

材料

香蕉	150g
蔓越莓	30g
水梨	100g
水	300cc

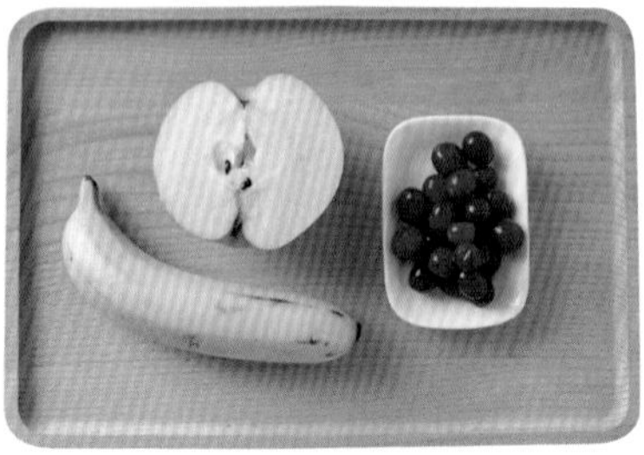

君君老師小叮嚀

香蕉含豐富氨基酸和芸香素，是製造情緒賀爾蒙的原料，可幫助孩子穩定情緒、促進食慾。蔓越莓則含單寧酸，可抑制胃黏膜上細菌黏附，幫助孩子淨化腸道、增加食慾。水梨中含有木質素及纖維，能排除體內壞膽固醇。打成果汁，口感類似奶昔，非常受孩子歡迎。

作法

智慧型調理機

1. 將所有材料洗淨，香蕉去皮切塊，水梨連皮籽切塊，所有材料水放入智慧型調理機杯內，蓋緊蓋子。
2. 按下精力湯鍵，再按 START 鍵，30 秒蔬果汁自動完成。

一般調理機

· 將作法 ❶ 放入一般調理機，攪打均勻，直到蔬果汁完成。

好食慾果凍

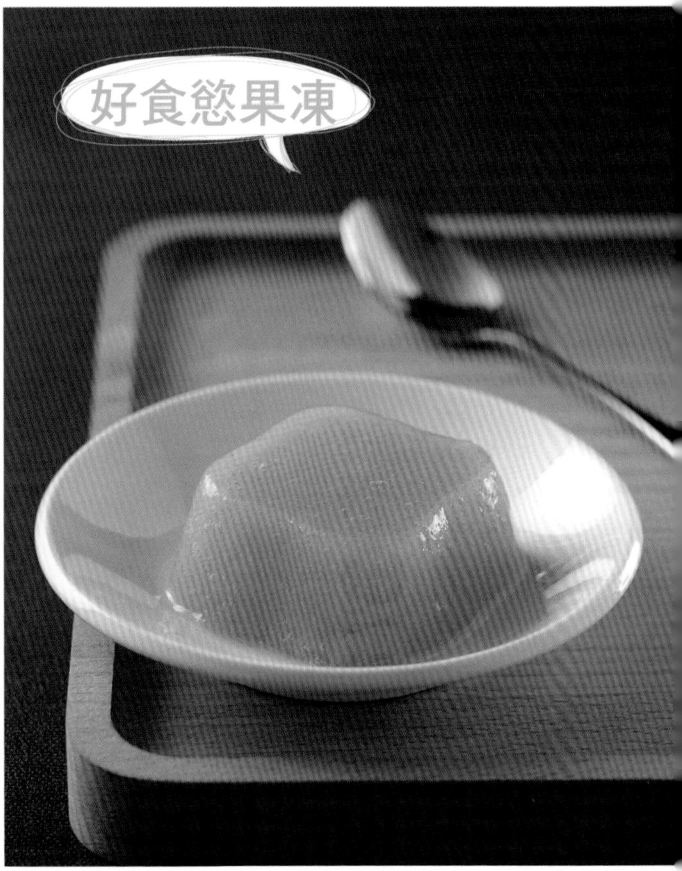

材料

胡蘿蔔……70g
鳳梨……150g
檸檬汁……20cc
蜂蜜……適量
寒天粉……7g
熱水……400 cc

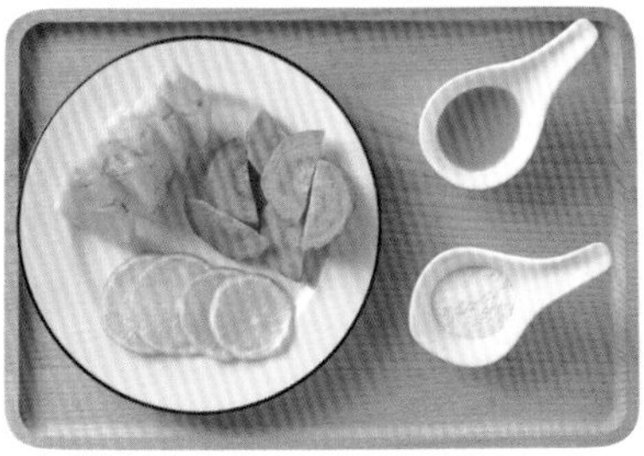

君君老師小叮嚀

胡蘿蔔含有多種植化素，其中的谷胱甘肽和木犀草素，能加速代謝，具有防癌效果。鳳梨及檸檬含豐富維生素C，檸檬中的檸檬酸能讓鈣質完全被吸收，檸檬烯則能幫助排出體內廢物，增強抵抗力。製成好吃的果凍有趣又美味，冰涼的口感，可提升孩子的食慾。

作法

智慧型調理機

1. 將蔬果洗淨，胡蘿蔔切片、鳳梨去皮切塊，所有材料放入智慧型調理機杯內，蓋緊蓋子。
2. 按下精力湯鍵，再按 STAR 鍵 30 秒蔬果汁自動完成。
3. 拌勻後倒入玻璃器皿，待冷卻後放入冰箱冷藏，靜置 20 分鐘即可。

一般調理機

1. 將作法 ❶，放入一般調理機，攪打均勻成蔬果汁。
2. 另取一鍋加入寒天粉及熱水，煮至沸騰後再煮 5 分鐘至寒天粉完全融化，再加入果汁混合均勻。
3. 倒入玻璃器皿，冷卻後放入冰箱冷藏，靜置 20 分鐘即可。

拒肥胖穀漿

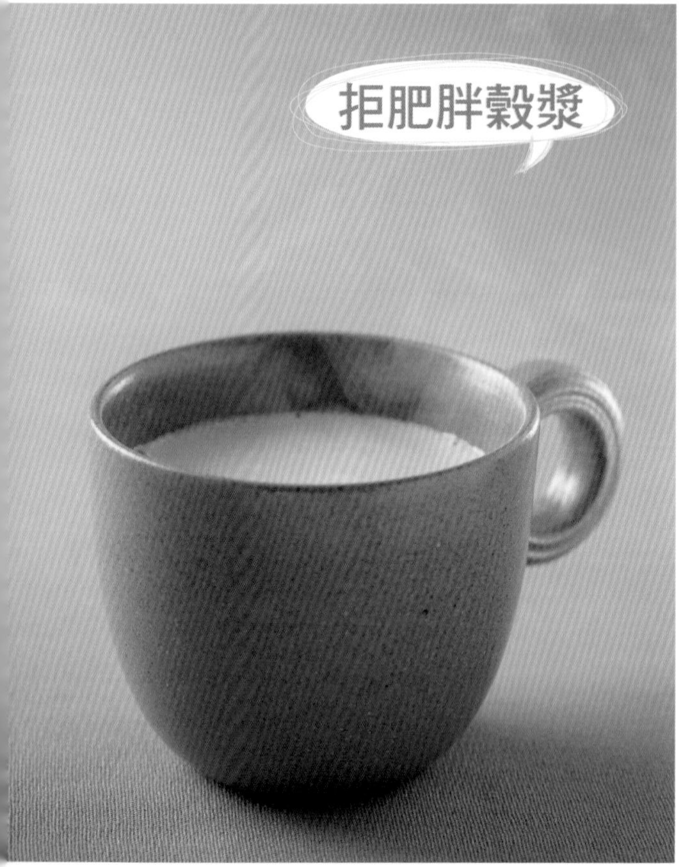

材料

材料 1

紅豆 ……… 20g
燕麥 ……… 20g

材料 2

亞麻籽 ……… 20g
核桃 ……… 20g
黃金三寶粉 ……… 2 匙
熱水 ……… 800cc

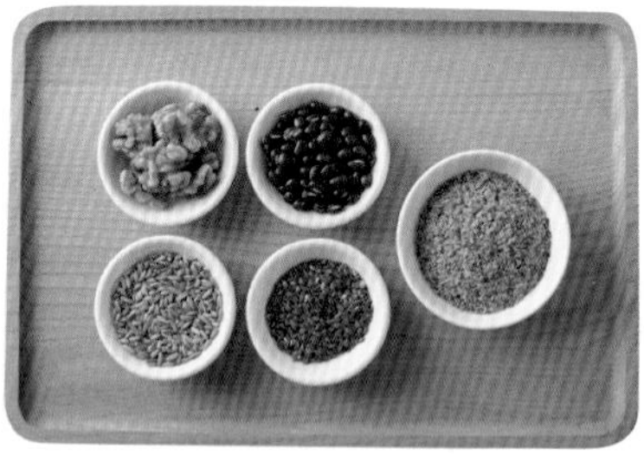

君君老師小叮嚀

紅豆含有石鹼酸，可促進大腸蠕動幫助排便。燕麥含有豐富的亞麻仁油酸、可溶性纖維，可以幫助消化。核桃和亞麻籽含豐富的亞麻油酸和膳食纖維，能清除體內的壞脂肪，對孩子營養過剩或是有糖尿病的孩子有很大的助益。

作法

智慧型調理機

1. 將材料 ❶ 洗淨，所有材料（免浸泡）和熱水放入智慧型調理機杯內，蓋緊蓋子。
2. 按下豆漿鍵，再按 START 鍵，5 分鐘穀漿自動完成。

一般調理機

1. 將材料 ❶ 洗淨，浸泡 1～2 小時，放入電鍋外鍋加 1 杯水蒸煮，待冷卻。
2. 將所有材料放入一般調理機，攪打均勻，直到穀漿完成。

拒肥胖蔬果汁

材料

香蕉	1 條
木瓜	100g
蘋果	100g
黃金三寶粉	2 匙
開水	500cc

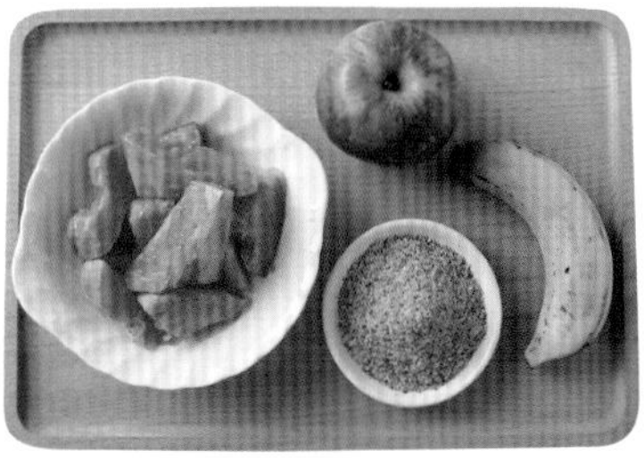

君君老師小叮嚀

香蕉熱量高但低脂，具有飽肚的效果，且其中的果寡糖能維持腸道健康。木瓜含豐富酵素，而蘋果中的蘋果多酚具有抗氧化功能，兩種水果均能減少身體的負擔，對現代營養過剩及排便不順的孩子十分有益。

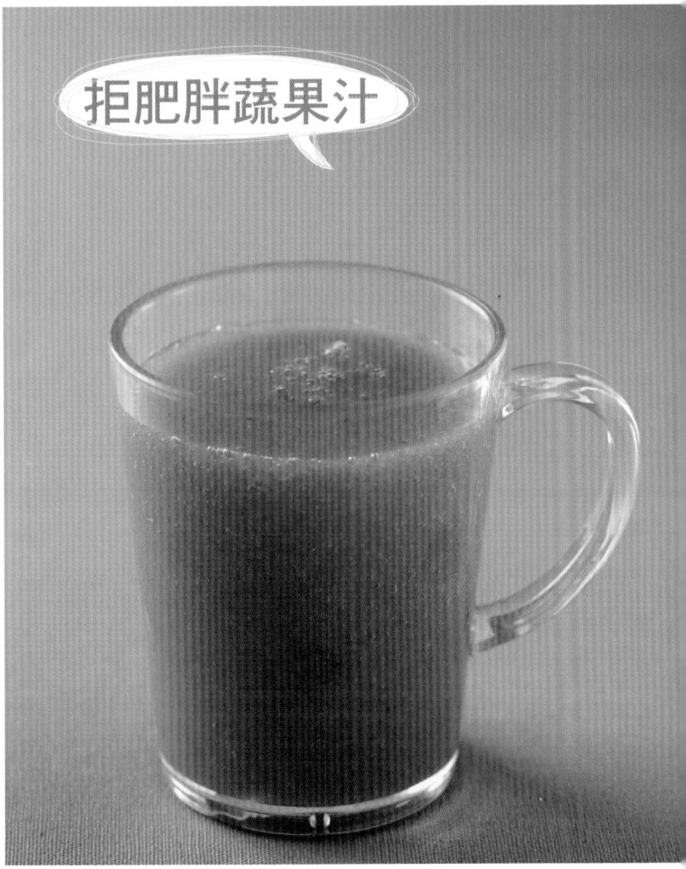

作法

智慧型調理機

1. 將水果洗淨，香蕉去皮及木瓜去皮籽、切塊，蘋果連皮籽切塊，所有材料放入智慧型調理機杯內，蓋緊蓋子。
2. 按下精力湯鍵，再按 START 鍵，30 秒蔬果汁自動完成。

一般調理機

· 或是將作法料 ❶ 放入一般調理機，攪打均勻，直到蔬果汁完成。

拒肥胖牛蒡香菇雞湯

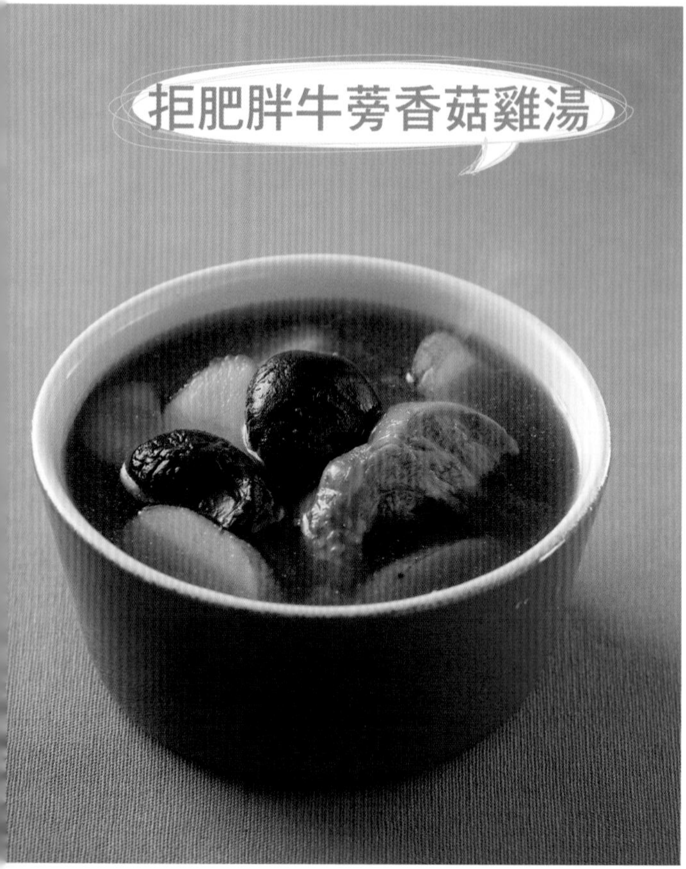

材料

材料 1

牛蒡	100g
水	100cc

材料 2

牛蒡	200g
紅蘿蔔	200g
香菇	200g
雞腿	300g
水	800cc

調味料

海鹽	適量
調味粉	適量

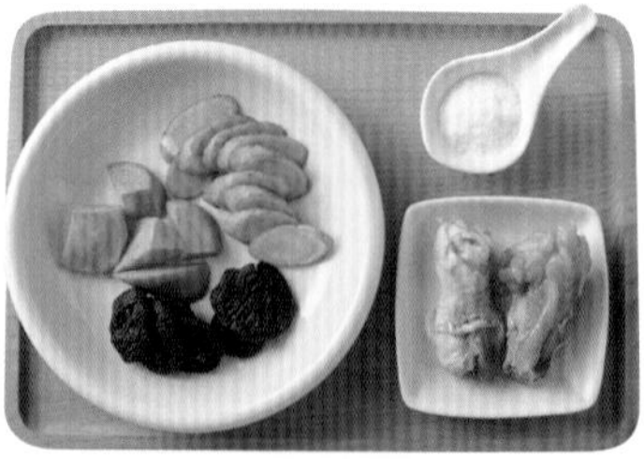

作法

智慧型調理機

1. 將材料 ❶ 的牛蒡洗淨和水放入智慧型調理機杯內，蓋緊蓋子。
2. 按下精力湯鍵，再按 START，30 秒牛蒡汁自動完成。
3. 將材料 ❷ 洗淨，牛蒡切塊，紅蘿蔔切塊，雞腿切塊，香菇泡軟。
4. 將牛蒡汁及水放入鍋中加熱至滾後，放入所有食材煮約 20 分鐘至熟，起鍋前加調味料即可。

一般調理機

- 使用一般調理機將材料 ❶ 打成汁，其他作法同上。

君君老師小叮嚀

牛蒡的皮含豐富牛蒡酸、綠原酸，對新陳代謝有好處，同時其纖維能清除體內毒素，對於愛吃速食的孩子是調理健康的好湯品。紅蘿蔔的木犀草素能排除體內多餘的脂肪，香菇含有多種胺基酸，還含有豐富的膳食纖維，能幫助身體清除垃圾，對減重有不錯的效果。

拒肥胖南瓜果凍

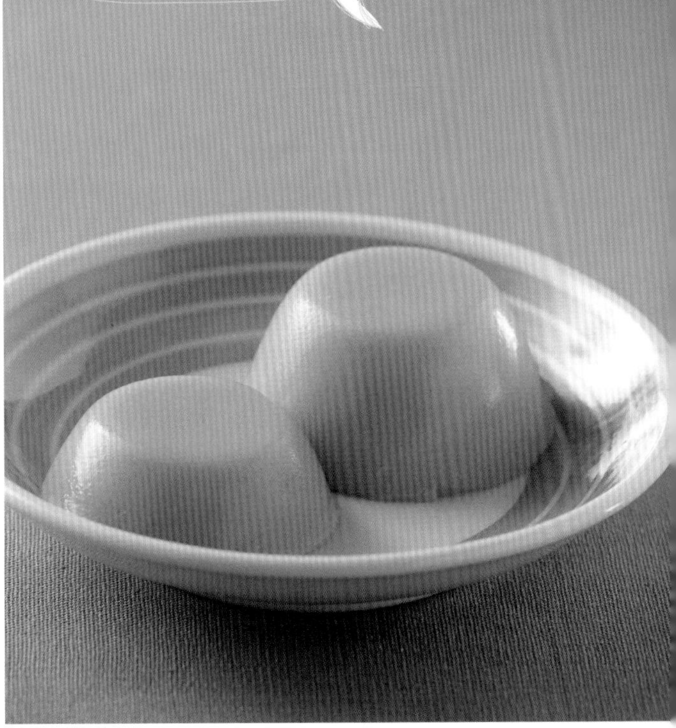

材料

材料 1

南瓜 100g
（連皮、籽）
薏仁 30g

材料 2

洋菜粉 6 g
熱水 500cc

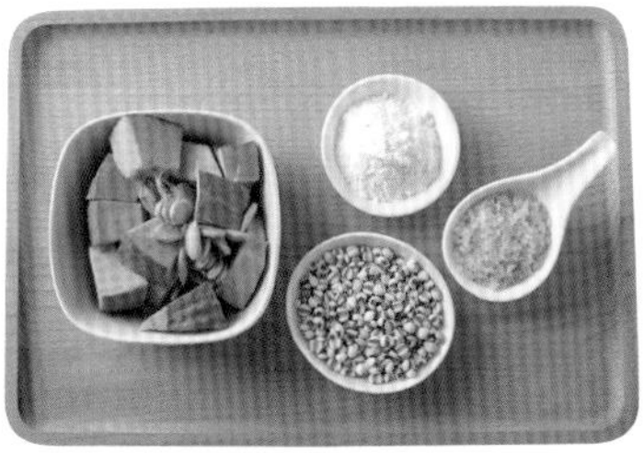

君君老師小叮嚀

薏仁含豐富的水溶性纖維及薏苡素，有利尿消水腫的作用。南瓜包含皮、籽及肉均含豐富植化素 如 β-胡蘿蔔素、果膠等，能幫助孩子排除體內有害物質，避免過度肥胖。洋菜粉膳食纖維高又沒有熱量，對於孩童減重也有幫助。

作法

智慧型調理機

1. 將材料 ❶ 洗淨，所有材料（免浸泡） 和熱水放入智慧型調理機杯內，蓋緊蓋子。
2. 按下濃湯鍵，再按 START 鍵，5 分鐘南瓜湯完成後加入洋菜粉，再次蓋緊蓋子。
3. 按下精力湯鍵，再按 START 鍵，30 秒自動拌勻。倒入玻璃器皿，待冷卻後放入冰箱冷藏即可。

一般調理機

1. 將薏仁浸泡 1 ～ 2 小時，與南瓜一起放入電鍋外鍋加 1 杯水蒸煮至熟。
2. 將作法 ❶ 倒入一般調理機，攪打均勻成蔬果汁。
3. 另取一鍋將洋菜粉及熱水，煮至沸騰後再續煮 5 分鐘至洋菜粉完全融化。
4. 加入作法 ❷ 攪拌均勻，倒入玻璃器皿，冷卻後放入冰箱冷藏，即可。

感冒ing 穀漿

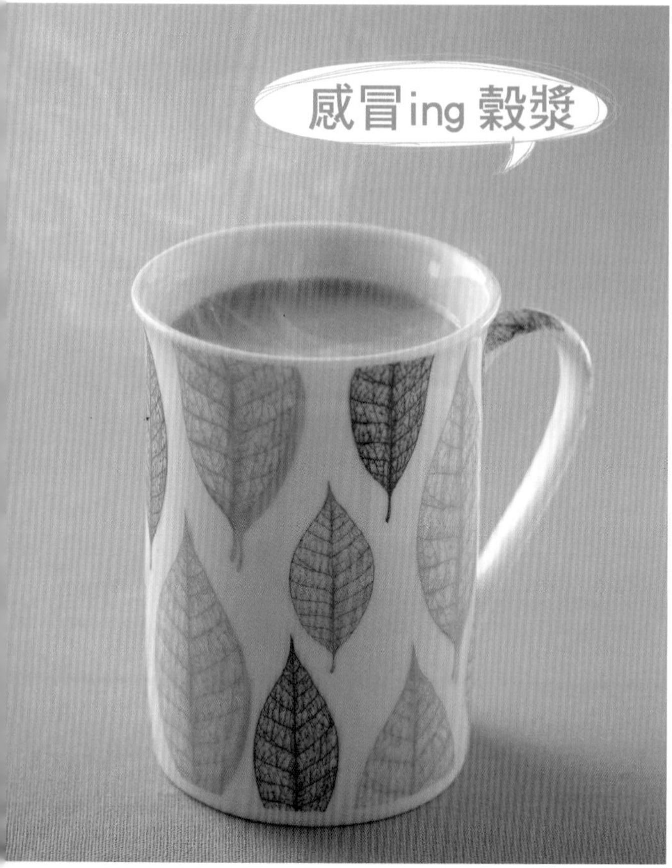

材料

材料 1

杏仁……20g
糙米……20g
蕎麥……20g

材料 2

核桃……20g
綜合堅果……2 匙
生機三寶粉……2 匙
熱水……800cc

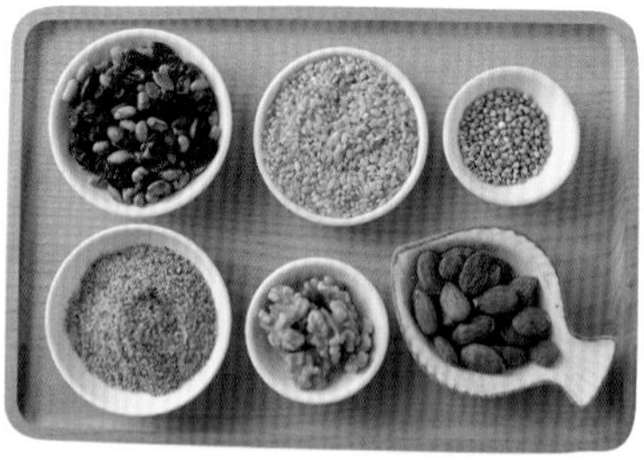

君君老師小叮嚀

杏仁能潤肺，黑豆含大豆皂素，可抗病毒。核桃含亞麻油酸能抗發炎。糙米含維穀素、亞油酸及豐富 B 群可提升免疫力。加上三寶粉均衡的營養素，可增強體力，有助感冒中的孩子復元。

作法

智慧型調理機

1. 將材料 ❶ 洗淨，所有材料（免浸泡）和熱水放入智慧型調理機杯內，蓋緊蓋子。
2. 按下豆漿鍵，再按 START 鍵，5 分鐘穀漿自動完成。

一般調理機

1. 將材料 ❶ 洗淨，浸泡 1～2 小時，放入電鍋外鍋加 1 杯水蒸煮，待冷卻。
2. 將所有材料放入一般調理機，攪打均勻，直到穀漿完成。

感冒ing 高C 蔬果汁

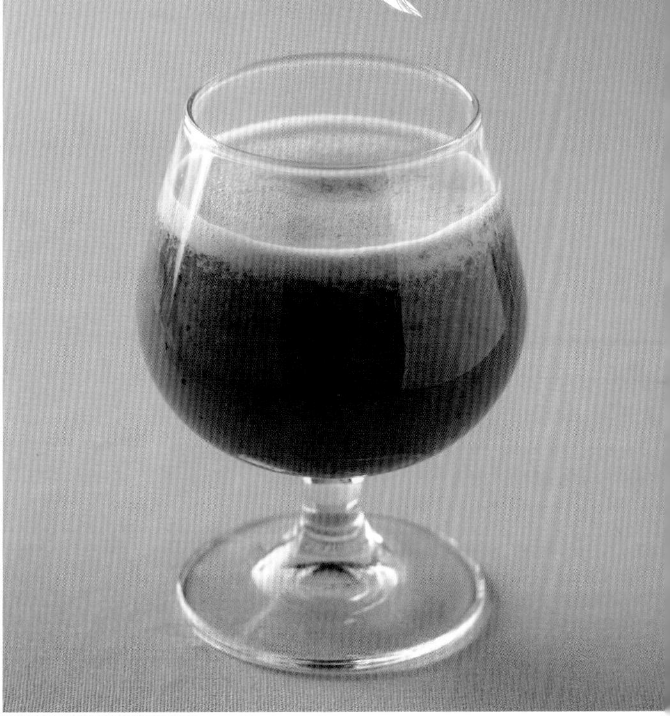

材料

材料 1

檸檬	20g
葡萄	15 粒
鳳梨	50g
柳丁	50g

材料 2

蜂蜜	適量
水	300cc

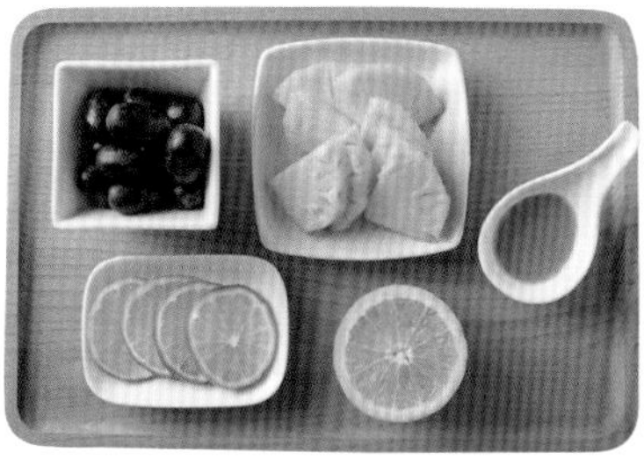

君君老師小叮嚀

檸檬、葡萄、鳳梨都含豐富維生素 C，因此對提升體力，緩解感冒有幫助。柳丁含大量維生素 C 和花青素，以及生物類黃酮，能抗菌、抗發炎，增強抵抗力。感冒胃口不佳時，酸酸甜甜果汁也可以幫孩子補充水分。

作法

智慧型調理機

1. 將材料 ❶ 洗淨，柳丁、鳳梨去皮切塊，檸檬連皮籽切片，所有材料和水放入智慧型調理機杯內，蓋緊蓋子。
2. 按下精力湯鍵，再按 START 鍵，30 秒蔬果汁自動完成。

一般調理機

· 或是將作法 ❶ 放入一般調理機，攪打均勻，直到蔬果汁完成。

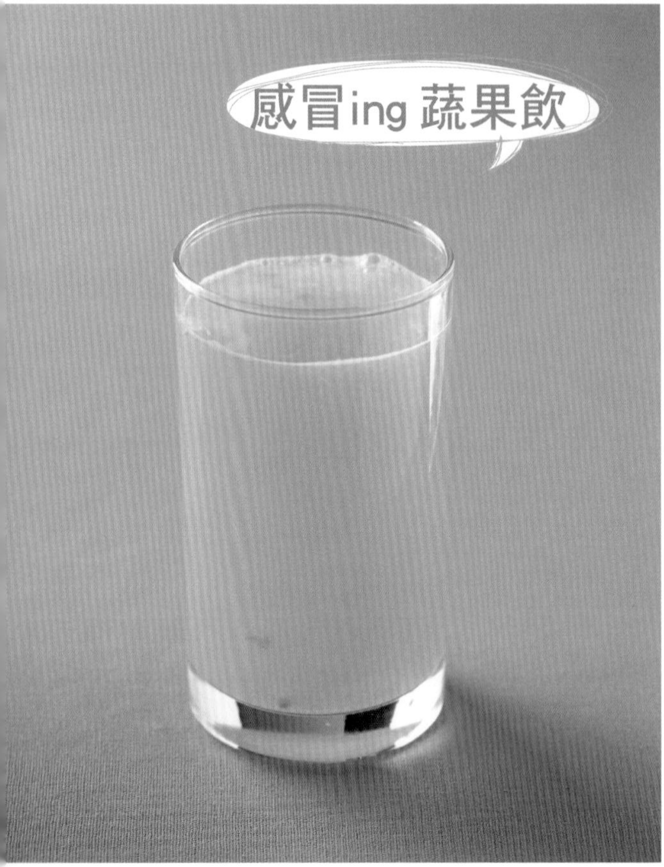

感冒ing蔬果飲

材料

水梨	200g
檸檬	20g
蜂蜜	適量
熱水	300cc

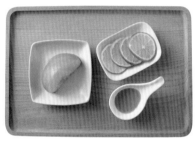

君君老師小叮嚀

水梨含豐富維生素C，可潤肺、消痰、清熱、解毒，能紓緩咳嗽、增強抵抗力，幫助體力恢復。檸檬含檸檬烯，能排出體內毒素。蜂蜜是一種水溶性的天然保濕劑可潤喉，這一道飲品可改善孩子感冒時的頭痛、流鼻水、喉嚨痛等不適症狀。

作法

智慧型調理機

1. 將水果洗淨，水梨連皮籽、切塊，檸檬連皮籽切片。所有材料水放入智慧型調理機杯內，蓋緊蓋子。
2. 按下精力湯鍵，再按 START 鍵，30 秒蔬果汁自動完成。

一般調理機

· 將作法 ❶ 放入一般調理機，攪打均勻，直到蔬果汁完成。

感冒ing山藥蛤蜊湯

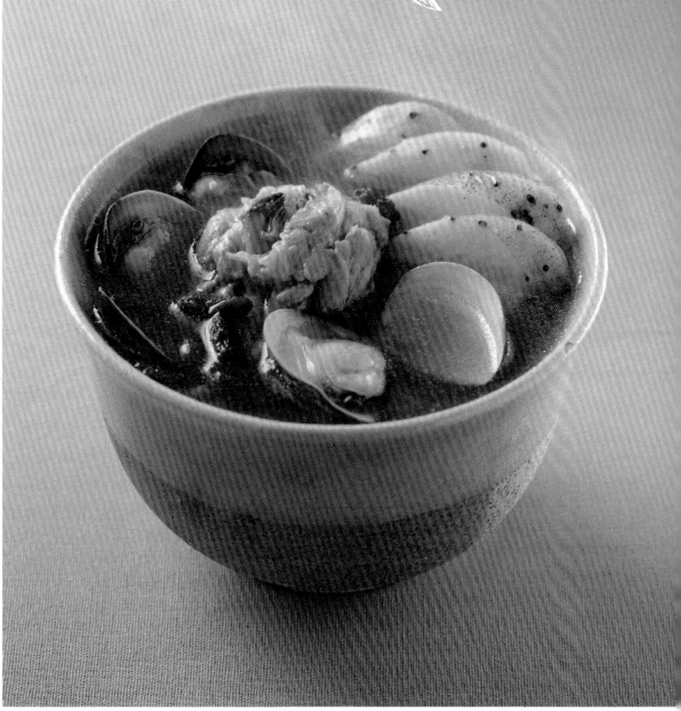

材料

材料 1

西洋蔘……30g
水……300cc

材料 2

山藥……200g
乾香菇……50g
蛤蜊……100g
雞腿肉……300g
枸杞……30g
熱水……1000cc

調味料

海鹽……適量
調味粉……適量

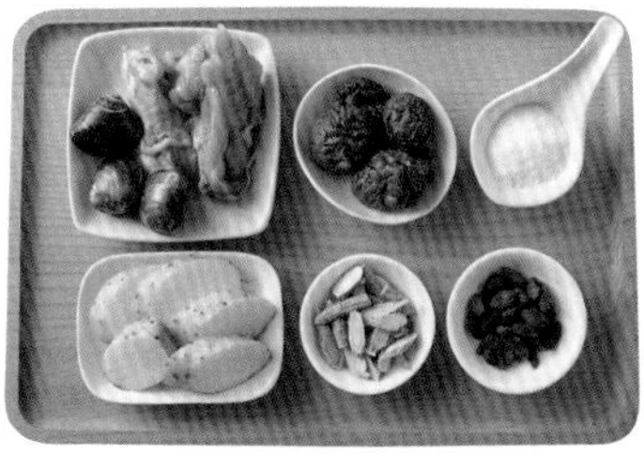

君君老師小叮嚀

山藥含纖維素以及膽鹼、黏液質等成分，對腸胃型感冒有很大助益。加上枸杞、西洋蔘及香菇含豐富多醣體可提升免疫力。這道湯品加上蛤蜊烹煮後，口感十分清爽，感冒孩子沒胃口時，可提升孩子的食慾。

作法

智慧型調理機

1. 將材料 ❶ 放入智慧型調理機杯內，蓋緊蓋子。
2. 按下精力湯鍵，再按 START 鍵，30 秒完成。
3. 材料 ❷ 洗淨，山藥切片，乾香菇泡軟，雞腿切塊。將材料 ❶ 及材料 ❷ 放在鍋中煮滾後，續煮 20 分鐘至雞腿熟透，加入調味料即可熄火（或放入電鍋外鍋加 1 杯水燉煮）。

一般調理機

- 或是將材料 ❶ 放入一般調理機，攪打均勻，直到西洋蔘水完成。

聰明多多穀漿

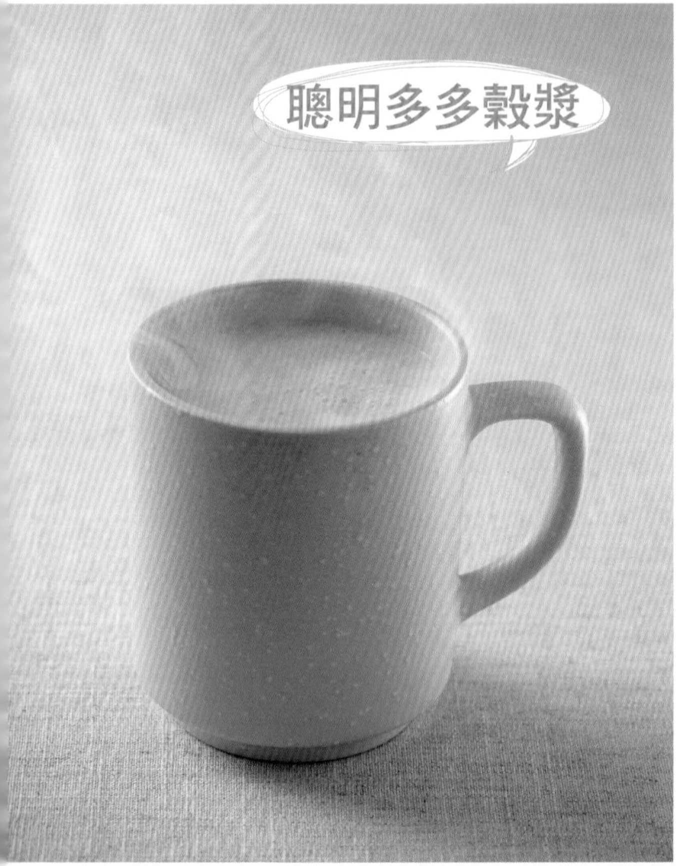

材料

材料 1

小米……30g
糙米……20g

材料 2

葵瓜籽……20g
白芝麻粒……20g
枸杞……20g
核桃……20g
生機三寶……2 匙
熱水……1000cc

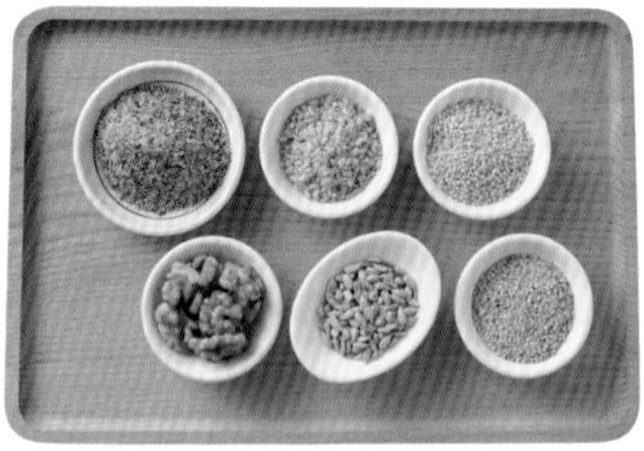

作法

智慧型調理機

1. 將材料 ❶ 洗淨，所有材料（免浸泡）和熱水放入智慧型調理機杯內，蓋緊蓋子。
2. 按下豆漿鍵，再按 START 鍵，5 分鐘穀漿自動完成。

一般調理機

1. 將材料 ❶ 洗淨，浸泡 1～2 小時，放入電鍋外鍋加 1 杯水蒸煮，待冷卻。
2. 將所有材料放入一般調理機，攪打均勻，直到穀漿完成。

君君老師小叮嚀

小米含豐富的蛋白質、脂肪、鈣、鐵、維生素 B_1 等營養，被稱為健腦主食。糙米含豐富 B 群。核桃、葵花籽、芝麻含有卵磷脂加上三寶粉中的大豆卵磷脂也含有腦磷脂，因此對腦部營養有很大益處，可提升孩子的學習能量。

聰明多多蔬果汁

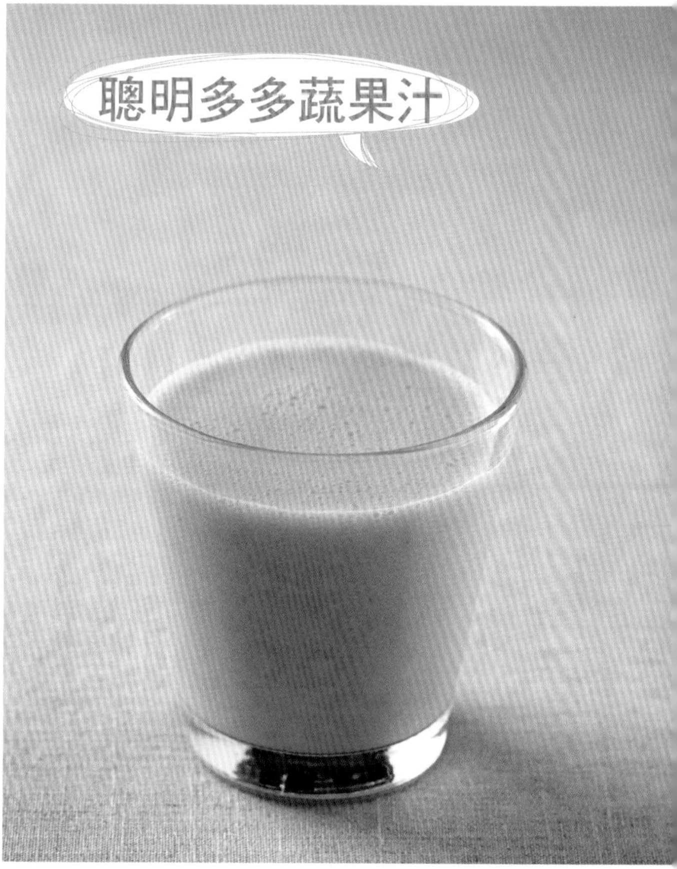

材料

香蕉	2 條
鳳梨	100g
優酪乳	200cc
水	300cc

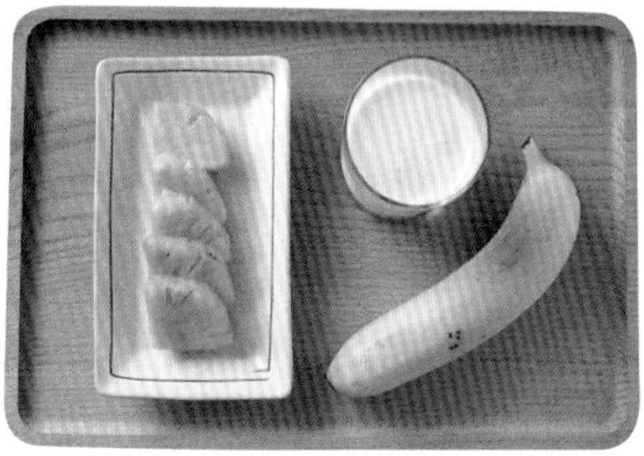

君君老師小叮嚀

鳳梨中富含維生素C和錳，可提高孩子的記憶力。香蕉高鉀，含芸香素、鎂和葡萄糖可提供大腦能量，此外，還含有氨基酸可製造開心激素，能維持情緒平穩，減輕孩子的壓力，使學習更有效率。

作法

智慧型調理機

1. 將水果洗淨，去皮切塊，將所有材料放入智慧型調理機杯內，蓋緊蓋子。
2. 按下精力湯鍵，再按 START 鍵，30 秒蔬果汁自動完成。

一般調理機

· 或是將作法 ❶ 放入一般調理機，攪打均勻，直到蔬果汁完成。

西洋參炒豬肉片

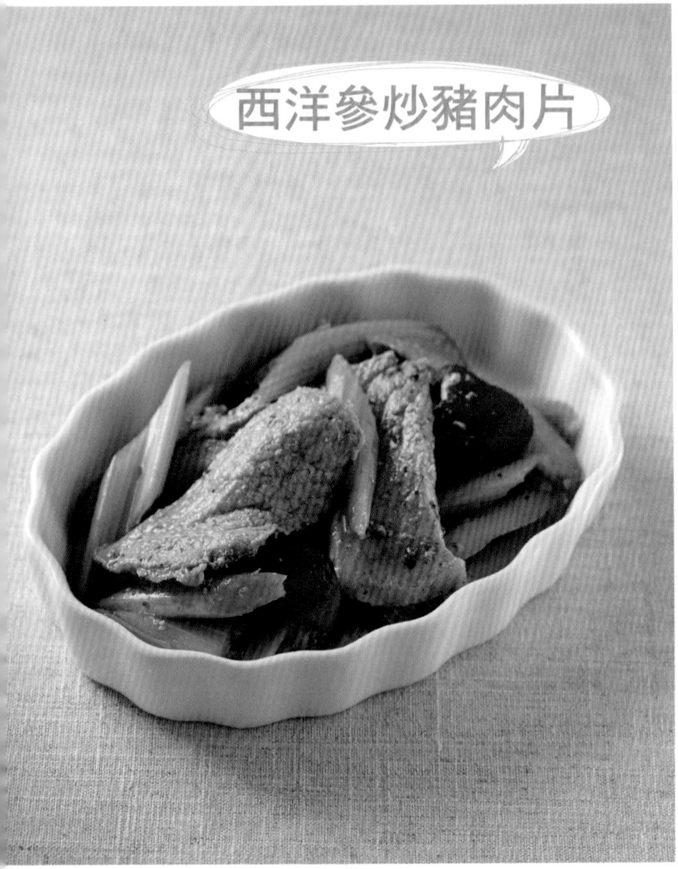

材料

材料 1

西洋參……20g
生機三寶……1 匙
水……200cc

材料 2

西洋芹片……200g
彩椒片……100g
豬肉片……200g

調味料

海鹽……適量
調味粉……適量

亞麻油……適量

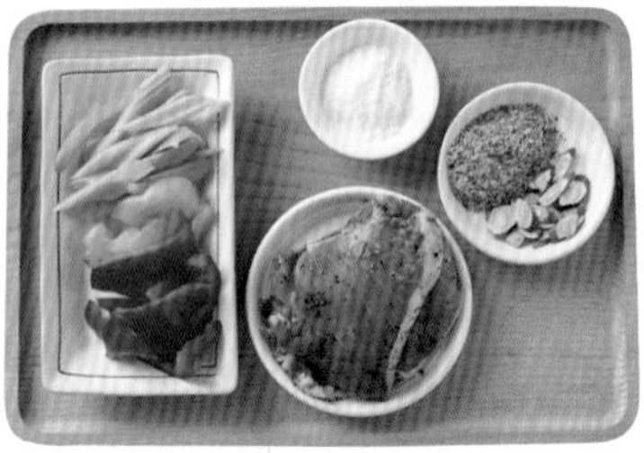

作法

智慧型調理機

1. 將材料 ❶ 放入智慧型調理機杯內，蓋緊蓋子。
2. 按下精力湯鍵，再按 START 鍵，西洋參汁 30 秒自動完成。
3. 將材料 ❷ 洗淨切片。於鍋中加入少許亞麻油，加入豬肉片拌炒至變色，再加入西洋芹、彩椒略炒，再將西洋參汁及調味料加入，煮滾後熄火。

一般調理機

· 使用一般調理機將材料 ❶ 打成汁，其他作法同上。

君君老師小叮嚀

西洋參含豐富皂甘，可有效地消除疲勞，提升腦力。豬肉含有蛋白質可補充體力，提高大腦活力，再加豬肉及西洋芹、彩椒及豬肉都含豐富 B 群。色彩繽紛的菜餚可讓孩子吃了聰明有活力。

材料

材料 1

大蒜	20g
水	200cc

材料 2

地瓜葉	300g
調味粉	適量

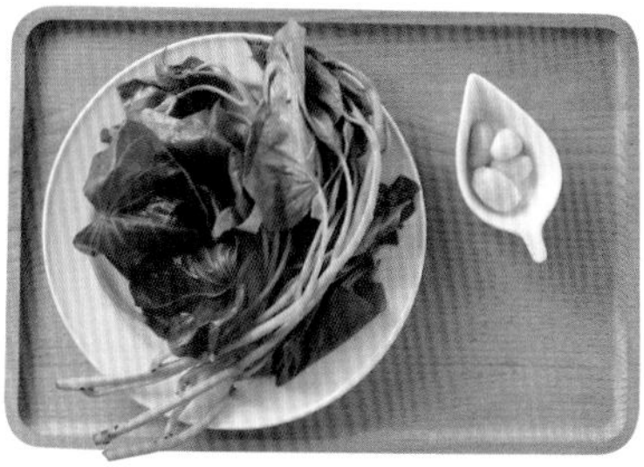

大蒜炒地瓜葉

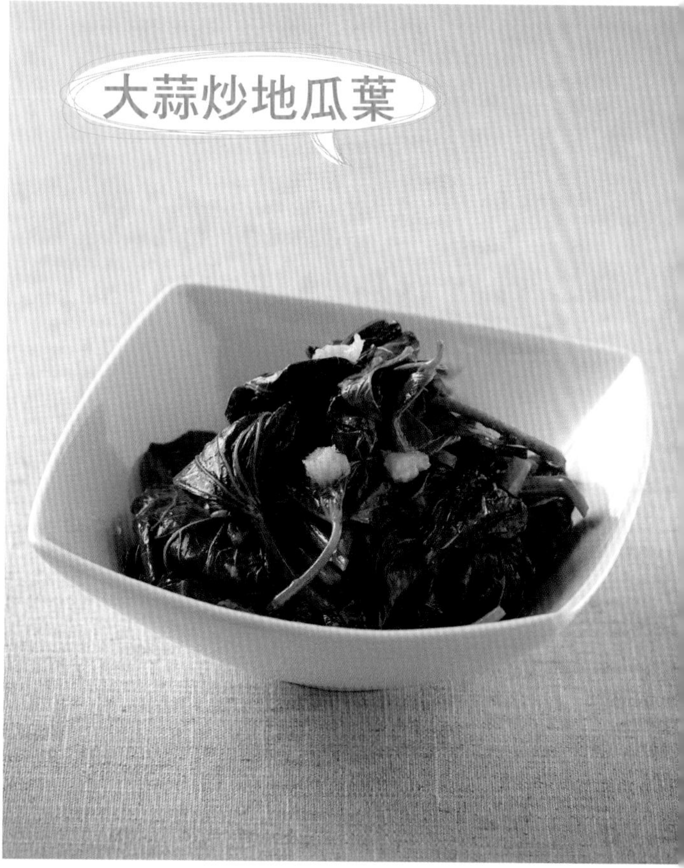

君君老師小叮嚀

地瓜葉含豐富的葉綠素，能夠淨化血液，可使頭腦更清醒，有助於孩子的記憶力與學習力。大蒜含硫化丙烯，具殺菌、解毒保健功效。一般孩子不敢吃大蒜，改用蒜汁代替，可保留香味和營養，又可幫助愛吃零食的孩童排除毒素，提升免疫力。

作法

智慧型調理機

1. 將大蒜和水放入智慧型調理機杯內，蓋緊蓋子。
2. 按下精力湯鍵，再按 START 鍵，大蒜汁 30 秒自動完成。
3. 將大蒜汁倒入鍋中煮滾，放入地瓜葉炒熟，加入調味料即可食用。

一般調理機

- 使用一般調理機將材料 ❶ 打成汁，其他作法同上。

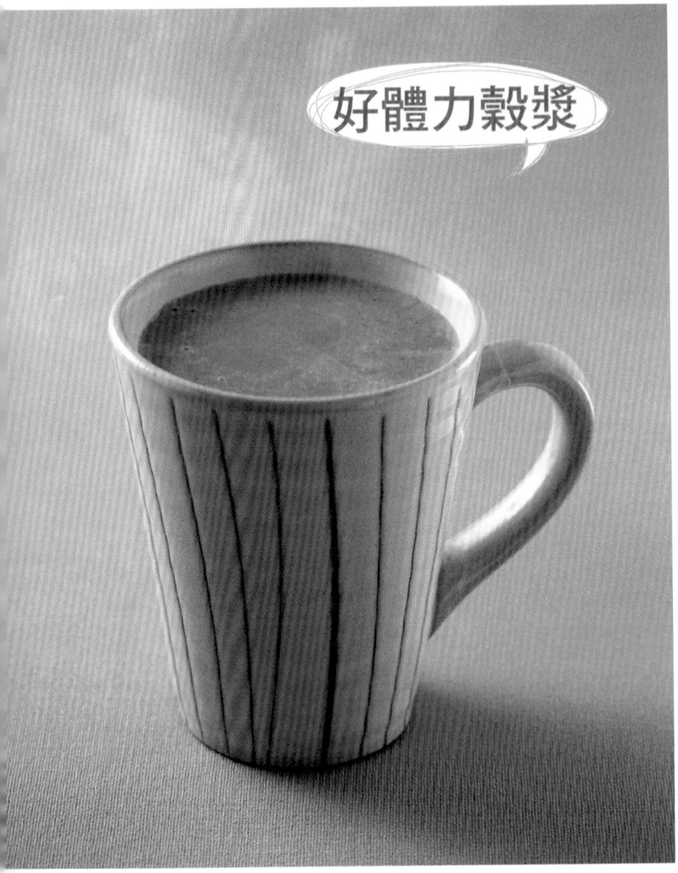

材料

材料 1

糙米……30g
黑豆……20g

材料 2

亞麻籽……20g
冰糖……適量
熱水……800cc

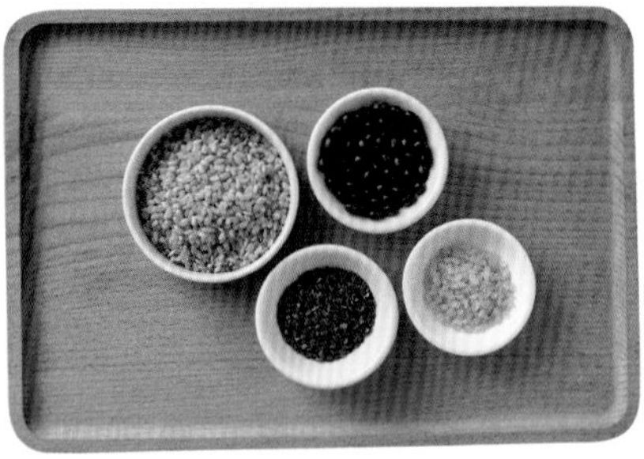

君君老師小叮嚀

糙米含豐富亞油酸和穀維素。黑豆含豐富的卵磷脂及多種酵素，黑豆皮含天冬素，可促進體新陳代謝並能保護肝臟。亞麻子含豐富 Omega-3 能抗發炎護肝，孩子有時為了考試需要熬夜，就可以運用好體力穀漿來增強體力。

作法

智慧型調理機

1. 將材料 ❶ 洗淨，所有材料（免浸泡）和熱水放入智慧型調理機杯內，蓋緊蓋子。
2. 按下豆漿鍵，再按 START 鍵即可完成。

一般調理機

1. 將材料 ❶ 洗淨，浸泡 1 ～ 2 小時，放入電鍋外鍋加 1 杯水蒸煮，待冷卻。
2. 將所有材料放入一般調理機，攪打均勻，直到穀漿完成。

好體力蔬果汁

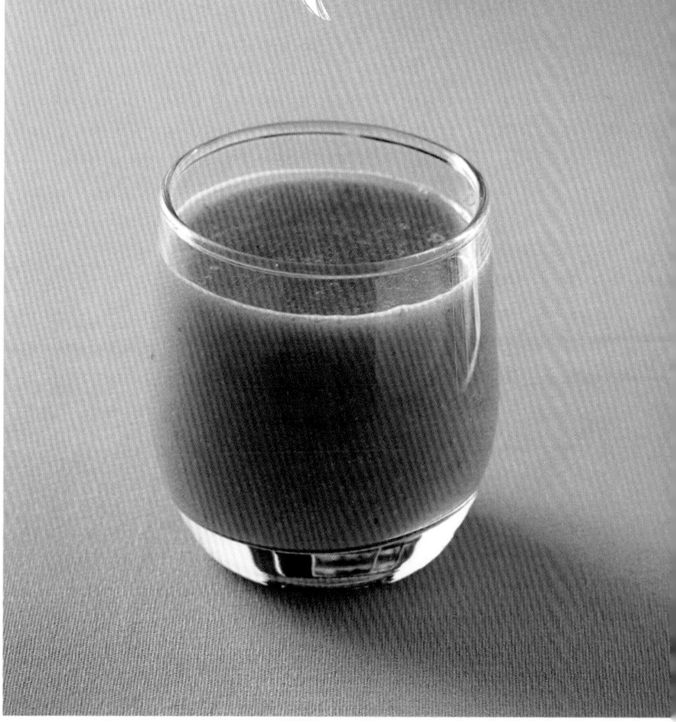

材料

胡蘿蔔	50g
番茄	30g
西洋芹	30g
蘋果	50g
檸檬	10g
鳳梨	150g
綜合堅果	1 匙
蜂蜜	適量
開水	300cc

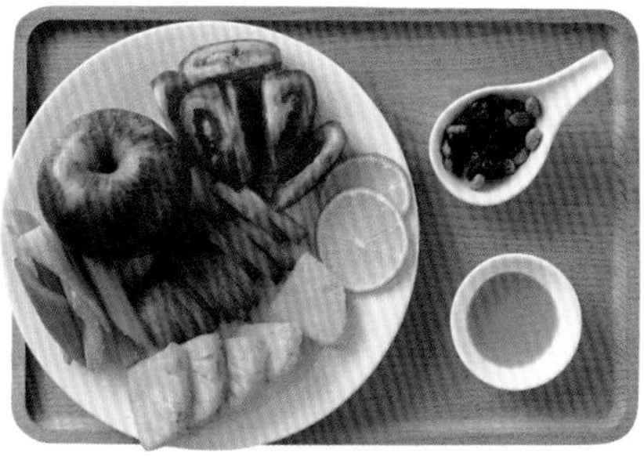

君君老師小叮嚀

胡蘿蔔所含的谷胱甘肽及蘋果的阿魏酸、檸檬的檸檬烯都有助肝臟代謝將體內廢物排出。鳳梨含豐富酵素和維生素 C。西洋芹含木犀草素，能清熱解毒降肝火。番茄含有茄紅素可以消除疲勞、增強體能。這是一道能護肝，並增強體力的蔬果汁。

作法

智慧型調理機

1. 將所有材料洗淨。鳳梨去皮切塊，胡蘿蔔、番茄、西洋芹及蘋果切塊，檸檬連皮切片，加水放入智慧型調理機杯內，蓋緊蓋子。
2. 按下精力湯鍵，再按 START 鍵，30 秒蔬果汁自動完成。

一般調理機

・使用一般調理機將所有材料打成汁，其他作法同上。

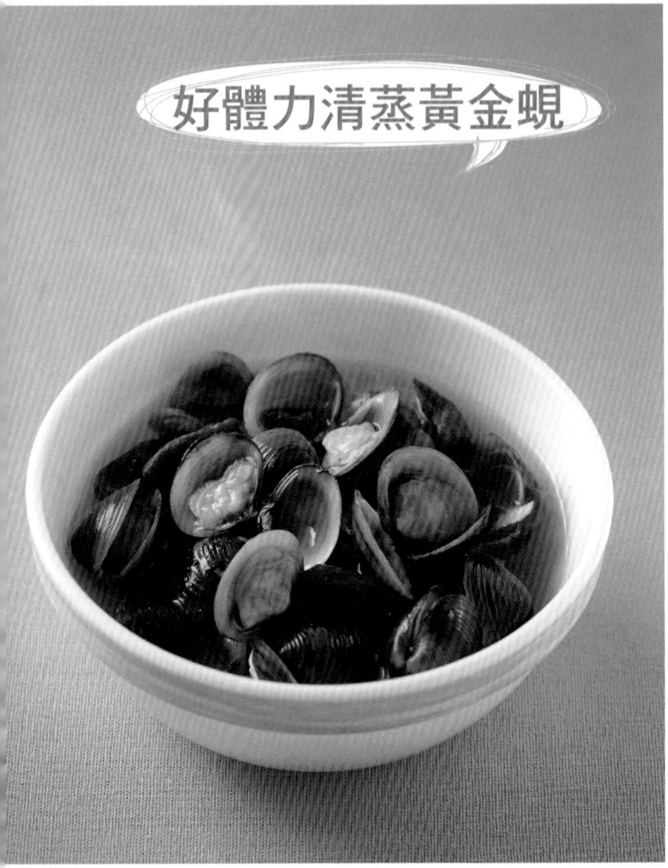

好體力清蒸黃金蜆

材料

材料 1

大蒜	10g
枸杞	10g
水	150cc

材料 2

黃金蜆	300g
枸杞	20g

調味料

海鹽	適量
調味粉	適量

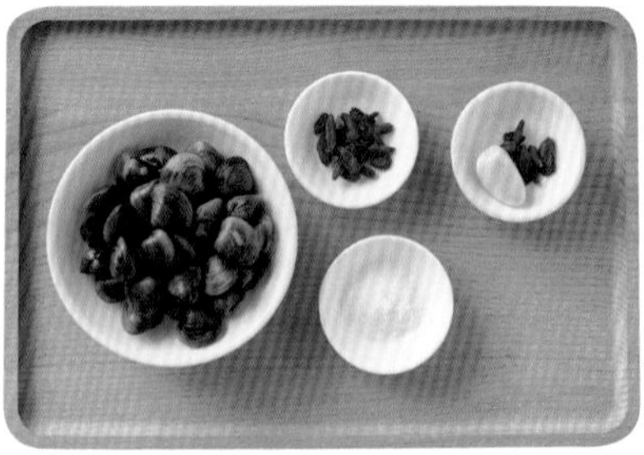

作法

智慧型調理機

1. 將材料 ❶ 放入智慧型調理機杯內，蓋緊蓋子。
2. 按下精力湯鍵，再按 START 鍵，30 秒大蒜汁自動完成。
3. 將大蒜汁放入炒菜鍋，再放入黃金蜆加蓋燜煮，待黃金蜆開了再加入調味料，熄火前放入枸杞即可。

一般調理機

· 使用一般調理機將材料 ❶ 打成汁，其他作法同上。

君君老師小叮嚀

大蒜和枸杞含豐富 B 群，此外，大蒜中的蒜素和枸杞的多醣體可提升孩子體內巨噬細胞和 T 細胞的功能，加上黃金蜆具護肝功效，對增強孩子的體力十分有助益，考試前後都很適合食用。

材料

材料 1

糙米 80g
熱水 600cc

材料 2

雞腿肉 300g
香菇 50g
枸杞 20g
開水 1000cc

調味料

海鹽 適量
調味粉 適量

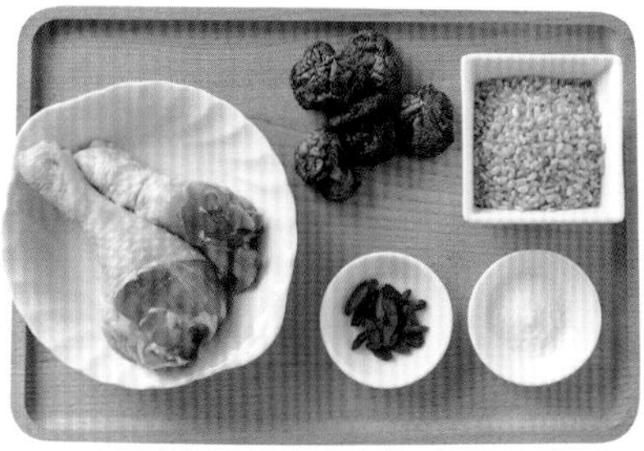

好體力糙米雞湯

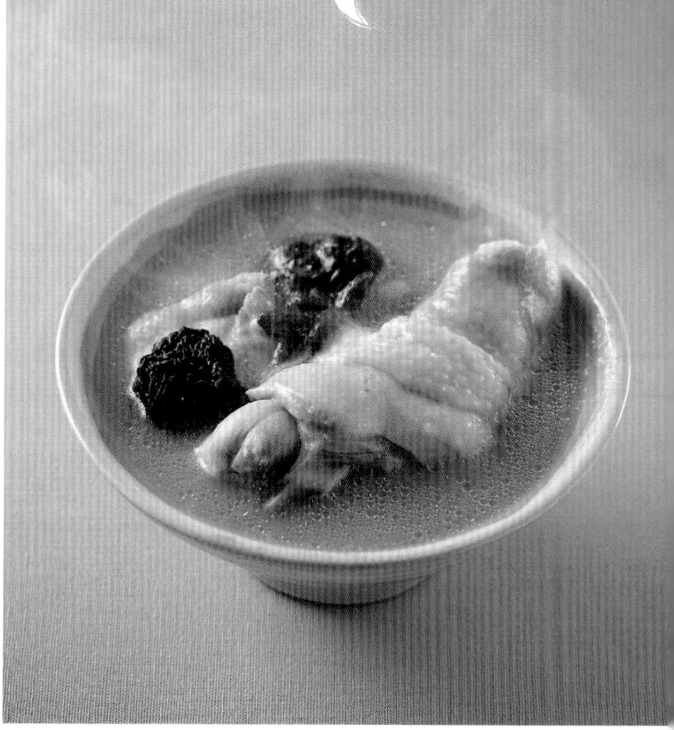

君君老師小叮嚀

糙米和香菇含豐富 B 群。枸杞的枸櫞酸，能提高活力、消除疲勞，加上雞肉含優質蛋白和維生素 D，用糙米煮雞湯除了營養充足，肉質也特別軟嫩，可幫助成長中的孩子增強體力，是媽媽可常烹煮的愛心湯品。

作法

智慧型調理機

1. 將糙米洗淨（免浸泡）和熱水放入智慧型調理機杯內，蓋緊蓋子。按下豆漿鍵，再按 START 鍵，5 分鐘穀漿自動完成。
2. 材料 ❷ 洗淨，香菇泡軟。將材料 ❷ 在鍋中燉煮約 15 分鐘，再將打好的穀漿加入，煮約 5 分鐘，即可熄火。

一般調理機

· 先將糙米洗淨並且浸泡 1 ～ 2 小時，放入電鍋外鍋加 1 杯水蒸煮，待冷卻。再放入一般調理機，攪打均勻，其他作法同上。

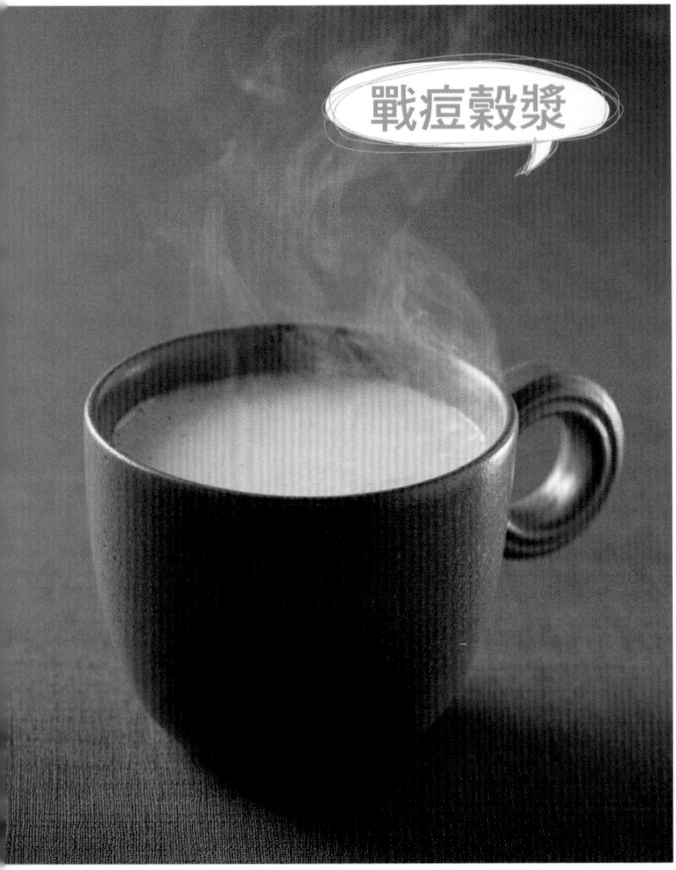

材料

材料 1

糙米	20g
綠豆	20g
薏仁	30g

材料 2

葵花籽	10g
三寶粉	2 匙
冰糖	適量
熱水	800cc

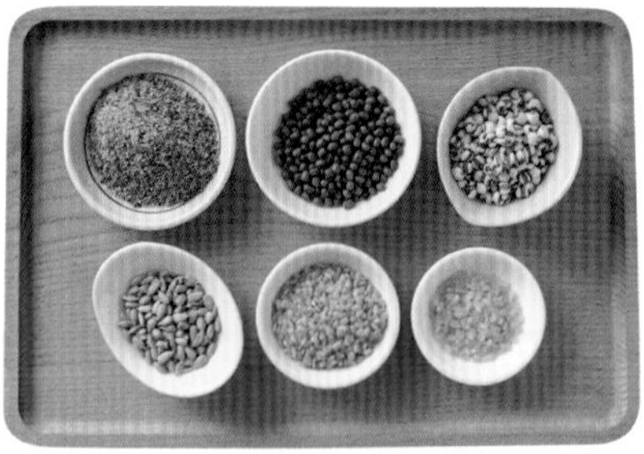

君君老師小叮嚀

糙米和堅果含豐富的B群，綠豆可解毒。薏仁含豐富水溶性膳食纖維，可吸附膽汁中的膽鹽，具護肝功能。葵花籽含豐富的omega-3脂肪酸及鋅，能抗發炎。三寶粉中的小麥胚芽含維生素E，可維持皮膚的柔嫩光澤，幫助青春期的孩子戰勝痘痘肌。

作法

智慧型調理機

1. 將材料❶洗淨，所有材料（免浸泡）和熱水放入智慧型調理機杯內，蓋緊蓋子。
2. 按下豆漿鍵，再按 START 鍵，5 分鐘穀漿自動完成。

一般調理機

1. 將材料❶洗淨，浸泡 1～2 小時，放入電鍋外鍋加 1 杯水蒸煮，待冷卻。
2. 將所有材料放入一般調理機，攪打均勻，直到穀漿完成。

材料

蔓越莓	50g
檸檬	1/8 顆
葡萄	30 顆
蜂蜜	適量
開水	500c

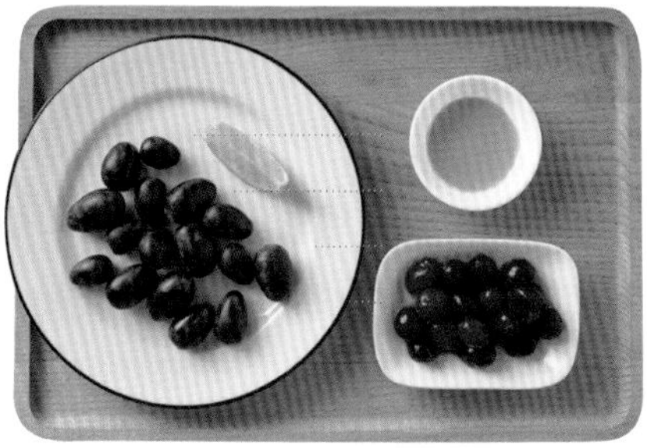

君君老師小叮嚀

蔓越莓含豐富的維生素 C、鐵、單寧酸及蔓越莓多酚等，能維持好膚質。此外，還有豐富的植化素，具抗氧化功能被視為是防癌的優選食材。檸檬含大量維生素 C、E 及檸檬苦素，有助於清除毒素，維持肌膚光澤細緻。葡萄含鐵質，讓氣色紅潤。是一道好入口的治痘飲品。

戰痘蔬果汁

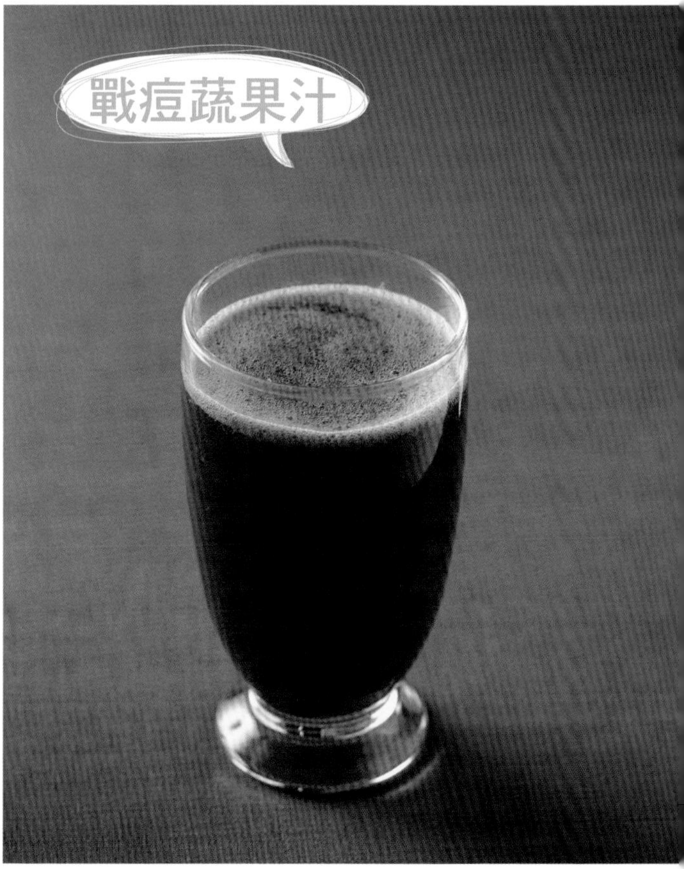

作法

智慧型調理機

1. 將水果洗淨，檸檬連皮切塊，葡萄連皮和籽，將所有食材加水放入智慧型調理機杯內，蓋緊蓋子。
2. 按下精力湯鍵，再按 START 鍵，30 秒蔬果汁自動完成。

一般調理機

· 使用一般調理機將作法 ❶ 打成汁。

戰痘健康蔬果汁

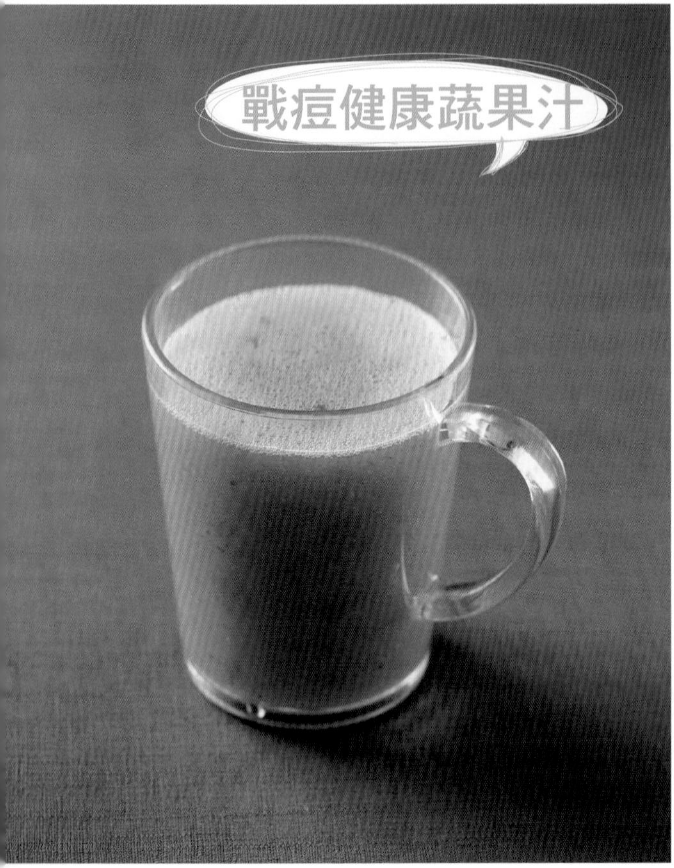

材料

小黃瓜	50g
苦瓜含籽	50g
鳳梨	200g
蜂蜜	適量
水	300cc

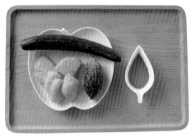

君君老師小叮嚀

小黃瓜含丙醇二酸，苦瓜籽含胰蛋白酶，可促進新陳代謝；鳳梨含豐富酵素，同時蘋果含阿魏酸，有助於排除體內毒素。蜂蜜是一種水溶性的天然保濕劑。這一道飲品雖然略帶苦味，不過對青春期的孩子改善膚質非常有幫助。

作法

智慧型調理機

1. 將蔬果洗淨，小黃瓜及苦瓜切塊，鳳梨削皮切塊，再加水及蜂蜜放入智慧型調理機杯內，蓋緊蓋子。
2. 按下精力湯鍵，再按 START 鍵，30 秒蔬果汁自動完成。

一般調理機

· 使用一般調理機將作法 ❶ 打成汁。

材料

材料 1

冬瓜皮……50g
薑……10g
水……300cc

材料 2

冬瓜塊……200g
蛤蜊……300g
枸杞……20g

調味料

海鹽……適量
調味粉……適量

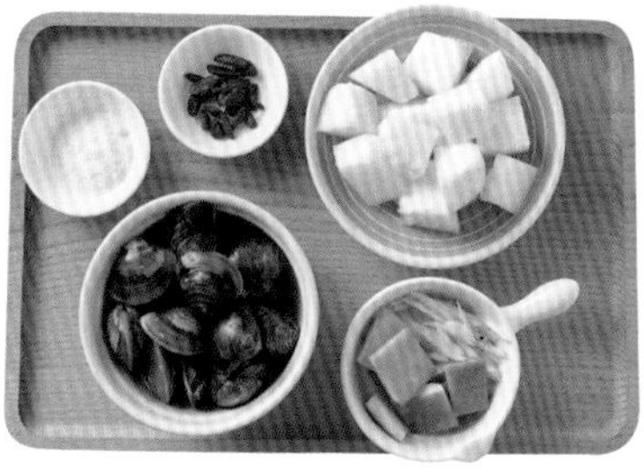

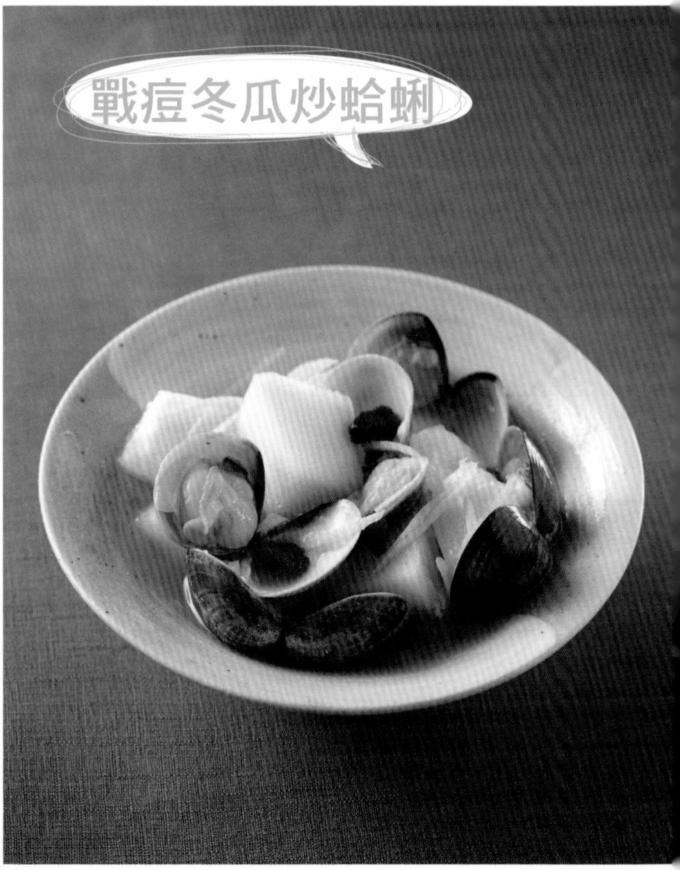

戰痘冬瓜炒蛤蜊

君君老師小叮嚀

冬瓜和皮含有豐富的多種纖維素和維生素，而且可以清熱解毒、利排水。薑含薑烯酚可抗發炎。結合蛤蜊的鮮味，就是一道好吃清爽又可以戰勝痘痘的料理。

作法

智慧型調理機

1. 將材料 ❶ 洗淨放入智慧型調理機杯內，蓋緊蓋子。
2. 按下精力湯鍵，再按 START 鍵，30 秒冬瓜皮汁自動完成。
3. 材料 ❷ 洗淨，將冬瓜皮汁放入炒菜鍋，放入冬瓜塊煮滾後，再略煮至冬瓜熟透。
4. 放入蛤蜊，待殼打開後加入調味料，熄火前放入枸杞即可完成。

一般調理機

· 使用一般調理機將材料 ❶ 打成汁，其他作法同上。

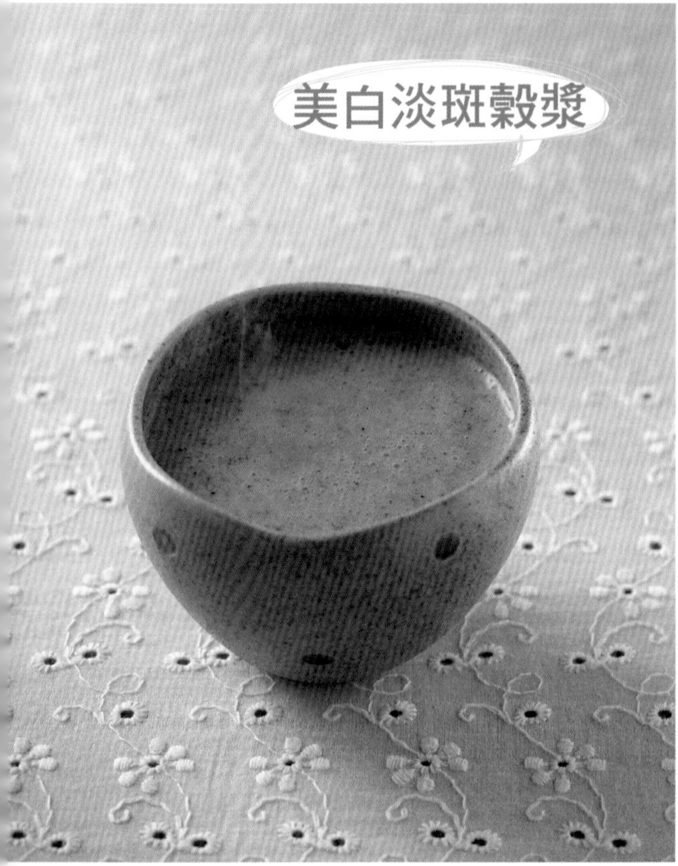

美白淡斑穀漿

材料

材料 1

薏仁 30g
黃豆 20g

材料 2

亞麻籽 20g
黑芝麻 20g
冰糖 適量
三寶粉 2 匙
熱水 800cc

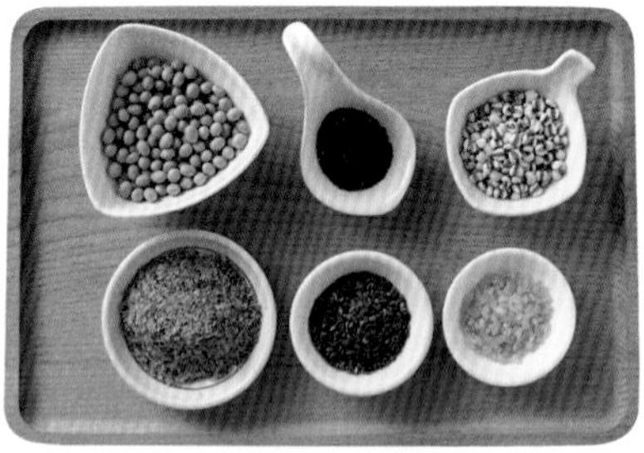

君君老師小叮嚀

薏仁含薏苡素，可排出毒素。亞麻籽及黑芝麻含豐富的木酚素，屬多酚類中的超級抗氧化植化素。黃豆含卵磷脂及多種酵素，可清腎解毒，加上三寶粉中的大豆卵磷脂含亞麻仁油酸，對清除自由基、抗老化有幫助，對愛美的孩子有美白、淡斑的功效。

作法

智慧型調理機

1. 將材料 ❶ 洗淨，所有材料（免浸泡）和熱水放入智慧型調理機杯內，蓋緊蓋子。
2. 按下豆漿鍵，再按 START 鍵，5 分鐘穀漿自動完成。

一般調理機

1. 將材料 ❶ 洗淨，浸泡 1 ～ 2 小時，放入電鍋外鍋加 1 杯水蒸煮，待冷卻。
2. 將所有材料放入一般調理機，攪打均勻，直到穀漿完成。

美白蔬果汁

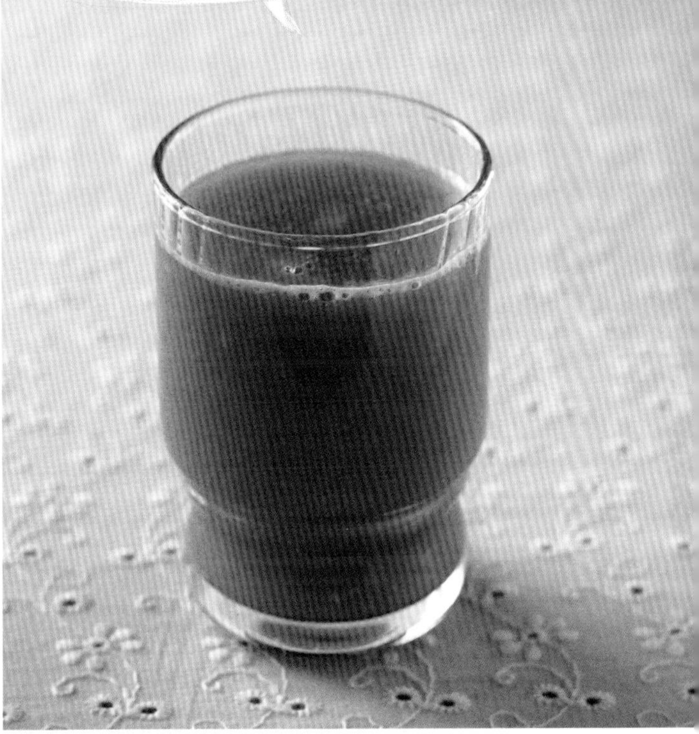

材料

胡蘿蔔	70g
鳳梨	150g
檸檬	30g
番茄	100g
蜂蜜	酌量
水	300cc

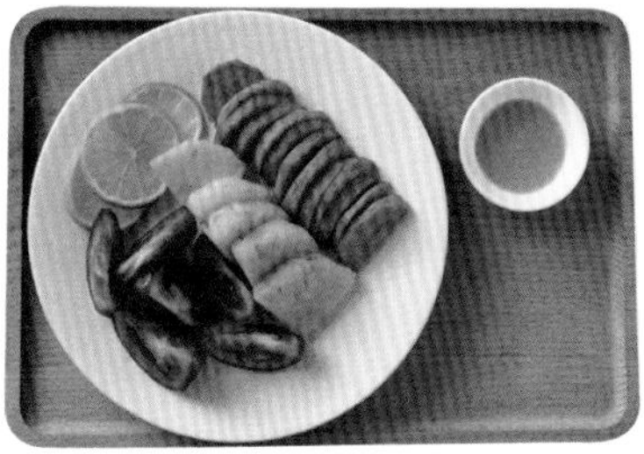

君君老師小叮嚀

胡蘿蔔內含有 β - 胡蘿蔔素，可加強免疫力，有助體內健康細胞成長，加速細胞排毒。番茄含豐富茄紅素，鳳梨含有機酸，檸檬含豐富維生素 C、E、檸檬苦素、檸檬酸烯，能有效排出體內廢物，維持肌膚光澤及亮白。

作法

智慧型調理機

1. 將材料洗淨，鳳梨去皮切塊，胡蘿蔔、番茄切塊，檸檬連皮籽切片，再加水放入智慧型調理機杯內，蓋緊蓋子。
2. 按下精力湯鍵，再按 START 鍵，30 秒蔬果汁自動完成。

一般調理機

- 將作法 ❶ 放入一般調理機，攪打均勻，直到蔬果汁完成。

美白淡斑蔬果汁

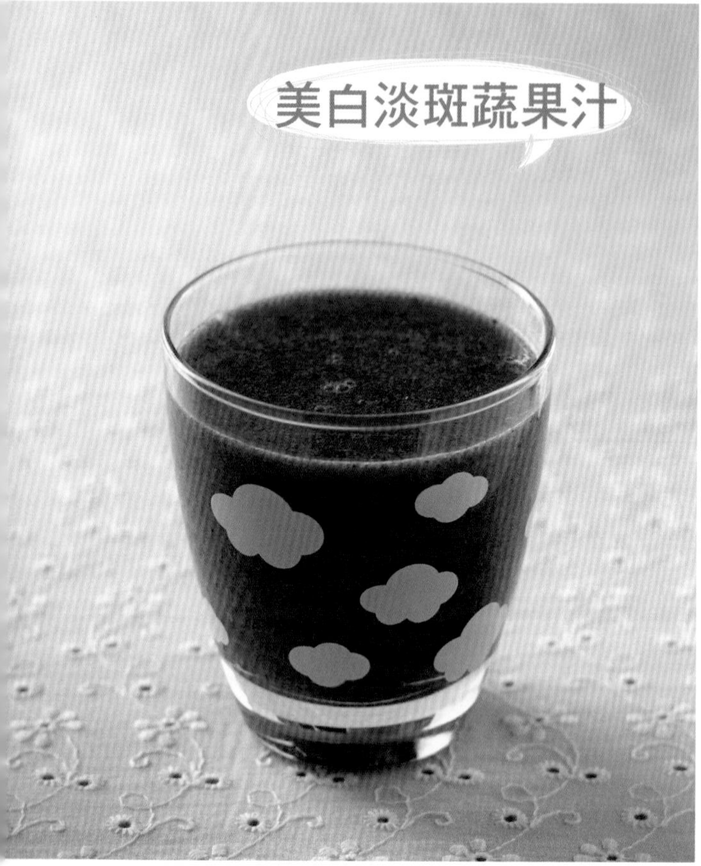

材料

葡萄	15 粒
檸檬	10g
紅火龍果	150g
香蕉	100g
蜂蜜	適量
開水	50cc

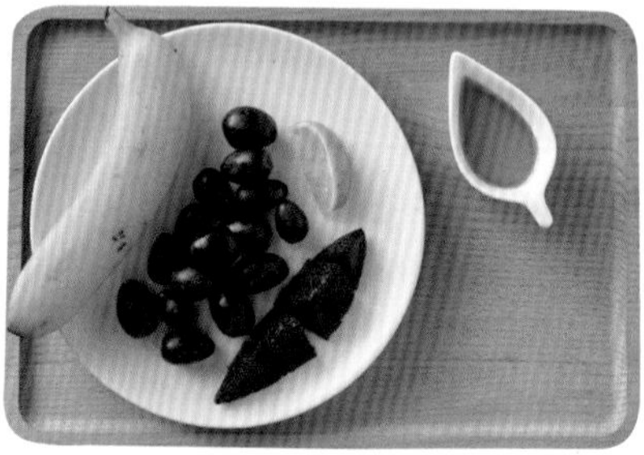

君君老師小叮嚀

紅火龍果含豐富礦物質、花青素和水溶性膳食纖維，其植物性蛋白具黏性、膠質性的活性物質，與體內的重金屬離子結合後會排出體外，且籽含植化素高。葡萄皮中的白藜蘆醇，能抑制發炎與防癌，葡萄籽則含有大量的前花色青素，為天然的抗衰老物質，具美白淡斑功效，酸甜的口感，非常好喝。

作法

智慧型調理機

1. 將水果洗淨，香蕉、火龍果去皮切塊，葡萄連皮籽，檸檬連皮籽切片。所有材料和水放入智慧型調理機杯內，蓋緊蓋子。
2. 按下精力湯鍵，再按 START 鍵，30 秒蔬果汁自動完成。

一般調理機

· 或是將作法 ❶ 放入一般調理機，攪打均勻，直到蔬果汁完成。

美白淡斑蔬果鮮魚湯

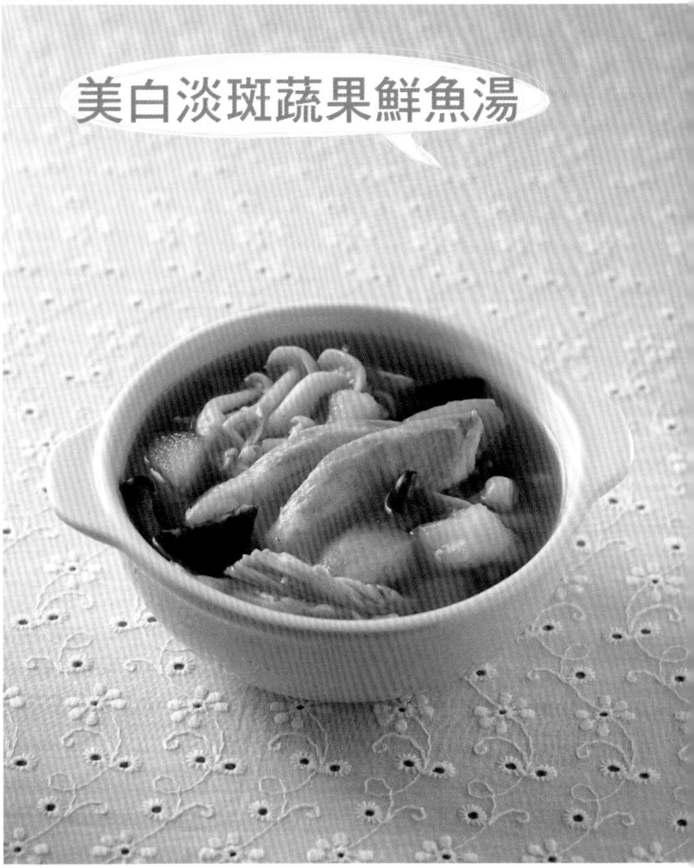

材料

材料 1

番茄……200g
開水……300cc

材料 2

綜合菇……100g
黑木耳……30g
蘋果……100g
高麗菜……100g
西芹……30g
魚片……5 片

調味料

海鹽……適量
調味粉……適量
開水……500cc

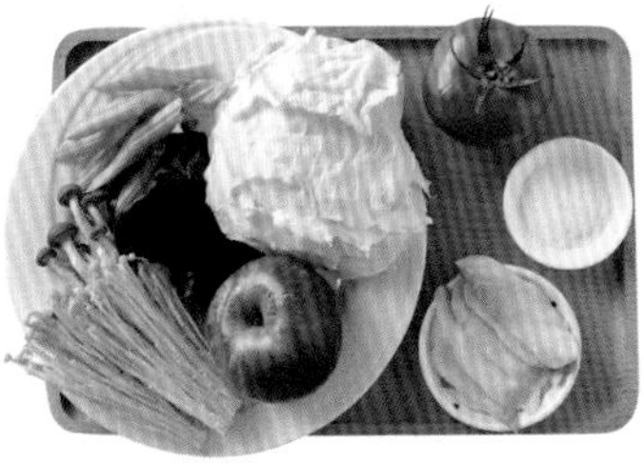

君君老師小叮嚀

番茄打成汁，茄紅素是生番茄的 10 倍，加熱後，可增加茄紅素釋放。蘋果含山奈酚，薑含薑黃素，能抑制自由基破壞，具有抗氧化作用，加上魚含豐富 DHA 和 EPA，有美白淡斑的功效。如果孩子喜歡吃酸，起鍋前可擠點檸檬汁。

作法

智慧型調理機

1. 將材料 ❶ 洗淨，放入智慧型調理機杯內，蓋緊蓋子。按下醬汁鍵，再按 START 鍵，30 秒番茄醬汁完成。
2. 材料 ❷ 洗淨。菇類切除根部，黑木耳切絲，蘋果連皮籽切塊、高麗菜切小片。
3. 將番茄醬汁放入鍋中，再放入開水和黑木耳、魚片，煮滾後再加入其他材料 3 分鐘，最後再放入魚片和蝦即可熄火，灑上調味料即可。

一般調理機

使用一般調理機將材料 ❶ 打成汁，其他作法同上。

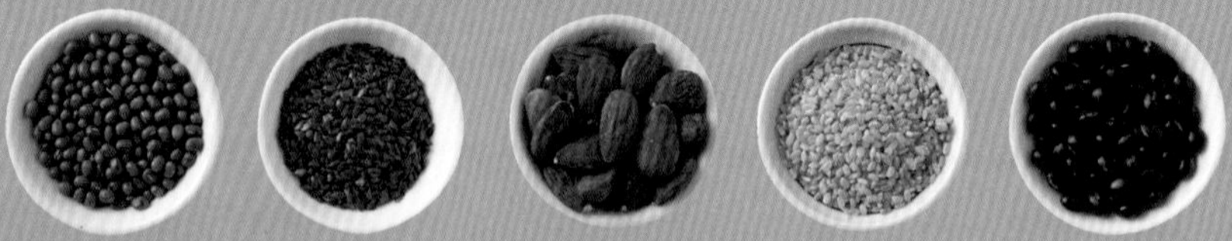

調理機 Q&A · 種子全穀漿 Q&A · 蔬果汁 Q&A

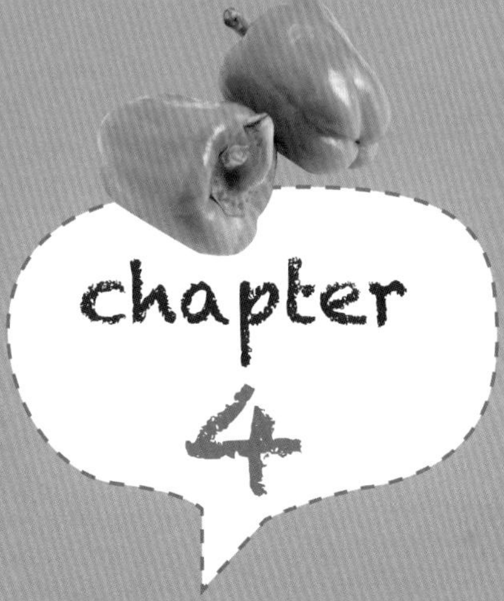

爸媽 DIY 最關心的疑惑解答

製作營養的穀漿及蔬果汁，是不是有更營養更省力的方式？針對製作及飲用的種種提問，這篇都有解答喔！

爸媽 DIY 最關心的疑惑解答

〔調理機〕

Q 傳統的果汁機和智慧型調理機相比，到底有何不同？

A 一般的果汁機不管是馬力或轉速都比智慧型調理機來得低，功能上果汁機也只具備打出果汁的能力，因為轉速低、馬力小所以無法完全將水果擊碎，因此，水果打出汁之後需要將水果的渣濾掉，也就無法攝取到完整的植化素；而智慧型調理機因為馬力高，加上轉速可達每分達三萬八千轉，可以完全將水果或穀物打碎，進而喝進完整的水果及穀物成份，攝取到植化素。這兩者功用上差異很大，價位也有差別，所以，購買時要先了解需求，再選擇合適的機器。

Q 只要是調理機就可以直接將生的穀物放入，並直接打成穀漿飲用嗎？

A 因為調理機的類型非常多，功能當然也不同，讀者在購買前要先了解調理機的馬力及轉速是否足夠，要有足夠的馬力及轉速才能在製作的過程中產生熱能，將生的穀物煮沸，所以，打完之後就可以直接飲用。如果您購買的機器不能達到煮沸的溫度，那麼就要將穀

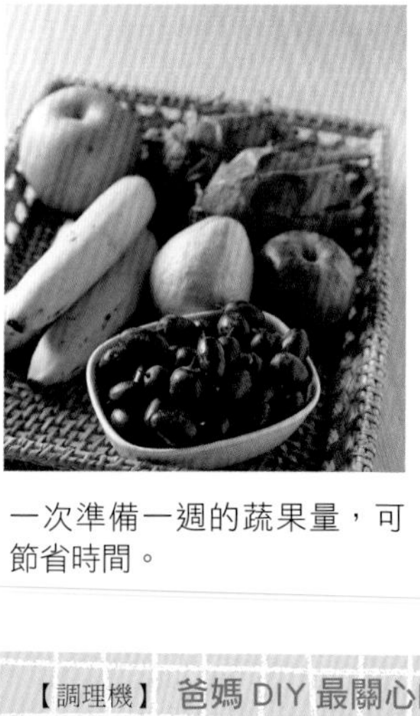
一次準備一週的蔬果量，可節省時間。

chapter 4

物先浸泡及蒸熟或之後加熱煮沸才能飲用喔。書中使用的調理機為三匹馬力及每分達三萬八千轉的規格，可以達到煮沸的功能。

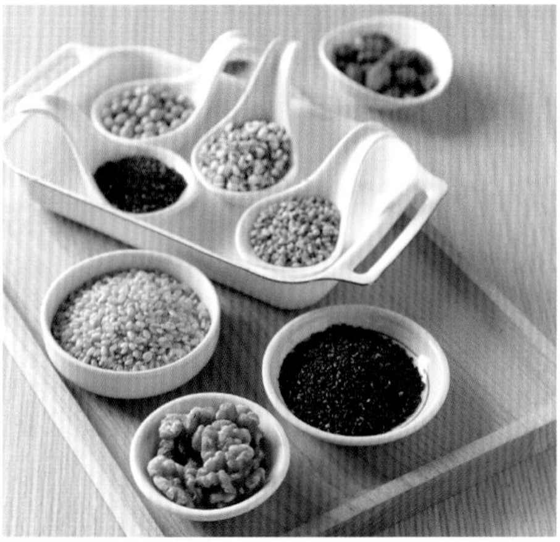
喝穀漿時最好不要濾渣，連皮籽一起才能攝取到完整的植化素。

Q 使用高轉速的調理機打蔬果汁時，內含的酵素、植化素會遭到破壞？

A 不會的，因為打蔬果汁的速度非常快，使用高轉速調理機通常只需要三十秒左右就完成了，所以，蔬果汁的溫度最多只有三十度左右，根據研究，除非蔬果汁溫度達五十四度C以上，酵素才會被破壞，所以，不用擔心。而植物素具有耐寒、耐熱的特性，並不用擔心遇熱而破壞的問題，而且有些植化素，像是茄紅素、胡蘿蔔素，則是加熱後更能釋放出營養素。

Q 調理機每一次用完都要仔細清洗嗎？

A 調理機使用後，請依照說明清洗乾淨，這樣才不會讓殘留的果汁或穀飲黏在壁面，之後可能需要浸泡才容易洗掉。而且建議每次使用完調理機就清洗，可避免因為殘留的果汁或穀飲產生變質，影響之後飲品的品質。調理機清潔其實很簡單，只要簡單沖洗調理杯，或是加入適當的水量，直接打水再把水倒掉，就能達到清潔的效果。

〔種子全穀漿〕

Q 孩子需要喝全穀漿養生嗎？

A 以前的人飲食上接觸粗食居多，而且蔬菜水果取得較肉類容易，所以，蔬菜水果也吃得多，不過，現在的小朋友雖然吃的選擇性變多了，但多數是吃精緻化而少了營養或是加工類的食物，而且很多家長也煩惱孩子飲食不均衡、愛挑食，所以，孩子如果能要喝穀漿來養生是非常好的事，因為穀漿中有很多的營養素是日常生活中所缺乏的。

Q 每個孩子都可以喝嗎？

A 每個孩子都可以喝穀漿，尤其是有健康困擾的小朋友，例如便秘、過敏、肥胖等更是建議多喝。

Q 如何選擇適合孩子的全穀漿食材？

A 有些人會擔心種子吃多了，身體會有燥熱的狀況，其實，種子本身並不會燥熱，而是很多商家在製作種子零食（例如杏仁、腰果）時，是採用高溫油炸的方式，才會讓種子變得太油而且不健康。所以，製作穀漿一定要記得選擇低溫烘焙的種子，就完全不會有上火或燥熱的問題。媽媽可以多留意何處有信譽比較好的食品行或穀物店，就可以買到品質好的種子。

Q 孩子不喜歡，有什麼辦法可以讓孩子喜歡？

A 一開始孩子可能會不太喜歡穀漿的味道及口感，這時不妨讓孩子試著自己作主、自己調配，將喝穀漿或蔬果汁變成好玩的家家酒。媽媽可以將幾種食材分別放入盤子及杯子中，請孩子自己動手切、自己將食材及種子放入調理機、自己打成汁，那麼孩子會非常有成就感，並樂意將自己的成品喝下肚喔！

Q 孩子幾歲可以開始喝種子全穀漿？

A 孩子從六、七個月大吃副食品時，其實就已經開始添加米粉、麥粉等穀物食品了，所以，小的時候先從單一的、少量的穀物慢慢接觸，大概到二歲左右就可以進入多樣化的種子全穀漿，而且讓小朋友從小就喝，自然能養成固定喝全穀漿飲的習慣，媽媽也不用擔心孩子會不會有排斥不愛喝的困擾。

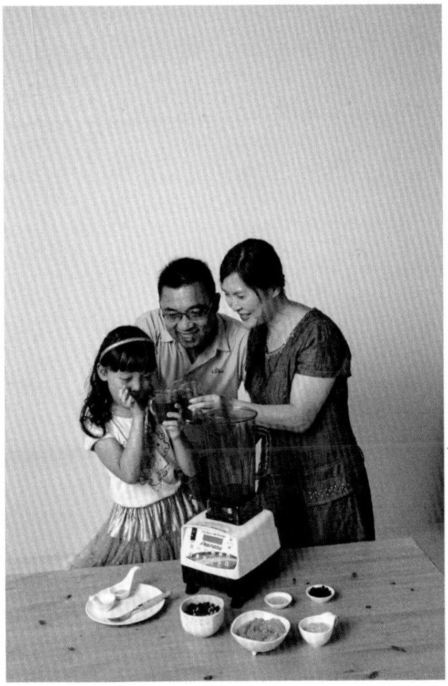

請孩子自己動手調配自己的穀漿或蔬果汁，孩子會更樂意喝。

孩子一天要喝幾次？喝多少量？什麼時間喝最好？

如果可以最好一天喝一杯的穀漿，至於喝的量不妨看小朋友的喜好及食量，一次喝二百CC至五百CC都適宜，因為現在的媽媽很忙碌，如果將穀飲當成全家人的早餐飲品，那麼準備一次全家人都可以一起喝就會更方便，所以，早餐喝或是當下午點心喝，甚至當宵夜喝都是理想的時間。

喝多久才會有效果？沒喝完可以冷藏嗎？

飲食是食補、食療，不像藥物一樣立即喝就會馬上見效，而且很多的疾病也是要搭配生活習慣改善加上運動，不過，只要有恆心喝上一陣子，媽媽就會明顯感覺孩子便秘、消化或是體力等等變得不太一樣了。但是仍要提醒爸媽，如果孩子生病還是要先看醫師，然後再搭配飲食來調理健康。

穀飲沒有喝完可以冷藏二~三天，等要喝時直接喝或

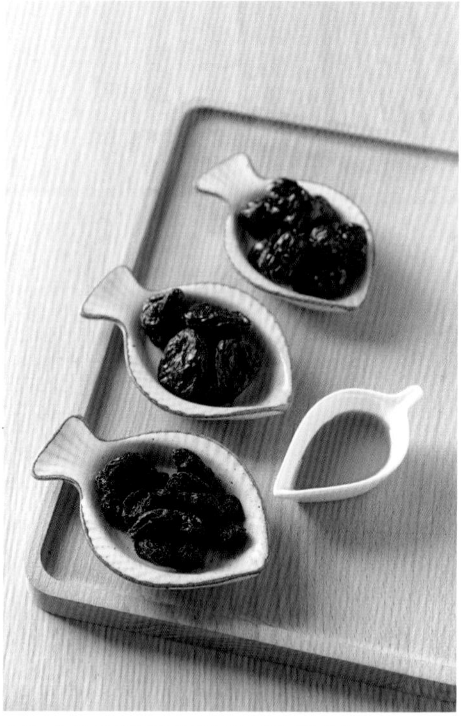

添加自然的甜味可提高孩子的接受度。

加熱來喝都可以，不過，記得存放時不要碰到生水。

Q 孩子不愛喝，該怎麼讓種子全穀漿變好喝？

A 媽媽可以參考前面的食譜單元，依照小朋友的需求，例如抗過敏、腸道健康、長青春痘等來為小朋友準備穀飲，這些特別設計穀飲不只有益健康，同時口味也非常好喝。另外，如果小朋友原本就愛喝甜的飲料，很難一下子讓他接受原味穀飲，一開始穀飲內加一點糖也沒關係，或是加入葡萄乾、紅棗、黑棗、蜂蜜、冰糖來提高甜度，先讓孩子願意喝，之後再慢慢降低甜度，因為孩子要先喜歡喝、願意喝，才會長久快樂的喝下去。

Q 剛開始要用多少穀物來打全穀漿？

A 每個人可以依照自己喜歡的濃稠度做調整，不過，一開始可以先抓一比十的比例，也就是穀物大約五十克，然後加入五百CC的水，這樣喝起來是屬於濃淡適中。另外，媽媽也可以直接參考食譜中的建議量，先依食譜的配方來打，之後再依喜好做調整。

Q 請老師分享一個喝穀飲改變體質的孩子案例？

A 曾經遇過一位媽媽，她說小朋友從幼兒園大班一直到小學五年級，長期都因為便秘問題而需要看醫師吃藥，後來有機會知道喝穀物有助於消化，於是特地跟我想學習如何使用調理機製作穀飲，剛好在現場小朋友就喝了二杯現打穀飲，結果媽媽繼續和老師聊天一會後，小朋友說想要如廁了，當場讓媽媽非常驚訝，因為她的孩子長期以來都要依賴藥物才有辦法如廁，於是看到這樣的改變，更讓媽媽下決心以後要為孩子準備穀飲。

爸媽 DIY 最關心的疑惑解答

〔蔬果汁〕

Q 孩子需要喝蔬果汁排毒、調整體質？

A 很多人會覺得現在的小朋友身體都比較虛弱，動不動就過敏、生病，其實是因為整個大環境有很多潛在因子威脅著孩子的健康，加上現在小朋友不愛吃蔬菜水果的狀況非常普遍，而蔬菜水果中才有的植物素或是維生素及纖維質小朋友自然攝取不足，健康只會越來越差，所以，每位孩子都很需要喝蔬果汁來排毒及調整體質。

Q 喝蔬果汁會不會喝進農藥？

A 不管是用吃的或用喝的都需要注意農藥的問題，所以，除了要找安心的蔬菜水果店家或是有機食材店家，購買回來的蔬果清洗也很重要，用流動的清水仔細清洗，大部分的農藥都能洗掉，也可以使用採天然成份製成的蔬果清潔劑來清洗，或是準備有臭氧功能的蔬果解毒機，都可以解決蔬菜中農藥及蟲卵、細菌的問題。

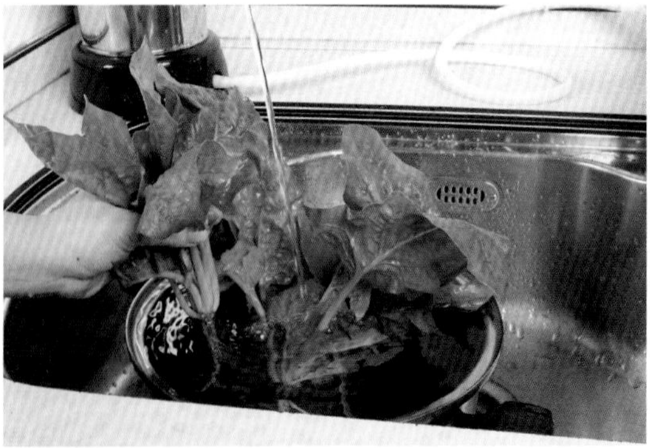

用流動的清水仔細清洗可以減少農藥殘留。

chapter 4

Q 孩子幾歲可以開始喝蔬果汁？蔬果汁會太寒讓孩子腹瀉嗎？

A 孩子從六、七個月大就可以開始接觸蔬果汁，不過，一開始可以先從少量、單一的水果汁開始，等到二歲之後就可以喝各種蔬果汁。一般來說多數小朋友愛吃的蔬果都是溫熱性的，只有像瓜類、椰子汁才是寒性，而且通常小朋友喝的量也不至於過多，並不會因此而腹瀉。不過，如果家長還是擔心寒性的問題，只需要在製作飲品時加入一匙的三寶粉就可以解決擔憂了。

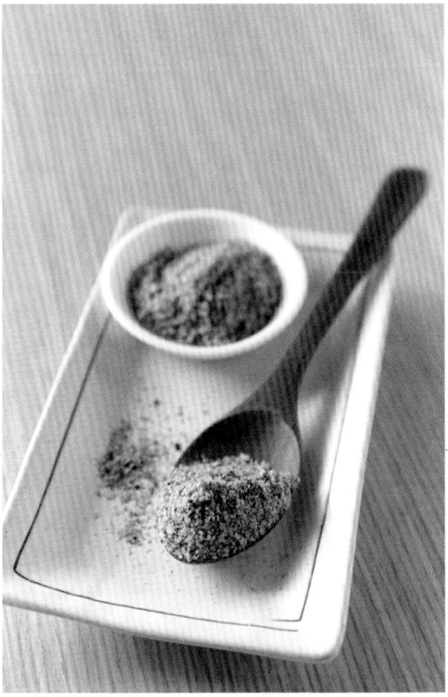
如果擔心蔬果汁太寒，可以加入三寶粉。

Q 如何選擇適合孩子的蔬果汁食材？

A 一般來說，甜味高、香氣足、微酸性的蔬果小朋友都會喜歡，所以，只要朝這個方向來準備蔬果汁小朋友接受度都會很高，而比較容易引起過敏的水果，例如奇異果、芒果，則可以等孩子比較大之後再給予嘗試。

另外，在選用食材時，最好是選擇當季的蔬果，一開始水果的比例可以比較多，因為小朋友對於蔬菜味接受度還是來得低，不過，慢慢地等孩子習慣喝蔬果汁之後，媽媽就可以再讓孩子嘗試蔬果精力湯。

Q 蔬果汁一天要喝幾次？喝多少？沒喝完的可以冷藏嗎？

A 如果可以最好是一天喝一杯的蔬果汁，而喝的量就看小朋友的喜好及食量，一次喝200CC至500CC都適宜，也可以和穀飲交替做為全家人的早餐飲品，這樣喝的量就會足夠。

蔬果汁打完之後請在十分鐘內盡快喝完，以免氧化營養就流失了，所以，媽媽最好抓一下全家人要喝的量，不要一次打太多。

Q 穀物該怎麼保存才能喝下健康？

A 五穀雜糧要放在通風、不潮濕、陽光不直曬的地方，建議可以多樣化少量購買，一次採買一個月或二個月的量，買回來的穀物就用多個密封罐獨立分裝，然後在罐上寫上穀物種子的名稱。偶爾可以拿出裝滿各種穀物的瓶子，請小朋友自己調配穀漿。

Q 孩子不愛喝，該怎麼讓蔬果汁變好喝？

A 小朋友有時不愛吃蔬果，一來可能是不太喜歡蔬菜的味道，二來可能是不太喜歡咀嚼，配合小朋友的喜好，書中蔬果汁的設計多半是水果的量及種類會多於蔬菜，所以，只要依照食譜打出來的蔬果汁，都是酸酸甜甜、口感香濃的果汁，多數的小朋友都會喜歡。

Q 怕小朋友不敢喝蔬果汁，想加一些糖可以嗎？

A 如果小朋友平時已經習慣喝甜的飲料，剛開始可以加一些糖，之後再慢慢減掉。另外也建議使用甜度比較高的水果來平衡蔬果汁的味道，像是鳳梨、蘋果、香蕉、都是很百搭的調味水果，能讓蔬果汁變好喝，也可以嘗試改以蜂蜜或堅果來取代砂糖，這樣一來會讓蔬果汁增加甜度，而且能減少小朋友攝取太多糖份的問題。

Q 請老師分享一個喝蔬果汁改變體質的孩子案例？

A 有一位朋友的孩子進入青春期，肌膚狀況很多，除了出油、長粉刺，最困擾的是滿臉痘痘，所以，後來我就教她先調整家中的菜單，盡量少油炸、燒烤，料理烹調方式盡量清爽，也建議她經常做戰痘穀飲及蔬果汁給孩子喝，持續一段時間之後，孩子肌膚狀況慢慢有改善，氣色看起來也好多了。

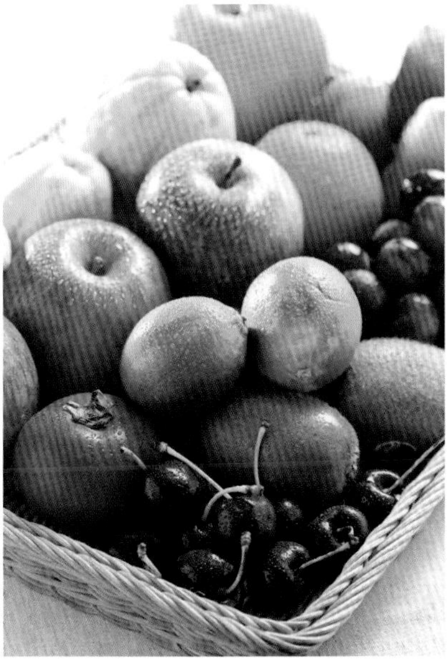

甜味高、香氣足、微酸性的蔬果汁小朋友都會喜歡。

君君老師5分鐘
全營養蔬穀飲食法

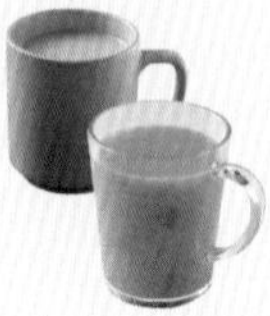

作　　者／郭素君
選　　書／林小鈴
主　　編／陳雯琪
特約編輯／高旻君

行銷企畫／洪沛澤
行銷經理／王維君
業務經理／羅越華
總 編 輯／林小鈴
發 行 人／何飛鵬
出　　版／新手父母出版
城邦文化事業股份有限公司
台北市中山區民生東路二段 141 號 8 樓
電話：(02) 2500-7008　傳真：(02) 2502-7676
E-mail：bwp.service@cite.com.tw
發　　行／英屬蓋曼群島商家庭傳媒股份有限公司城邦分公司
台北市中山區民生東路二段 141 號 11 樓
讀者服務專線：02-2500-7718；02-2500-7719
24 小時傳真服務：02-2500-1900；02-2500-1991
讀者服務信箱 E-mail：service@readingclub.com.tw
劃撥帳號：19863813
戶名：書虫股份有限公司

香港發行所／城邦（香港）出版集團有限公司
香港灣仔駱克道 193 號東超商業中心 1F
電話：(852) 2508-6231　傳真：(852) 2578-9337
E-mail：hkcite@biznetvigator.com
馬新發行所／城邦（馬新）出版集團 Cite(M) Sdn. Bhd. (458372 U)
11, Jalan 30D/146, Desa Tasik,
Sungai Besi, 57000 Kuala Lumpur, Malaysia.
電話：(603) 90563833　傳真：(603) 90562833

封面、版面設計／徐思文
內頁排版、插圖／徐思文
攝影／子宇影像工作室
製版印刷／卡樂彩色製版印刷有限公司

2017 年 5 月 18 初版 1 刷　Printed in Taiwan
定價 380 元
ISBN 978-986-5752-59-0

國家圖書館出版品預行編目 (CIP) 資料

君君老師5分鐘全營養蔬穀飲食法 / 郭素君著 . -- 初版 . -- 臺北市 : 新手父母 , 城邦文化出版 : 家庭傳媒城邦分公司發行 , 2017.05

面 ; 公分

ISBN 978-986-5752-59-0(平裝)

1. 營養 2. 健康飲食

411.3 106007095

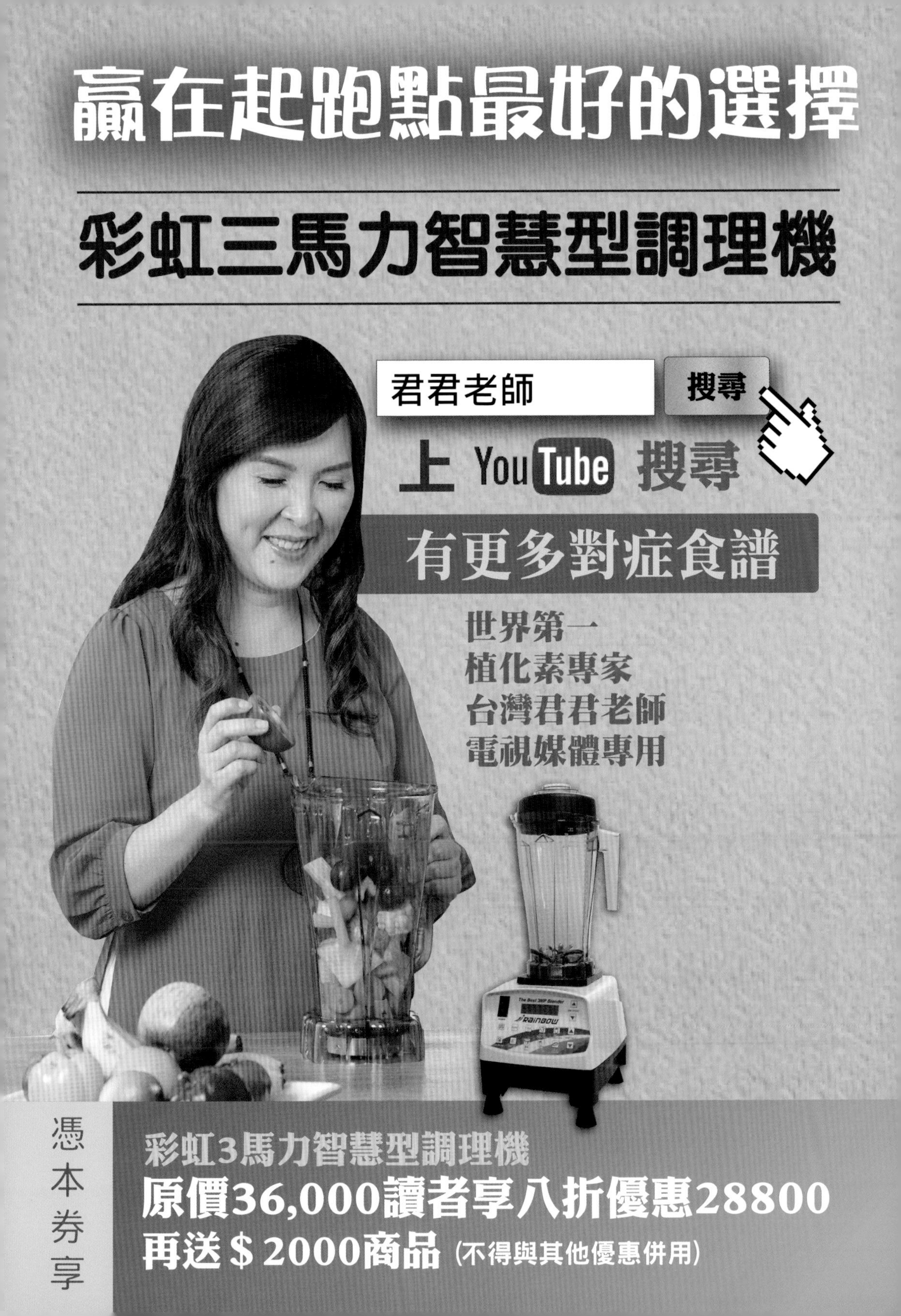
贏在起跑點最好的選擇
彩虹三馬力智慧型調理機
君君老師
搜尋
上 YouTube 搜尋
有更多對症食譜
世界第一
植化素專家
台灣君君老師
電視媒體專用
憑本券享
彩虹3馬力智慧型調理機
原價36,000讀者享八折優惠28800
再送＄2000商品（不得與其他優惠併用）